활인심방

퇴계 이황의 평생건강 비법

활인심방

한의학박사 이철완 편저

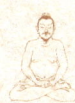

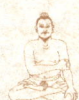 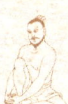

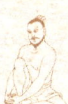 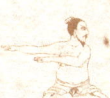 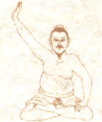

나무의 꿈

쉽게 보는 활인심방(活人心方)

활인심방은 말 그대로 사람을 살리는 방법을 모은 책이다. 그러나 그 핵심은 마음이고 뜻은 마음 다스리기이다.

알기 쉽게 표현하려 한글을 주로 썼으나 원문이 한문으로 되어있어 독자의 이해를 위해 필요한 용어는 한자와 함께 설명을 첨가하였다.

정(精), 기(氣), 신(神)은 인체의 기본 구성요소이고 오장(五臟)과 육부(六腑)는 인체의 기본 장기인데 오장은 간(肝), 심(心), 비(脾), 폐(肺), 신(腎)을 말하는 것이고 육부는 담(膽), 소장(小腸), 위(胃), 대장(大腸), 방광(膀胱), 삼초(三焦)를 말한다. 이들을 연결하는 것은 경락(經絡)이며 경락을 통해 기(氣)와 혈(血)이 흐른다.

병을 일으키는 원인으로 육음(六淫)과 칠정(七情)이 있는데 육음은 풍(風), 한(寒), 서(暑), 습(濕), 조(燥), 화(火)이고 칠정은 희(喜), 노(怒), 우(憂), 사(思), 비(悲), 경(驚), 공(恐)이 된다. 육음은 외부의 질병 요인이며 칠정은 체내의 감정적인 변화로 내부적인 요인이 된다.

침(鍼), 구(灸), 한약(韓藥)을 제외한 고전적인 치료방법으로는 도인(導引), 식양(食養)과 섭생(攝生) 등이 있는데 모두 자연에 근거한 방법으로 치료의 성패(成敗)는 치료받는 사람의 마음에 달려 있다.

이것이 활인심방의 핵심이라 하겠다.

이퇴계 이야기

　퇴계(退溪)의 성(姓)은 이(李), 이름은 황(滉), 자(字)는 경호(景浩), 호(號)는 퇴계(退溪) 혹은 도유(陶叟), 퇴도(退陶), 청량산인(淸涼山人) 등이며 관향(貫鄕)은 진보(眞寶)이다. 1501년인 연산군 7년 음력 11월 25일에 경상도 예안현 온계리(현재, 안동군 도산면 온혜동)에서 진사(進士) 이식(李埴)의 8남매 중 막내로 태어났다. 출생 전 그의 어머니는 공자(孔子)를 대면하고 그의 문하(門下)에 드는 꿈을 꾸고 퇴계를 낳았다고 한다.

　퇴계에 대한 평가는 조선왕조 성리학(性理學)의 쌍벽을 이루었던 율곡(栗谷)의 표현으로 알 수 있는데 율곡은 퇴계를 가리켜, "선생은 세상의 유종(儒宗)으로서, 조정암(趙靜庵) 뒤로는 서로 비견될 사람이 없다. 그 재주와 기국(器局)은 혹 정암에 못 미칠지 모르겠으나, 의리(義理)를 탐구하여 정미(精微)한 것까지 드러내는 데 있어서는 정암이 미치지 못한다"라고 하여 퇴계의 학문적 위치를 높이 평가하고 있다.

　퇴계가 건강에 대한 걱정과 의학적 관심을 갖게 된 것은 20세가 되는 1520년 즈음이라 여겨지는데 그 까닭은 퇴계의 책 읽는 열정에서부터 시작되었다고 할 수 있다. 책을 좋아해 책 읽는 것이 마침내 건강을 해치는 요인으로 작용하였고 침식(寢食)을 잊고 독서와 사색에 잠기게 한 주역(周易)의 탐구는 결국 몸이 야위는 이췌(羸悴)의 병이 되어 일생동안 그를 괴롭히게 된다.
 퇴계의 학문적 열의에 대한 일화는 후학의 귀감이 되는데 자세는 언제나 마음을 해이하게 하지 않았고 관대(冠帶)를 풀고 흐트러진 모습을 보이질 않았으며 하루종일 손에서 책을 놓는 법이 없었다.
 항상 안질(眼疾)로 괴로워하였지만 오히려 잠시도 손에서 책을 놓지 않았다. 이에 문인(門人)들이 "눈병이 이렇게 심하니 책을 보는 일을 그만두지 않으면 안되겠습니다."라고 걱정하여 말씀드리니 선생께서는 "나도 그것을 모르는 바는 아니나 만약 책을 보지 않으면 병이 오히려 더 기승을 부리니 비록 잠시 쉬고 싶기는 하여도 그리 하지 못하는 것이다."라고 답하였다.
 이러한 학구열은 강론(講論)때에도 계속 되었는데 비록 병으로 아파도 심한 정도가 아니면 강론을 쉬지 않았다. 세상을 떠나기 전 이미 중환(重患)이었는데도 강론을 평소와 다름없이 하여 제자들이 뒤늦게 그것을 깨달았을 정도였다. 이러한 학문에 대한 열성은 그에게 천하제일의 학자적 명성을 가져다주었지만 한편으론 약관 20세의 한창 나이로부터 70세의 고령으로 임종할 때까지 끊임없이 질병에 시달릴 수밖에 없는 조건에 놓이게 된다.
 퇴계 선생만큼 학문, 정치, 명예를 부여받은 사람도 많지 않다. 그러나 그는 관직에 몸담았던 30여 년 동안 형식적인 직책이나 사직소를 이용하여 피하고 있음을 알게 된다. 학문적 열의가 그의 인생의 전부이고 항상 도리(道理)를 생각하기 때문에 명예와 부(富)는 관심 밖이었다.

그런데 이런 퇴계의 주변에 질병이 떠나지 않고 있었고 이것으로 인해 더욱더 학문적 발전이 있었다는 것은 묘한 일이다. 의학을 전공하고 있는 저자의 생각으로는 활인심방의 역할이 지대했다고 여겨진다. 비록 기록된 한문의 수준은 낮지만 의미하는 내용이 건강의 핵심을 담고있어 퇴계 선생의 평생 건강지침서로 활용되었다. 비록 한의학(韓醫學)을 전공하지는 않았지만 자신의 질병과 함께 70년을 살아온 퇴계의 학문적 열의는 후학의 교감이 되며 그 뜻을 현대적 의미로 지금의 대중에게 소개할 수 있다는 점은 개인적인 영예라 하겠다.

다음 글은 퇴계 선생의 자명(自銘)이다. 그의 일생을 요약하고 인생철학을 느끼게 하는 좋은 글이라 소개한다.

나면서 어리석고, 자라서는 병이 많다.
중년엔 어찌하다 학문을 즐겼으며,
만년엔 어이하여 벼슬을 받았던고?

학문은 구할수록 멀기만 하고,
벼슬을 사양해도 더 내리시네,
나아가면 쓰러지고, 물러남이 떳떳하다.
나라 은혜 망극하고, 성현 말씀 두렵구나.
높고 높은 산이 있고, 끊임 없이 흐르는 물이 있네.
평복으로 고쳐 입고, 온갖 비방 다 벗었네.
내 생각 막혔으니, 누가 내 뜻 알아주랴,
옛 사람 생각하니, 내 마음 쏠리는구나.
오는 일을 어찌 알리, 지금 일도 모르는데!
근심 속에 낙(樂)이 있고, 낙 가운데 근심 있네.
자연으로 돌아가니, 또 바랄 것이 무엇이랴.

구선활인심법 이야기

　구선활인심법은 중국 명(明) 태조(太祖) 주원장(朱元璋)의 열 여섯째 아들인 구선이 의학과 선도(仙道)의 가장 중심적인 내용을 종합하여 상, 하 2권의 책으로 편찬한 양생서이다.

　구선의 본명은 주권(朱權), 호는 구선이며 현주도인 함허자(玄洲道人 涵虛子) 혹은 단구(丹丘)선생으로도 불린다. 구선에 대해 알려진 내용은 그리 많지 않다. 하지만 도가(道家)에 심취해 관련 책을 두루 섭렵하였고 실제생활도 도인처럼 한 것으로 알려져 있다. 그가 지은 활인심법은 황제내경을 비롯한 많은 의학서와 양생서의 내용을 담고 있다. 특히 의학을 잘 모르는 일반인들이 읽어 건강을 유지할 수 있는 방안들을 제시하고 있다.

　활인심법은 상권에 양생(養生)에 관한 내용을 담고 있는데 그 근본은 자기수련(自己修練)을 통한 정신수양임을 강조하고 있고, 하권에서는 약(藥)과 처방(處方)에 대한 내용을 담고 있고 내용이 간략하고 명료하여 의학적 활용도가 높다.

　퇴계 이황선생을 통해 널리 알려진 활인심방(活人心方)은 구선이 저술한 구선활인심법의 상권에 해당된다. 대부분의 내용이 같지만 몇몇 글자가 다르고 보양음식편중 몇 가지가 빠져있다. 이황 선생이 건강을 위해 평생의 비결로 활용하심은 잘 알려져 있는 사실이다.

편저자 머리말

인간에게 만약 "사는 환경"과 죽는 환경"을 선택하라면 누구나 "사는 환경"을 택할 것이다. "사는 환경"이 생명을 가진 모든 생명체가 우선적으로 필요로 하는 기본권이기 때문이다.

우리가 필연적으로 의지하며 생활을 영위하는 태양, 공기, 물 등은 우리 인간에게 "사는 환경"을 제공하는 것들이고 이들로 인해 생명을 유지하고 있다. 그러므로 지구상에 있는 모든 생명체는 이런 자연환경에 적응하여 살게 된다.

그러나 유독 인간에게는 이러한 자연의 요소를 변화시킬 수 있는 능력이 있고 이 능력에 따라 지구환경을 변화시켜 왔다.

그런데 만약 각종 자연환경이 그 자체가 이중성(二重性)이 있다면 인간은 이에 대한 정확한 대처가 가능할까…. 쉽게 말하면 인간이 주체(主體)가 되는 것이 아니라 자연이 주체가 된다면 인간 노력이 아무리 충분하다고 하여도 이러한 조건에서 인간이 바라는 충분한 삶, 건강 등이 과연 가능하게 되는 것인가 하는 점이다.

갈홍이 지은 포박자(抱朴子)에서는 생기지시(生氣之時)와 사기지시(死氣之時)를 구분하여 시기를 잘 따라야만 불로장생(不老長生)을 누릴 수 있다고 역설하고 있다. 이러한 자연계의 시간(시기)에 생사(生死)개념은 곧 자연환경의 이중성을 단적으로 보여주는 것이며 아울러 객관적 대상에 의미를 부여한 것이라 할 수 있다. 그러나 이러한 의미부여보다도 더 중요한 것은 자연계의 모든 생명체, 구성요소의 명칭, 역할 등과 같은 대다수의 내용이 사고능력을 갖고 있는 인간들에 의하여 표현되고 의미를 부여받고 있다는 점이다.

인간의 좋은 의지는 주변환경, 질서, 법 그리고 각종 현상 등이 인간을 보다 훌륭하고 고귀한 생명체로 부각시킬 수 있고 나쁜 의지에 의해 반대의 경우를 얼마든지 만들 수 있기 때문이다.

16세기 초 한반도의 대 철학가이며 정치가 그리고 건강으로 늘 고심했던 퇴계선생은 후손에게 슬기롭게 심신을 관리하는 건강지침서인 활인심방(活人心方)을 소개하고 있다. 활인심방은 인간들의 좋고, 나쁜 의지에 의해 질병이 성쇠(盛衰)되고 이러한 관점에 의해 건강을 유지하는 방법을 일관되게 소개한 책이라 할 수 있다. 또한 편자에 의한 활인심방의 현대적 조명은 이환율(罹患率)이 높아져 가는 시대적 배경에 의한 것이라 할 수 있다. 비록 수명(壽命)이 늘어나도 반드시 건강한 것은 아니고, 식생활이 달라져 체질이 바뀐다고 해서 건강체가 되지 않는 것과 같은 맥락이라 여겨진다.

편자는 원문의 내용을 충분히 살려 선인(先人)이 전하고자 하는 내용을 현대인들이 이해하기 쉽게 소개하였다. 오랜 기간의 학문연구와 환자진료의 경험을 통해 실제 우리 주변에서 흔히 볼 수 있는 내용들을 소개해 독자의 이해를 돕고자 하였다.

본문의 내용 중 보양음식에서 빠진 지황죽(地黃粥), 복령죽(茯苓粥), 녹갱(鹿羹), 우갱(牛羹), 호견(糊犬) 및 조증저두(糟蒸猪肚) 등의 내용은 구선활인심법에서 발췌하여 수록하였다. 1991년도 학술진흥재단에서 지원한 양서개발의 일환으로 1993년 발간되어 1994년 재판하였고 15년이 지난 2009년 여름 다시 한번 발간됨을 기쁘게 생각한다.

2009년 여름 艮元 이철완

퇴계 이황의 평생건강 비법

활인심방

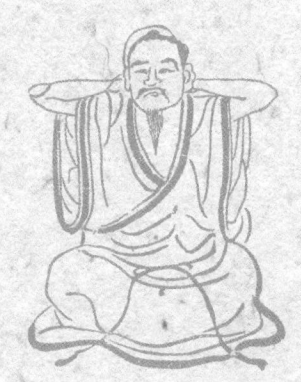

차례

쉽게 보는 활인심방 | 5
이퇴계 이야기 | 6
구선활인심법 이야기 | 10
편저자 머리말 | 11

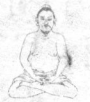

사람 사는 지혜 | 19

사람 살리는 지혜 | 27

중화탕中和湯 | 39

화기환和氣丸 | 45

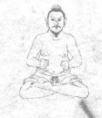

양생의 방법 | 51
  1. 비장(脾臟)과 음악 | 52
  2. 술 | 58
  3. 차(茶)를 바르게 마시는 법 | 63
  4. 바람(風) | 67
  5. 다섯 가지 맛(五味) | 70
  6. 운동과 노동 | 75
  7. 무기력 | 77
  8. 잘 자는 법 | 84
  9. 머리 빗기와 목욕 | 89
  10. 여름과 더운 음식 | 93

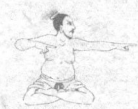

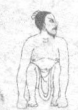

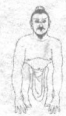

11. 여름철 건강 | 96

12. 겨울생리 | 101

13. 기후 | 105

14. 환경적응 | 108

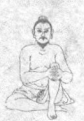

15. 단전호흡 | 110

16. 침(타액) | 117

17. 건욕(乾浴) | 122

18. 복부안마와 어깨운동 | 125

19. 색욕(色慾) | 129

마음 다스리기 | 137

도인導引 | 147

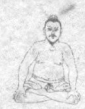

양생호흡의 여섯 가지 | 169

오장건강법 | 183

1. 心 | 184

2. 肝 | 187

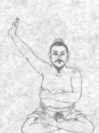

3. 膽 | 190

4. 脾 | 193

5. 肺 | 196

6. 腎 | 199

7. 수양하는 방법 | 202

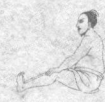

정신을 가다듬는 방법 | 205

오래 먹어 도움되는 식품 | 227

  1. 측백탕 | 246

  2. 마로 만든 술 | 250

  3. 지황으로 만든 술 | 253

  4. 무술주 | 256

  5. 우유죽 | 259

  6. 지황과 복령으로 만든 죽 | 264

  7. 녹각죽 | 267

  8. 산서죽 | 270

  9. 산서로 만든 국수 | 274

  10. 녹갱 | 277

  11. 우갱 | 280

  12. 호견 | 283

  13. 조증저두 | 291

책을 다시 엮고 나서 | 295

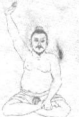
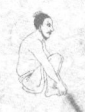
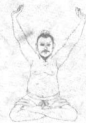
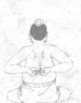

사람 사는 지혜

활인심방의 서문에 해당되는 부분이다.
活人心序이며, 구선활인심법에서는
구선활인심서(臞僊活人心序)라 하였고,
퇴계 선생은 구선을 빼고 인용하였다.

昔在太昊¹之先 軒²岐³未曾有 太乙氏之王天下也 調泰鴻之炁⁴ 薄滋味寡嗜慾 而修長生久視之道 其修養之法已有矣 有巢氏摶生咀華 以和氣血 藥餌之說已有矣 陰康氏時水瀆陰凝 民疾重墜 乃制舞以疏氣血 導引之術已有矣 故人無夭傷 太朴既散 民多疾厄 厥後軒轅氏作 岐伯氏出 而有醫藥之方行焉

故聖人⁵治於未病之先 醫家 治於已病之後 治於未病之先者 曰治心 曰修養 治於已病之後者 曰藥餌 曰砭焫 雖治之法有二 而病之源 則一未必不由因心而生也 老子曰 心爲神主 動靜從心 心爲禍本 心爲道宗 靜則心君泰然 百脈寧謐 動則血氣⁶昏亂 百病相攻 是以 性靜則情逸 心動則神疲 守眞則志滿 逐物則意移 意移則神馳 神馳則氣散 氣散則病生 病生則殞矣 雖常俗之語 最合於道妙

今述其二家說 自成一家新話 編爲上下二卷 目之曰活人心 謂常存救人之心 欲全人之生 同歸於壽城也 豈少補哉 然 世之醫書 各家所編者 何暇千本 紛然雜具 從多無補 但此書 方雖不多 皆能奪命於懸絶 雖司命 莫之神也 凡爲醫者 而能察其受病之源而用之 止此書一⁷ 醫道足矣 人能行其修養之術而用之 止此一書 僊道成矣 何況不壽乎 士之於世 不可缺焉

■ 주 ─────

주 1. 태호복희(太昊伏羲) : 중국의 전설적 임금으로 팔괘(八卦)와 문자를 만들고 사냥과 목축을 가르쳤다고 함.

2. 헌원(軒轅) : 황제를 뜻함. 전설에 있는 중국 태고시대 황제족의 수령이며 한족(漢族)의 시상(視上)이기도 함. 원래의 성은 공손(公孫)이며, 이름은 헌원이고, 호는 웅씨(熊氏)임. 전하는 바에 의하면 황제는 중국문화의 창시자로, 병기(兵器), 주차(舟車), 궁전(宮箭), 의복(衣服) 등이 모두 황제의 소작이라 하며 그 중에는 의약도 포함됨. 고서(古書)에 의하면 황제는 신하인 기백(岐伯), 백고(伯高), 소유(少兪), 동군(桐君) 등의 의가(醫家)와 의약을 토론하여 의약을 창시하였음. 따라서 『황제내경』, 『황제의경』, 『황제81난경』, 『황제침경』, 『황제명당경』, 『황제갑을경』 등이 있는데 모두 황제의 이름을 빌어 사용한 것임.

3. 기백(岐伯) : 황제와 함께 의약에 대한 기록을 남긴 의학자. 『황제내경』에서 황제가 묻고 기백이 대답하는 형식으로 의약에 대한 이론을 전개하고 있음.

4. 구선활인심법에는 氣로 되어 있다. 원래 炁는 氣의 고자(古字)인데 도가에서는 호흡과 관련된 기운을 말할 땐 氣로 쓰고 우주의 원기(元氣), 조기(祖氣) 등을 쓸 때는 炁로 쓴다. 퇴계 선생이 氣를 炁으로 표현한 것은 광범위한 개념으로 사용한 것으로 생각할 수 있다.

5. 구선활인심법에서는 지인(至人)으로 표현하고 있다. 한의학의 최고(最古) 경전 『황제내경』「상고천진론(上古天眞論)」에서는 도(道)를 닦은 정도에 따라 진인(眞人), 지인(至人), 성인(聖人), 현인(賢人)으로 구분하고 있다.

6. 구선활인심법에서는 맥(脈)으로 표기되어 있음. 문맥으로 보아 혈기(血氣)나 혈맥(血脈) 모두 비슷하나 혈기가 폭이 넓다 할 수 있음.

7. 구선활인심법에서는 일서(一書)로 표기. 일서(一書)의 오자인 듯함.

옛날 태호복희(太昊伏羲)씨가 있기 전에는 병 고치는 법이 없었다. 태을(太乙)씨가 세상을 다스릴 때는 태초의 기(氣)를 조절하여 수양하였으며 식사를 검소하게 하고 욕심을 적게 하여 오래 사는 방법을 닦았다. 또 유소(有巢)씨라는 분은 생물과 풀을 써서 기혈(氣血)의 흐름을 원활히 하여 병을 고쳤고, 음강(陰康)씨 때에는 물이 더럽고 습한 곳에 사는 사람들의 병을 춤추는 방법으로 기혈(氣血)을 다스려 병을 고

쳤으니 운동하는 법이 되었던 것이다. 그래서 일찍 죽거나 병을 앓는 사람들이 없었다. 그러나 사람들이 흩어져 여기저기 살게 되면서 다시 병과 재앙이 많아졌고 그 후에 헌원(軒轅)씨와 기백(岐伯)씨가 나와 의술과 약 만드는 방법을 널리 퍼뜨렸다.

성인(聖人)은 병들기 전에 다스리고 의원은 병이 난 후에 고치는 것이니 전자는 치심(治心) 또는 수양(修養)이라 하고 후자는 약이(藥餌)라 한다. 다스리는 방법은 이와 같이 두 가지이나 병의 근원은 하나이니 모두가 마음에서 비롯하는 것이다. 노자(老子)께서 말씀하시길, "마음은 정신의 주가 되고 고요함이나 움직이는 것 모두 마음에 따르는 것이다."하였으니, 마음은 도(道)의 근본도 되고 화(禍)의 원인이 되는 것이다. 마음이 고요하면 모든 일에 태연하고 맥박의 흐름이 활발하나, 고요하지 못하면 기혈(氣血)의 흐름이 고르지 못하고 탁하여 백병(百病)의 원인이 된다. 그러므로 성품이 고요하면 정신은 평안해지고 마음이 산란하면 정신이 피로하므로 참됨을 지키면 자연히 뜻이 가득 차게 된다. 여러 가지 복잡하게 추구하면 생각이 복잡하여 정신이 산란(散亂)하고 정신이 산란하게 되면 기(氣)가 흩어져 병이 생기게 되고 결국 죽게 되는 것이다. 이는 평범한 말인 듯 싶으나 도(道)의 깊은 뜻에 적합한 표현인 것이다.

이제 그 두 가지의 이론을 합하여 상, 하 2권으로 편성하고 그 이름을 '活人心'이라 하니 이는 항상 모든 사람을 구하고 사람들의 생활을 건강하게 오래 살 수 있도록 하고자 함이다.

세상에는 병을 고친다는 책이 천 가지도 넘을 것이나 많다고 유익한 것은 아니며, 이 책은 비록 많은 양(量)은 아닐지라도 능히 위급한 병을 고쳐 생명을 구할 수 있으니 사람의 수명을 맡은 신(神)이라도 이보다 못하리라. 무릇 사람의 병을 다스려 고쳐주려는 자가 병의 원인을 잘 알아 쓴다면 이 책 한 권만으로도 충분할 것이고 수양을 위해서라면 이 책으로 선도(仙道)를 이룰 것이며 오래 살 수 있을 것이다. 그러므로 선비임을 자처하는 사람이 이 내용을 잘 익히고 실천하지 않는다면 어찌 세상에 나설 수 있겠는가!

구선이 쓴 활인심법의 총 서론에 해당되는 부분이다. 어떠한 병이든 그 근원은 마음(心)에서부터 온다는 것을 강조하고 있다. 한의학에서는 마음을 둘로 나누어 설명한다. 하나는 물질인 유형(有形)의 심(心)이고 다른 하나는 정신을 주관하는 무형(無形)의 심(心)을 말한다. 쉽게 말하면 움직여 활동하고 있을 때는 정신활동이 주가 되며, 수면을 취하고 있을 때는 최소한의 신체유지를 위해 심장이 활동하고 있음을 보여준다. 활인심방에서는 유형의 심장은 물론 정신활동을 주관하는 무형의 심을 강조하고 있다.

최근 서양의학에서 다루고 있는 심신의학도 단순히 육체와 정신을 분리하여 사고(思考)하던 기존의 의학을 보완하기 위한 새로운 의료형태라 할 수 있다.

『마음의 의학』이란 책을 저술한 칼 사이몬튼은 인간의 각종 질병은 정신적인 스트레스가 주요 원인이며, 최근 만연하고 있는 만성병, 암(癌), 성인병도 정신적 스트레스에 기인된다고 하였다. 특히 암의 결정적 원인은 외부인자보다 내부에 쌓인 스트레스가 더 크게 관여하고 있음을 강조하고 있다.

마음의 조절은 남에 의해 이루어지는 것이 아니며 반드시 자기 자신의 수양이 전제(前提)되어야 한다. 활인심방의 서문에서도 자신을 보는 마음자세를 설명하고 있다. 특히 질병 치료는 병의 회복에 대한 본인의 의지(意志)가 중요한데 이는 장수와 요절을 구분 짓는 잣대가 된다.

장수는 인간이면 남녀 모두 해당되고, 요절은 연령에 따라 그 숫자가 정해진다. 에로부터 인간들은 수명에 관심을 두어 왔다. 많은 문헌을 보아도 최종 목적을 건강한 장수에 두고 있다. 그런데 장수의 기본은 연령적 특징을 모두 마친 남녀만이 누릴 수 있는 특혜라 할 수 있다. 황제내경에서는 남녀 및 연령에 따른 특징 등을 소개하고 있다. 활인심방의 내용을 이해하는데도 도움이 되고 가족 모두의 건강을 생각한다면 눈여겨 볼 내용들이다.

여자는 7세경에 신기(腎氣)가 성(盛)해 치아가 바뀌고, 머리카락이 무성해지기 시작하며, 14세 전후가 되면 생리가 시작되어 자식을 가질 수 있게 된다. 21세경에는 골수를 주관하는 신기가 온몸에 골고루 퍼져 충만해져 사랑니가 생겨나며, 28세 전후로 근골이 튼튼해지며 두발(頭髮)이 풍성해져 신체가 장성해진다. 35세경에는 양명맥(陽明脈)이 쇠약해져 얼굴이 초췌해지기 시작하고 머리털도 빠지기 시작하며, 42세 전후에는 삼양맥(三陽脈)인 태양(太陽). 양명(陽明). 소양(少陽)이 상부에서 쇠약해져 얼굴 전체가 초췌해지고 머리털이 희어지기 시작한다. 49세 전후에는 임맥(任脈)이 허해지고 태충맥(太衝脈)이 쇠약해져 자식을 둘 수 없게 된다.

남자의 생리는 8의 배수로 표현하고 있는데 8세경에 역시 신기(腎氣)가 실(實)해 머리털이 자라고 치아가 바뀌며, 16세 전후 신기가 왕성해져서 능히 자식을 가질 수 있게 된다. 24세경에는 신기가 온몸에 골고루 퍼져 충만해져 근골이 강해지고 사랑니가 생겨 성장이 극에 달하며, 32세 전후에는 근골이 융성(隆盛)하고 기육(肌肉)이 풍부해진다. 40세경에는 신기가 쇠약해져 머리털이 빠지고, 치아가 약해지기 시작하며, 48세 전후에는 양기(陽氣)인 태양. 양명. 소양의 기(氣)가 상부에서 약해져 얼굴이 초췌해지고 머리털과 귀밑털들이 희기 시작한다. 56세경에는 간기(肝氣)가 쇠약해져 피곤하여 행동이 원활하지 못하며, 64세 전후에는 정(精)이 줄어들고 신장이 쇠약해져 치아와 머리털이 빠지게 된다.

특히 신(腎)은 수(水)를 주관하며 오장육부의 정(精)을 받아 저장하기 때문에 오장이 왕성해야 비로소 정(精)을 사(瀉)할 수 있게 된다. 만일 오장이 모두 쇠약해 근골이 무력해 늘어지면, 머리털과 귀밑털이 희어지고 몸이 무겁게 되고 걸음걸이가 바르지 못하며, 결국 자식을 두기 어렵게 된다.

여자는 7, 남자는 8의 배수로 남녀의 일생을 간략하게 정리한 내용이다. 우리 모두는 이 과정을 겪게 된다. 그리고 이 과정을 겪어 노인이 된다면 사실 축복받았다 할 수 있다. 하지만 대부분의 노인층은 몇 가지의 질병으로 고생하게 되는데 왜 이런 질병이 발생하는 가를 알게 되면 예방이 가능하게 된다. 황제내경 영추 천년(天年)에 보면 나이 들어 나타나는 노화 질환을 소개하고 있다. 역설적으로 말하면 잘 보완하면 고통 없이 자기 수명을 다할 수 있다는 말이다.

오십이 되면 간기가 쇠약해지기 시작한다. 간엽이 얇아지기 시작하여 담즙(膽汁)이 감소하며 눈이 점차 침침해 진다. 간장 질환이 많이 생긴다는 의미이며 예방을 위해 간에 좋은 음식, 간의 부담을 덜어주는 환경을 조성하고 음식을 적게 먹어 간이 충분히 쉴 수 있는 시간을 제공하는 것이 핵심이 된다.

육십이 되면 심기가 쇠약해지기 시작하고 감정적 변화에 민감해져 우울하거나 슬퍼지기 쉬우며, 혈기가 충실하지 못하고 흐름도 약해 눕기를 좋아하게 된다. 심장질환을 조심해야 하며 정서적으로 즐겁고 의미 있는 일들로 성취감을 가져야 한다. 눕지 말고 잘 돌아다니는 것도 심장질환을 예방하는 방법 중 하나가 된다.

칠십 전후에는 비기(脾氣)가 허약해져 피부가 마르고 거칠어진다. 소화기질환을 걱정해야 하며 소화기에 부담을 주지 않는 음식과 절도 있고 절제된 식습관이 중요하다.

팔십쯤 되면 폐기(肺氣)가 쇠약해지는데 정신이 맑지 못해 말에 실수가 많다. 치매에 대한 설명이다. 폐기능을 강화하기 위해선 좋은 환경이 우선이며 원활한 기(氣)의 공급이 심장과 함께 폐기능을 강화할 수 있는데 걷기 운동이 예방에 좋다.

구십이 넘게 되면 신기(腎氣)가 다 소모되고 사장(간, 심, 비, 폐)과 경맥(經脈)이 다 공허해진다. 이때는 점차 쇠퇴해지는 몸 안의 에너지의 균형과 조절만이 섭생에 도움을 주게 된다.

백세가 되면 오장이 모두 허해지고 정신이 없어진다. 형체만 남아 결국 생을 마감한다. 사람 사는 지혜도 남녀와 연령에 따른 요령이 필요하다. 요령을 터득한 사람만이 결국 건강한 천수를 누리게 되며, 건강한 천수는 자신만을 위한 이기적인 장수가 아니라 주위와 더불어 사는 건전한 장수를 누리게 만드는 큰 힘이 된다.

사람 살리는 지혜

활인심사(活人心上)의 내용으로, 원문에는 活人心法 上卷으로 되어 있다. 양생과 생활건강법의 내용을 다루고 있는 사권의 서론에 해당되는 부분으로, 모든 병의 원인은 마음으로부터 시작됨을 강조하고 있다. 최고의 의술은 마음을 다스리는 것이 첫째임을 알기 쉽게 서술하고 있다.

臞仙曰 古之神聖之醫 而能療¹人之心 預使不致於有疾 令
之醫者 惟知療人之疾 而不知療人之心 是由捨本逐末 不
窮其²源 而攻其流 欲求疾愈 不亦愚乎 雖一時僥倖而安之
此則世俗之庸醫 不足取也 殊不知病由心生 業由心作
蓋陰有鬼神 陽有天理 報復之機 鮮無不驗 故有天刑之疾
有自戕之疾 其天刑之疾也 五體不具 生而隱宮者 生而瘖
瘂盲聵者 因跌撲而手足折者 有生人面瘡贅疣疾者 凡傳
染一切瘵疫之證是也 蓋因夙³世今生 積惡過多 天地譴之
故致斯疾 此亦業原於心也 其自戕之疾者 調養失宜 風寒
暑濕之所感 酒色財氣之所傷 七情六慾 生於內 陰陽二氣
攻於外 是謂病生於心 害功於體也

今只以人之易知易見者論之 且曰 人心思火 久而體熱 人
心思冰 久而體寒 悚則髮竪 驚則汗瀝 懼則肉戰 愧則面
赤 悲則淚出 荒則心跳 氣則麻痺 言酸則垂涎 言臭則吐
唾 言喜則笑 言哀則哭 笑則貌妍 哭則貌媸

又若日間 有所見 夜則魂夢 有所思 夜則詀語 夢交合則
精泄 致若驚悸 氣怒而成疾者 則發狂裸體 踰垣上屋 呼
神見鬼 歌舞笑哭 此皆因心而生也

太白眞人曰 欲治其疾 先治其心 必正其心「然後」資於道
使病者盡去心中疑慮思想 一切妄念 一切不平 一切人我
悔悟平生所爲過惡 便當放下身心 以我之天 而合所事之
天 久之 遂凝於神 則自然心君泰寧 性地平和 知世間萬
事 皆是空虛 終日營爲 皆是妄想 知我身皆是虛幻 禍福

皆是無有 生死皆是一夢
慨然領悟 頓然解釋 心地自然淸淨 疾病自然安痊 能如是
藥未到口 病已忘矣 此眞人 以道治心 療病之大法也
蓋眞人之敎也 本於天地立心 爲生民立命 惟心與天一理
之所得者獨明 而能開人心之迷 惟其心與地一水之所汲者
獨靈 而能滌人心之陋 故以一杯之水 而能療醫所不治之
疾 罔不瘳者 豈由水之靈 實資於道之用也 苟非其人 則
以予爲妄誕
老子曰 吾言甚易知 甚易行 天下莫能知 莫能行 是以 知
我者希 則我者貴 又曰 上士聞道 勤而行之 中士聞道 若
存若亡 下士聞道 大笑之 不笑 不足以爲道
內觀經⁴曰 知道易 信道難 信道易 行道難 行道易 得道難
得道易 守道難 守而不失 乃可長生

■ 주

1. 병고칠 료(療)로 되어 있으나 구선활인심법에는 살필 찰(察)로 되어 있음. 내용에는 크게 영향을 주지 않으나 문맥상 찰(察)이 맞을 것 같음.

2. 원문엔 근(根)으로 되어 있음.

3. 일찍 숙.

4. 내관경(內觀經) : 도가서(道家書)의 하나로 자기 몸속을 볼 수 있도록 수련하여 병을 고친다고 함.

구선(臞仙)이 말하길, 옛날 신성(神聖)한 의원은 능히 사람의 마음을 살펴 병을 예방하여 주었으나 오늘날의 의원은 몸의 병만 고치려 하고 그 마음을 다스릴 줄 모르니 이는 근본을 버리고 말단(末端)만 쫓아 병의 원인을 잡지 못하고 부분만 다스려 고치려하니 어찌 어렵지 아니한가! 비록 어쩌다 병이 낫는다 하더라도 이는 근본적 의술은 되지 못하니 취할 바가 못되는 것이다. 이는 마음이 만병의 원인임을 알지 못하고 행동도 마음에서 비롯됨을 모름이라.

대개 음(陰)에는 귀신이 있고 양(陽)에는 천리(天理)가 있어 그로 인해 이루어지지 않는 것이 없다. 그래서 하늘이 주는 형벌로서의 병이 있고, 스스로 죄를 지어 받는 병이 있으니 하늘이 주는 병은 대개 신체가 온전치 못하여 날 때부터 얼굴에 보기 흉한 부스럼이나 혹이 달린 것도 있다. 또 전염에 의한 병들도 다 이러한 것이니 이것은 모두 전생에 악업(惡業)이 쌓인 결과니 그 근원 또한 마음이다. 스스로 지어 생기는 병은 생활이 불규칙하여 건강을 유지하기 어려운 상태에 바람[風], 찬 기운[寒], 더위[暑], 습기[濕] 등에 과다히 노출되거나 술[酒], 여색(女色)에 빠지거나 재물(財物)을 탐하거나 좋지 않은 기운에 상(傷)하여 칠정(七情)과 육욕(六欲)이 생겨 음양의 균형이 깨지고 그로 인해 바깥기운의 침해를 받게 되니 이를 두고 병은 마음에서 만들고 다치기는 몸이 다친다고 하는 것이다.

이제 이 마음의 이치를 알기 쉽게 설명해 보면, 사람이 마음으로 뜨거운 불을 생각하고 있으면 몸이 더워지고, 찬물을 생각하고 있으면 몸이 차가워지고, 두렵고 무서운 일을 생각하면 머리털이 일어나고, 놀라면 식은땀을 흘리고, 겁이 나면 떨리며, 부끄러우면 얼굴이 빨개지고, 슬프면 눈물이 나고, 탐하면 마음이 들뜨며, 기(氣)를 많이 쓰면 마비가 오고, 신맛을 생각하면 침이 고이고, 고약한 냄새를 생각하면 구토가 나며, 즐거우면 웃고, 슬프면 울고, 웃으면 얼굴이 고와지며,

울면 얼굴이 일그러지고 흉해지는 것이다.

 이상의 것들은 낮에 볼 수 있는 일들인데 밤에는 낮에 겪은 일이 꿈에 나타나고 잠꼬대도 하며 꿈에 남녀가 교합(交合)하는 꿈을 꾸면 몽정(夢精)을 하기도 한다. 놀라거나 화가 극심하여 병이 생긴 경우는 발광(發狂)하여 벌거벗고 담을 넘어 지붕위로 올라가 신(神)을 부르고 귀(鬼)를 보며 울다가 웃다가 노래하기도 하고 춤을 추기도 하는데 이것 또한 모두 마음의 병에서 생기는 것이다.

 태백진인(太白眞人)이 말하길, 몸의 병을 고치려고 하는 자는 먼저 그 마음을 다스려야 한다 하였으니 먼저 마음을 바르게 하여야 도(道)에 이를 수 있다. 병자로 하여금 먼저 그 마음 가운데의 의심과 염려, 잡념 등 일체의 그릇된 생각과 불평과 차별을 다 버리게 하여 이제까지 지은 모든 죄악과 과실을 회개하여 몸과 마음을 자연(自然)에 맡기고 자연과 하나 되기를 오래하면, 정신(精神)이 제자리에 있어 마음이 평안하고 평화로워져 세상만사가 공허(空虛)해지고 하루하루의 일들이 모두 망상(妄想)임을 깨닫게 되며 몸도 마음도 헛된 것이고 화복(禍福)이 따로 없으며 생사(生死)가 모두 하나의 꿈에 지나지 않음을 알게 되는 것이다.

 이렇게 마음으로 벅차게 깨닫고 시원함을 느끼면 마음이 절로 맑아지고 병은 약을 먹지 않아도 저절로 나아 버리는 것이니 이것이 바로 진인(眞人)이 도(道)로써 마음을 다스리고 병을 고치는 큰 법칙이다.

 대개 진인의 가르침은 천지의 마음을 자기 마음으로 삼으며 수많은 사람을 살리는 것을 그 사명으로 삼는다. 마음이 하늘과 더불어 한 가지이니 이치를 체득한 사람이라야 스스로 밝아서 사람들의 미혹(迷惑)한 마음을 능히 열어 줄 수 있는 것이다. 그러므로 한 잔의 물로서 능히 의원이 고치지 못하는 모든 병을 고칠 수 있으니 어찌 이것이 물의 역할에 의한 것일까. 실로 도(道)의 운용에 의한 것이다. 진실로 아는 사람이 아니면 내 말을 허망(虛妄)하다고 할 것이다. 노자(老子)께서는 "내 말은 대단히 알기 쉽고 대단히 이행하기 쉬운데도 세상 사람들이 잘 알지 못하고 잘 이행하지도 못하니 나를 아는 자가 드물고 나를 본받는 자는 귀하다."고 하였다. 또 "훌륭한 선비는 도를 들으면 힘써 이행하고, 웬만한 선비는 도를 들으면 이행하기도 하고 않기도 하며, 모자라는 선비는 비웃고 조롱하니 못난 자가 듣고 웃지 않으면 도가 아니니라." 하였다.

『내관경(內觀經)』에 "도(道)를 알기는 쉬우나 믿는 것은 어렵고, 도를 믿는 것은 쉬우나 이행하기 어렵고, 도를 이행하기는 쉬우나 얻기는 어렵고, 도를 얻기는 쉬워도 지키기는 어렵다."고 하였으니 도를 잘 지켜 잃지 않으면 그것이 곧 오래 사는 방법이다.

마음 다스리는 것이 질병에서 벗어나 건강한 삶을 누릴 수 있는 지름길임을 강조한 글이다. 대개 세 가지로 나누어 음미(吟味)할 수 있는데 첫째는 마음의 변화에 따라 병이 발생한다는 점이다. 마음의 변화에 따른 표현은 한의학에서는 칠정(七情)과 육욕(六欲)으로 표현하고 있고 이들을 병을 발생시키는 원인으로 규정하고 있다. 특히 칠정은 오장(五臟)과 관련시켜 소개하고 있으며 그 내용은 즐거움, 화남, 지나친 걱정, 지나친 생각, 슬픔, 공포감, 놀라움 등이다.

즐거움(喜)은 오장 중 심(心)에 속하며 지나치면 폐(肺)도 상하게 된다. 따라서 지나친 즐거움은 양기(陽氣)를 손상시켜 광기(狂氣)가 나타나게 된다. 또 화냄으로 간(肝)이 손상을 입게 되면 열기(熱氣)가 가슴으로 모여 참기 힘들 정도로 가슴이 답답하고 호흡이 곤란해진다.

걱정[憂]은 오장 중 폐(肺)에 속한 감정으로 지나치면 비장(脾臟)에 영향을 주게 되는데 비기(脾氣)가 잘 순환하지 못하면 가슴 밑이 답답하고 사지(四肢)가 무겁고 늘어지며 심하면 들지 못한다. 또한 지나친 걱정으로 폐가 손상되면 기 순환이 안 되어 누워도 불안하고 편하지 못하게 된다.

생각[思]은 오장 중 비(脾)에 속한 감정이다. 생각을 많이 하게 되면 비를 상하게 되는데 기가 한 곳에 머물러 움직이지 않게 되면 복부 한 가운데 덩어리가 생겨 이로 인해 식욕이 떨어지고 소화(消化)가 잘 안 되게 된다. 심하면 배가 부르고 손발이 무겁고 무력해진다. 퇴계 선생도 책을 많이 보고 사색을 많이 하여 일종의 소화기 질환인 못 먹고 마르는 병이 생긴 것은 잘 알려진 사실이다.

슬픔[悲]은 오장 중 폐에 속한 감정으로 지나치면 간(肝)에 영향을 준다. 간이 허약해지면 결단력이나 판단력이 떨어지는데 과도한 슬픔으로 가슴이 상하면 정신적으로 건망(健忘)이 나타나 기억이나 판단에 장애를 주게 된다. 또 몸에서는 근육경련이 잘 일어나고 팔다리가 붓게 된다.

공포감[恐]은 오장 중 신(腎)에 속한 감정으로 지나친 공포감은 정신이 산란(散亂)해 일에 대한 수습이 안 된다. 지나친 공포감은 신의 기능을 방해해 호르몬 대사에 영향을 주어 관절과 뼈의 질환을 발생시키기도 한다. 흔히 손발이 차거나 정액(精液)이 유출되는 유정(遺精)의 증상도 공포감이 신장의 역할을 방해하기 때문이다.

놀라움[驚]은 오장 중 간(肝)에 속한 감정으로 간의 소속 장기인 담

(膽)과 밀접한 관계가 있다. 만일 크게 놀라게 되면 담에 영향을 주게 되는데 정신이 혼란스러워 어찌할 바를 모르게 되고, 상황에 대한 판단력이 흐려지며 항상 작은 일에도 잘 놀래 두려움과 불안감이 가시지 않게 된다.

이러한 일곱 가지 감정변화가 인간에게 질병을 줄 수 있다는 점은 바로 마음을 잘 조절하지 못하여 발생되는 것을 의미하는 것으로 질병 모두 칠정(七情)의 변화에 따라 자기 수명이 달라질 수 있음을 시사하고 있는 것이다.

둘째로 자연에 순종하라는 뜻이 담겨있다. 즉 인간이 자연의 한 미물(微物)임을 깨달아 벌어지는 모든 현상을 긍정적으로 생각해야 한다는 점이다. 앞서 소개한 선천적인 질환을 자신의 업보(業譜)로 생각하고 평소 도(道)에 부합되는 삶을 요구하고 있다.

전생과 관련된 질병의 이해는 19세기말에 태어난 미국의 예언가 에드가 케이시의 영독(靈讀)을 통해 쉽게 납득할 수 있다. 그의 영독은 모든 분야에서 이루어졌지만 고질적인 병을 치료하기 위한 환자들에 의해 의학의 분야도 상당수 포함되었다. 영독은 수면상태에서 의뢰자(환자)의 이름, 주소 등의 간단한 내용을 케이시에게 말해주면 수면상태에서 그 사람이 궁금해하는 내용을 알려주는 작업인데 말 가운데 전생에 대한 내용이나 전생의 문제로 현재까지 영향받고 있는 신체적 문제를 연계하여 소상히 밝히고 있기 때문에 구선이 말한 천형(天刑)의 병과 일치하고 있다. 케이시의 영독 중 천형과 관련된 재미있는 일례를 소개해 본다.

34세의 전기 기술자는 불치의 다발성공피증(多發性羣皮症)을 앓고 있었다. 그의 고생은 이루 말할 수 없어 3년 동안 일을 못하였으며 심지어 눈이 가물거려 읽을 수도 쓸 수도 없게 되었고 걸음을 걷다가 쓰러질 정도로 허약하였다. 그는 여기저기 자선병원을 전전하였지만 전혀 차도가 없어 케이시에게 영독을 의뢰하였다. 케이시는 그 병이 전생의 업(業)으로 온 것이며 동시에 희망을 잃지 말라고 격려하였다. 케이시는 먼저 의학적 용어로 증상에 대한 병리학(病理學)적 설명을 하고, 몸 속에는 자연치유 능력이 있다는 사실을 누누이 말한 다음, 본인이 현재 겪고 있는 병은 전생의 업으로 오는 것이므로 마음가짐을 바꾸어 미워하는 마음과 적의(敵意)를 의식에서 완전히 없애라고 권고하였고 일상으로 할 수 있는 치료방법을 자세하게 말해 주었다.

그로부터 약 1년 뒤에 이 환자는 다시 영독을 받고 싶다는 편지를 보내 왔다. 그의 편지에 의하면 처음에는 영독에서 말한 대로 치료를 했더니 곧 회복의 징조가 나타났고, 그로부터 4개월 동안은 상태가 호전되었는데 이후 다시 악화되어 다시 체력이 떨어졌는데 그 이유를 알고 싶다는 내용이었다.

"그렇다. 이 몸은 전에도 본 일이 있다. 몸은 점점 회복되어 갔다. 그러나 그보다도 더 중요한 것이 있다. 전에도 말했듯이 이 병은 전생의 업으로 온 것이다. 사람들과 사물에 대한 마음가짐이 달라지지 않으면 소용이 없다. 육체적으로 물질적 치료효과는 나타나 있다. 그러나 마음은 여전히 자기중심적이고 영(靈)적인 것을 받아들이지 않고 있다. 그런 태도를 바꾸지 않고 증오, 적의, 부정한 탐욕, 질투 등이 남아 있는 한, 또 인내, 이웃사람, 친절, 온화함과는 다른 그 무엇이 그의 마음속에 있는 한 치유는 기대할 수 없다. 그는 무엇 때문에 병을 고치고 싶어하는가? 자신의 육체적 욕망을 만족시키기 위해서인가? 더욱 이기주의자가 되기 위해서인가? 만약 그렇다면 지금의 상태처럼 낫지 않는 편이 그를 위해서 좋다. 마음가짐과 삶의 목적이 달라지고 말과 행동에서도 그런 변화가 나타난다면 그리고 그런 바탕에서 지시한 대로 물질적 치료를 한다면 그는 회복될 것이다. 그러나 무엇보다도 먼저 감정, 정신, 목적, 의지를 바꾸어야 한다. 당신의 목적과 당신의 영혼이 성령의 세례를 받지 않는다면 어떤 기계적 치료법도 효과가 없다. 이 권고를 받아들이건 거부하건 그건 당신의 마음에 달린 문제이다. 당신이 보상을 하지 않는다면 영독을 하여도 무의미하다."

여기서 주목되는 것은 의식과 인생에 있어 영적 목적을 바꾸면 치유될 가망이 있다고 한 말이다. 그리고 그 선택이 본인에게 있고 최초의 원인은 그 사람의 전생의 업에 의한다고 한 말이다.

세 번째는 태백진인(太白眞人)이 말씀하신 내용이다. 몸의 병을 고치려는 자는 먼저 그 마음을 다스려야 한다는 것이다. 앞서 언급한 케이시의 영독 예도 같은 의미로 마음 다스림은 모든 병의 치료원칙으로 생각할만하다. 20세기 후반 들어 체계를 갖춘 현대의학의 심신의학(心身醫學)과도 일치하며 질병 발생 및 치료 모두 정신적인 요인을 중요시하고 있다.

심신의학에서 다루는 대표적인 신체질환으로 심신증(心身症)이 있는데 이는 정신적인 요인으로 인해 신체적 증상을 야기하는 것으로 화가 난 경우를 예로 들면 심리적인 상태뿐 아니라 심장이 빨리 뛴다든지, 숨이 차든지, 얼굴이 붉어지는 등 각종 신체적 반응이 나타난다. 이런 반응은 정신적인 요인이 제거되면 자연 소실되어 질병으로 취급되지 않는데 만일 반응이 계속되어 없어지지 않으면 병이 된다.

해부학으로 출발한 현대의학은 사실 몸의 구조나 형체에 직접적인 영향을 주는 원인을 규명하여 치료의 원칙을 정하고 있는데 이점이 환자들도 하여금 구체적인 병명(病名)에 집착하게 만들고 있다. 이런 현상은 결국 환자의 호소 증상이 바로 기질적인 병과 연관되어 있다고 잘못 생각하게 만들어 적절한 치료방법을 놓치게 되어 결과적으로 만성질환으로 변하게 만든다. 즉 환자가 지니고 있는 마음이나 환경을 고려하지 않은 결과라 할 수 있다.

이심전심(以心傳心)은 마음이 서로 통한다는 뜻으로 환자와 의사에게 필요한 말이며 구체적으로 의사의 마음이 환자의 마음을 관찰하여 그 마음 조정하는 방법을 제시하고 있다고 해석해도 좋을 듯 싶다.

중화탕(中和湯)

한 쪽에 치우치지 않고 잘 조화시켜 달여
먹는다는 뜻의 이 처방은 물질적인 약(藥)이 아니라
만병의 근원인 마음을 잘 다스려서 의술로 고치기
힘든 병들을 고치고 원기(元氣)를 돕고
사기(邪氣)를 막아 건강하게 오래 살 수 있는
정신치료법이라 할 수 있다.
구선의 활인심법에서는 가운데 중(中)이 아니라
보존할 보(保)인 보화탕(保和湯)으로 기록되어
있으나 정신적인 중용의 의미로 보아
중화탕(中和湯)의 의미가 더 크다 하겠다.

專治醫所不療一切之疾 服之 保固元氣 邪氣不侵 萬病不生 可以久安長世而無憾也

思無邪 行好事 莫斯心 行方便 守本分 莫嫉妬 除狡詐 務誠實 順天道 知命限 清心 寡慾 忍耐 柔順 謙和 知足 廉謹 存仁 節儉 處中 戒殺 戒怒 戒暴 戒貪 愼篤 知機 保愛 恬退 守靜 陰騭

右¹三十味 㕮咀爲末 用心火一斤 腎水二椀 慢火煎 至五分連㧗² 不拘時候溫服

■ 주 ─────
1. 원문의 표기 방식은 右에서 左이므로 오른쪽에 기재된으로 해석.
2. 건저낼 저(㧗)로 되어 있으나 활인심법에는 사(査)로 되어 있음.

의사들이 치료하지 못하는 일체의 병을 다스림. 이것을 복용하면 원기(元氣)가 튼튼해지고 사기(邪氣)가 침입치 못해 만병이 발생하지 못하여 가히 장수해서 유감이 없을 것이다.

생각을 간사히 갖지 말 것.
좋은 일을 행할 것.
속이는 마음을 없게 할 것.
필요한 방법을 잘 선택할 것.
자기 본분을 지킬 것.

시기하고 질투하지 말 것.

교활하고 간사함을 없앨 것.

성실히 행할 것.

하늘의 이치에 따를 것.

운명의 한계를 알 것.

마음을 맑고 깨끗이 할 것.

욕심을 적게 할 것.

참고 견딜 것.

유순하게 처신할 것.

겸손하고 온화할 것.

주어진 조건에 만족할 줄 알 것.

청렴하고 조심할 것.

착한 마음을 가질 것.

절약하고 검소할 것.

한쪽에 치우치지 말고 중용을 지킬 것.

살생을 경계할 것.

성냄을 경계할 것.

거칠게 행하지 말 것.

탐욕을 경계할 것.

삼가고 독실(篤實)할 것.

사물의 기틀을 알 것.

사랑을 지닐 것.

물러서야 할 때 담담히 물러날 것.

고요함을 지닐 것.

음덕(陰德)을 쌓을 것.

위의 서른 가지 맛을 씹어서 가루로 만들고 한 근(斤)의 심화(心火)로서 두 종기의 신수(腎水)를 그 반으로 줄 때까지 약한 불로 달여서 아무 때나 따뜻하게 복용할 것.

일반적으로 한의학에서 탕(湯)을 사용하는 경우는 비교적 빠른 효과를 기대할 때이다. 탕이란 약물을 배합하여 방제(方劑)를 만들고 물을 넣고 달여 탕액(湯液)이 되도록 하는 작업을 말하며 흔히 일반이 잘 알고있는 방법이다. 탕(湯)에 대해 이동원(李東垣)은 탕(盪)이란 '클 탕'이다. 무릇 심한 병의 치료에 사용하여야 할 것이라 하였는데 탕약은 흡수가 빠르고 약효가 신속하기 때문이다. 약을 끓이면 체내에서 흡수하기 좋은 전해질 상태가 되며 진료하는 의사의 입장에도 증상에 따라 가감(加減)이 용이하기 때문에 빠른 약물 효과를 기대하는 급(急)한 병에 많이 사용한다.

한약재를 끓일 때 필요한 것은 물과 불이 첫째인데 활인심방에서는 물은 신수(腎水)로, 불은 심화(心火)를 사용하라 하였다. 이 말은 매우 중요한 표현으로 인체 활동의 원동력이 물(水)과 불(火)에 있음을 시사하고 있는 것이다.

인체에는 불기운(심장)과 물기운(신장)이 있어 심장은 위쪽, 신장은 아래쪽에 위치한다. 이는 불꽃이 위로 향하고 물이 아래로 흐르는 현상과 같다. 이 두 가지 기운은 서로 협력하여 인체 활동을 주관하는데 물은 불이 경거망동하지 못하도록 열기를 식히고 불은 물을 적절히 데워 인체에 필요한 요소를 공급하도록 되어 있다. 따라서 물기운이 부족하면 불기운을 조절하지 못하여 머리부분으로 열(熱)이 올라와 두통이나 상기(上氣) 등의 양적(陽的)인 현상이 나타나며, 불기운이 부족하면 물이 체내에 넘쳐 손발이 붓고 무기력한 증상이 발생된다.

　이 둘을 마음속에서 조화시켜 30가지의 좋은 약재를 마음으로 음미한다면 온갖 잡념이 사라져 결국 건강한 생활을 영위할 수 있게 된다. 각종 스트레스로 고민하는 현대인에게 중화탕은 마음의 안정은 물론 건강을 지키는 좋은 방법이 되며 건전한 사회가 되는 초석이 될 수 있다.

화기환(和氣丸)

화기환이란 참을 인(忍)을 말함이다.
기(氣)를 조화한다는 뜻의 이 알약은 중화탕에 이어
또 재미있는 표현이다.
중화탕은 30종의 정신적 약재를 잘 달여서 꾸준히 복용하지만
화기환은 필요할 때마다 한 알씩 복용하여
효과를 보는 것이다.

忍 心上有刀 君子以 含容成德 川下有火 小人以 忿怒殞身 專治大人小兒 一切氣蠱氣脹咽喉氣塞胸膈氣悶 肚腹氣滿 遍身麻痺 咬脣切齒 瞋目握拳 面紅耳赤 忽若火燎 已上醫所不療之氣 竝皆治之 每服一丸 用不語唾嚥下
太白眞人曰 世人誦經 皆欲求福免災 往往口與心違 徒誦何補 是求其外 而不求其內也 若使念經有益 道士盡成仙 和尚盡成佛矣 予有三部經 只六箇字 經文雖簡 而切德甚[1]大 但要至心奉行 或人來問 余曰 一字經 忍字是也 二字經 方便是也 三字經 依本分是也 這三部經 不在大藏 只在靈臺方寸中 人人皆有 不問賢愚 不問識字不識字 皆可誦 若人能志心受持 病亦不生 災亦無有 自然獲福 若不在其身 必在子孫矣

■ 주 ─────
1. 활인심법에는 僅으로 표기 되어 있음.

화기환이란 참을 '忍' 자이다. 인(忍)은 마음[心] 위에 칼[刀]이 놓였으니 군자는 관용으로서 덕(德)을 이루고, 천(川) 아래 화(火)가 있는 것이 '재(災)'니 소인은 분함을 참지 못하여 자신을 망친다.
　어른이나 아이 할 것 없이 일체의 악기(惡氣)나 기창(氣脹)을 치료한다. 목이 막히고, 가슴이 답답한 데, 헛배가 부르고, 전신이 뒤틀려 마비가 오고, 괴로워 입술을 깨물고, 이를 갈며 눈을 부릅뜨고 주먹을 쥐고, 얼굴이 붉어져 귀까지 빨개지고, 온 몸이 불같이 달아오르는 것은 의원들도 이를 고치지 못하는데 그럴 때마다 이 화기환을 한 알씩 먹이되 말이 필요 없고 입을 꼭 다물고 침으로 녹여 천천히 씹어 삼키게 한다.

태백진인(太白眞人)이 말하길 "세상 사람들이 경(經)을 외우는 것은 모두 복(福)을 구하고 재앙을 막으려 하는 것이나 입으로만 외우고 마음이 정성스럽지 않으니 무슨 소용이 있겠는가. 이것은 껍질만 구하고 속은 얻지 못하는 것이니 별 도움이 안 되는 것이다. 만약 경(經)을 정성껏 외우면 도사(道士)는 신선(神仙)이 될 것이고 화상(和尙)은 모두 부처가 될 수 있을 것이다. 나에게 3가지 경이 있으니 모두 6자에 불과하나 공덕(功德)은 대단히 크다. 다만 지극한 마음으로 정성껏 받들어야 한다. 어떤 사람이 내게 묻기에 답하기를 일자경(一字經)은 인(忍)이요, 이자경(二字經)은 방편(方便)이요, 삼자경(三字經)은 의본분(依本分)이니 이 삼부경은 대장경에 있는 것이 아니고 사람마다 그 마음속에 다 가지고 있으며 어진 사람이나 어리석은 사람이나 글을 아는 사람이나 글을 모르는 사람이나 모두 다 외울 수 있으며 마음에만 잘 간직하면 병도 걸리지 않고 재앙도 막을 수 있으니 자연히 복을 받을 것이요, 만약 그 복을 자신이 받지 못하면 반드시 자손이라도 받을 것이다.

탕(湯)과 함께 한의학에서 많이 쓰는 약의 제형(劑型)으로 환(丸)을 꼽을 수 있는데 일반적으로 약재(藥材)를 곱게 갈아 물이나 꿀, 또는 밀가루 풀로 개어 환을 빚는 것으로, 장기간 복용하는 만성질환의 치료에 활용되고 있다. 일반적으로 약재 가운데 약효가 극렬한 경우는 함부로 많이 사용하기 어렵기 때문에 환으로 만들어 소량씩 투여하며, 독성(毒性)이 강한 약을 탕(湯)이나 산(散)으로 활용하기 어려운 경우 환으로 만들어 쓴다. 환의 운용방법을 소개하면 다음과 같다.

① 육미지황환(六味地黃丸), 신기환(腎氣丸)의 경우, 허약한 체질을 개선할 목적으로 장기간 복용한다.

② 어혈(瘀血), 징가(癥瘕), 적수(積水) 등에 의해 발생되는 질환으로 탕(湯)으로 해결하기 곤란한 경우, 저당환(抵當丸), 주차환(舟車丸) 등이 해당된다.

③ 독성이 있는 약물로 달이기 힘들 때에는 환으로 만들어 복용한다. 비급환(備急丸) 등의 약물이 있다.

④ 웅담(熊膽), 사향(麝香) 등과 같이 다려 먹기 힘들 때 환으로 만들어 사용한다. 중풍이나 졸도 등에 사용하는 우황청심원(牛黃淸心元), 지보단(至寶丹), 소합향환(蘇合香丸) 등이 여기에 속한다.

환의 크기는 다양하지만 일반적으로 많이 사용하는 것은 오동나무 열매 크기 만한 오자대(梧子大)와 녹두알 크기 만한 녹두대(綠豆大)가 사용되고 있다. 병의 경중(輕重)과 약의 양(量)에 따라 선택하여 사용하면 된다.

활인심방의 화기환은 본인이 처해 있는 상황에 따라 적절하게 응용할 수 있고 경우에 따라 남을 위해서도 사용될 수 있는데 필요에 따라 수시로 응용할 수 있어 마음이 흔들릴 때마다 복용하는 묘약(妙藥)이라 할 수 있다.

화기환의 내용 중에 태백진인이 소개하는 3가지 경(經)이 있다. 경이라 하면 일반적으로 성인(聖人)이 지은 책으로 알고 있는데 여기서는 불경에 나오는 구절을 뜻한다고 할 수 있다. 대개 불교에서의 경은 반복적으로 암송하거나 수도를 할 때 사용하는 방법으로 쓰이지만 태백진인이 소개하는 경은 그 뜻을 이해하고 이를 지킴으로 모든 사람이 정신적으로 한 단계씩 높아질 수 있음을 강조하고 있다고 하겠다.

그 첫째가 참을 인(忍)이다. 이는 참고 견디는 인내의 뜻이 함축되어 있는 말로 단순히 참는 것을 뛰어 넘어 본인에게 고통을 주는 가해자를 용서한다는 뜻도 포함하고 있다. 옛말에 "忍事敵災星"이란 말이 있다. 이는 인내는 어떠한 재난도 물리침을 뜻하는 말이다. 또한 불교에서 석가여래가 불과(佛果)를 얻기 위해 보살도를 닦을 때 인욕선인(忍辱仙人)이 되어 인욕의 수행을 하였다고 한 것처럼 수행의 방법으로 사용하였고, "忍之一字衆妙之門"이라 하여 참는다는 한 말을 지키는 일이 모든 일을 성취하는데 가장 소중하다고 한 것처럼 인은 사람으로서 갖추어야 할 가장 어려운 도(道)라 할 수 있다.

두 번째는 방편(方便)이다. 방편은 필요한 방법을 적절하게 사용하는 것을 뜻하는데 이는 주위환경에 대한 처세술로 풀이할 수 있지만 그렇다고 이기주의(利己主義)를 뜻하는 것은 아니다. 앞서 중화탕에서도 행방편(行方便)이라 하여 필요한 방법을 잘 선택하여 행하라고 한 것을 상기하면 방편에 대한 중요성을 알게 된다. 모든 일에 참을 수 있는 마음자세를 갖고 마음으로부터 우러나오는 행동을 적절하게 하여야 한다는 뜻이라 하겠다.

셋째는 의본분(依本分)이다. 본분을 지킨다는 것은 정말로 어려운 행동철학이다. 본분(本分)의 의미는 행동으로 드러나는 마음의 상태라고도 할 수 있다. 이것은 약(藥)의 성격과도 유사하여 본분에 못 미치면 본인에게 피해를 주고, 본분에 넘치면 남에게 피해를 주기 때문이다. 이와 같은 의미로 '분수'라는 말이 있다. "분수를 지켜라"고 하는 말속에는 하지 말라고 하는 의미보다는 적절하게 유지하여 처신하라는 의미가 더 강하다. 분수 있는 행동은 바로 방편을 잘 세우는 데에서 나오고 방편은 바로 참을 인(忍)에서부터 나오는 것이다. 마음 심(心) 위에 칼을 가다듬어 자신을 제어하는 뜻도 포함되어 있는 것이다.

양생의 방법

활인심방에서는 양생지법(養生之法)이라 하였다.
건강하게 오래 사는 방법들 중
일상생활에서 실천할 수 있는 것들로
원문에서는 나누어 설명하고 있지 않지만
이해하기 쉽게 편의상 19가지의 소제목을 붙여보았다.
'비장과 음악', '술', '차와 질병', '바람(風)', '다섯 가지 맛',
'운동과 노동', '무기력', '잘 자는 법', '머리빗기와 목욕',
'여름과 더운 음식', '여름철 건강', '겨울 생리',
'기후', '환경적응법', '단전호흡', '침(타액)',
'건욕', '복부안마와 어깨운동', '색욕' 등이며
이를 구별하면 반드시 해야 할 것, 하면 득이 되는 것,
하면 손해보는 것, 해서는 안될 것 등이며
독자(讀者)의 선택에 따라 건강과 수명이 좌우될 수 있다.

1. 비장(脾臟)과 음악

脾好音樂 夜食多則脾不磨 周禮曰 樂以侑食 蓋脾好音聲
絲竹 耳纔¹聞 脾即磨矣 是以 音聲皆出於脾 而夏月夜短
晚飯少喫 尤宜忌之 恐難消化故也

■ 주 ─────
 1. 겨우 재(纔)

비장(脾臟)은 음악을 좋아하니 밤에 식사를 많이 하면 비장이 활동하지 못한다. 『주례(周禮)』에서는 "음악으로 식사를 한다"고 하였고, 비장은 음성을 좋아해 관현(管絃)의 소리를 들으면 바로 활동을 한다. 따라서 음성은 모두 비장에서 나오는데 여름철 밤이 짧을 때 저녁을 늦게 먹고 적게 씹는 것을 특히 조심하라 함은 소화하기 어려울까 해서이다.

한의학에서 비장은 오장의 하나이다. 주로 소화기계통의 기능을 담당하고 있고 생명활동에 필요한 영양물질을 주로 관리한다. 음식물을 소화시켜 영양소들을 전신에 보내기 때문에 비장을 후천(後天)의 근본 장기라고도 한다. 비장은 전신의 혈액을 총괄하고 혈액순환을 조절하며 정상적으로 운행되도록 도와준다. 흔히 임상에서 소화기능이 나쁘거나 일부 만성출혈성 질병은 대부분 비장의 기능과 관련이 있다. 비장에서 나오는 비기(脾氣)는 주로 상승하는 작용이 있어 음식물에서 추출되는 정기(精氣)와 진액(津液)을 먼저 폐(肺)로 수송하고 이후 각 장부(臟腑)로 보내어 기혈(氣血)을 만든다.

흔히 비장이 기를 돕는 작용이 있다고 하는데 이때 말하는 기는 신체 기능을 대표하는 원동력을 뜻한다. 또한 비장은 건조(乾燥)한 것을 좋아하고 습(濕)한 것을 싫어하는데 만약 비장이 허약해지면 수액대사의 기능이 상실되어 전신에 부종(浮腫)이 생기기도 한다. 비장은 신체 부위 중 사지(四肢), 근육 등과 밀접한 관련이 있는데 비장의 기능에 따라 신체적인 모습도 달라지게 된다.

비장과 음악과의 관계를 단적으로 보여주는 내용은 별로 없지만 예로부터 오음(五音)과 오장을 연관지어 설명하여 왔고 오음(五音)이 오장에 영향을 주기 때문에 적절한 음악이 비장에 좋은 영향을 줄 수 있다고 추측할 수 있겠다.

음악과 질병치료에 대한 생각은 최근 음악요법을 통해 정립되고 있는데 음악요법은 크게 음악연구요법(音樂硏究療法)과 음악감상요법(音樂感想療法)으로 나누고 각각 물리적 치료방법과 정신요법 측면으로 응용되어지고 있다.

음악에 대한 동양적 사고는 『여씨춘추(呂氏春秋)』에서 「대악(大樂)」, 「치악(侈樂)」, 「적음(適音)」, 「고악(古樂)」, 「음율(音律)」, 「제악(制樂)」, 「명리(明理)」 등에 기록되어 있는데 그 중 「대악」에서는 음악의 유래에 대해 설명하고 있고 「고악」에서는 음악이 자연의 소리에서 유래됨을 설명하고 있다. 또한 「치악」에서는 음악에도 감정이 있어 음악의 종류에 따라 다른 감정을 느낄 수 있다고 하였고 「적음」에서는 음악이 사람의 마음을 고르게 하고 편안하게 하는데 도움을 준다고 하였다. 이렇듯 음악의 기본요소를 이용해 인체의 기능을 도와주는 연구는 자연스러운 것으로 각종 문헌에서 구체적인 효능을 기술하고 있다.

뇌(腦)속 이성(理性)을 인식하는 부위의 장애로 인한 경우 음악으로 효과를 얻는데 이는 음악이 인간의 정서(情緒)에 영향을 주어 대뇌(大腦)의 시상하부(視床下部)에서 주관하고 있는 음식물 섭취에 영향을 주어 비장의 역할을 활발하게 하는 것으로 추측된다.

음악요법에 대한 임상적 연구는 동양에서보다 서양을 중심으로 발달되어 왔는데 이는 동서양의 음계 차이와 그 성질 때문인데 서양의 음악이 동양의 음악보다 동적이며 화려하고 자극적이고 폭이 넓은 음악으로 많은 특성을 도출시킬 수 있기 때문이라 생각된다. 대개 음악을 연주하는 기본 악기로 누구나 피아노를 꼽는다. 그런데 피아노의 건반을 보면 마치 동양철학에서 나온 악기처럼 느껴진다. 그 구성이 흑(黑)과 백(白)으로 구성되어 음과 양의 조화된 모습이고 그 위치는 위(上)와 아래(下)로 나누어져 있기 때문이다. 또한 검은 건반은 동양의 음계를 표현하는 것으로 오행과 일치하여 궁, 상, 각, 치, 우를, 흰 건반은 도, 레, 미, 파, 솔, 라, 시의 일곱 개로 되어 음양과 오행을 합친 숫자와 일치한다. 물론 왜 건반의 구성과 숫자가 이렇게 되었는지는 잘 알려져 있지 않다. 하지만 이러한 개념은 우리가 사용하고 있는 일상의 개념을 통해 살펴보면 쉽게 이해가 된다.

모든 물질은 그 특성을 나타내려면 반드시 음적(陰的) 요소와 양적(陽的) 요소로 나뉘어야 한다. 그래서 인간이 남자와 여자로 구분되어 후손을 번식시키며 수많은 변화를 만들어 간다. 그리고 하루를 봐도 그 시간은 24시지만 이를 나눠보면 낮 12시와 밤 12시로 구성되어 있음을 알 수 있다. 모든 개체는 하나지만 두 가지의 전혀 다른 성질을 포함하고 있음을 보여주는 좋은 예라 할 수 있다.

이외에 일주일 단위(음양오행)로 묶은 이유라든지, 그리고 그 구성 요일이 왜 월, 화, 수, 목, 금, 토, 일인지 잘 음미하면 바로 피아노의 건반 구성을 이해하게 된다. 그런데 음악을 전혀 모르는 일반인도 검은 건반을 눌러 이때 나오는 소리를 듣게 되면 음침하고 소리가 밖에서 안으로 수렴되는 것을 느낀다. 이와 반대로 흰 건반을 누를 경우 밝은 소리가 안에서 밖으로 나가는 듯한 느낌을 받게 된다. 이러한 현상은 바로 음양으로 구성되어 있는 한 예에 불과한 것으로 결국 음악요법도 이 대 원칙에서 벗어나지 못하게 된다.

음악을 음양과 오행의 반복적 흐름으로 생각할 수 있는데 그 기본은 서양에서 말하는 리듬이라 할 수 있다. 리듬은 소리의 선택적인 변화인데 역시 음색과 관계가 있다. 또한 하모니는 이차적인 요소로 나타난다. 인간은 리듬, 멜로디, 음색, 하모니를 다양하게 결합시켜 여러 형태의 음악으로 표현하였다. 민요든 교향곡이든 모든 음악은 항상 이 네 가지를 사용하여 외부와 인간 내부의 심리상태를 역동적으로 표현한다. 사실 우리가 말하는 음성에도 억양이 있고 감정이 수반된다. 일정한 지방의 독특한 사투리의 억양이 그 지방의 특성을 말해 주고 있고, 어린 시절에 들었던 어머니의 목소리가 때때로 포근함을 준다. 이런 현상은 인간 스스로 음악적 치료기능을 가지고 있음을 시사한다. 음악적 치료기능을 특수한 대상과 증상에 따라 효과적으로 적용한 것이 음악요법이며 정신적 고통이나 신체적 증상에 도움을 주기 위해 음악을 활용하는 방법이다. 혹

대부분 정신적인 증상에 활용되어 정신요법의 범주에 속하기도 하나 정신질환만을 목표로 하는 것이 아니고 예방이나 정서적인 함양을 기대할 수 있어 독립된 한 분야로 발전하는 추세이다.

음악요법은 음악을 통해 환자가 가지고 있는 능력을 최대한으로 이끌어낼 수 있고, 연주와 감상으로 커다란 자기 만족과 행복을 맛볼 수 있으며 남과 함께 음악을 즐김으로서 대인관계를 좋게 할 수 있는 장점이 있다.

음악이 치료의 수단이 되는 주된 이유는 음악의 생리적, 심리적인 역할 때문이다. 음악이 귀와 청각신경을 통해 뇌의 기저(基底)에 전달되어 감정을 유발하고 자율신경계에 영향을 주어 신체 여러 기관의 기능에 영향을 준다. 또 다른 이유는 대뇌피질을 통해 먼저 감정의 변화가 생기고 이것이 신체기능의 기초가 된다는 점이다. 대화를 통한 정신요법이 대뇌피질의 언어 이해가 선행되고 이후 이를 토대로 감정적인 반응을 가져오게 하는 것과는 달리 음악은 음악에 대한 감정적 반응만으로 가능하므로 언어를 해독하지 못하는 정신박약자나 말을 하지 않는 자폐증(自閉症), 말하기를 거부하는 함구증(緘口症)에도 효과가 있다.

음악은 무한정으로 여러 종류의 감정을 전달해 무의식적인 사고(思考)와 감정을 유도한다. 음악으로 인한 즐거움은 어린아이의 신체적 쾌감과 비슷하고 의식과 무의식적 공상과 기억을 활성화시킨다. 그리고 그 원리는 외부진동에 의한 인체의 반응으로 요약된다. 결국 음악요법은 몸과 마음을 동시에 자극하는 물리적인 치료방법이고 활인심방에서는 오장가운데 특별히 비장과 관련지어 설명하고 있다. 앞에 소개한 일반적인 음악요법의 내용으로는 유독 비장만이 음악을 좋아하는 이유를 설명하기엔 충분하지 않다. 그러나 비장은 사고(思考)를 주관하는 장기이고 지나친 생각과 스트레스는 소화력을 저하시키는데 음악을 통해 비장의 기능을 강화하는 것은 현명한 생각이 아닌가 싶다.

2. 술

酒雖可以陶情性通血脈 自然招風 敗腎爛腸腐胁 莫過於此 飽食之後 尤宜忌之 飲酒不宜麤及速 恐傷破肺 肺爲五臟之華蓋 尤不可傷
當酒未醒大渴之際 不可喫水及啜茶 多被酒引入腎臟 爲停毒之水 遂令腰脚重墜 膀胱冷痛 兼水腫消渴攣躄之疾

■ 주 ─────
1. 활인심법에는 계(戒)로 되어 있다.
2. 거칠 추(麤)

술은 비록 성정(性情)을 즐겁게 하고 혈맥(血脈)을 통하게 하는 것이나 지나치면 몸에 풍(風)을 일으키고 신장(腎臟)을 상하게 하고 장(腸)의 기능을 나쁘게 한다. 특히 포식한 뒤에는 더욱 금해야 한다. 또 급하게 많이 먹으면 폐(肺)를 해칠 우려가 있다. 폐는 오장의 정화(精華)이니 상해서는 안 된다.

술에 취해 깨지 않는 상태에서 갈증이 난다고 물이나 차(茶)를 많이 마시면 술을 신장으로 끌어들이는 결과가 되어 허리가 아프고 다리가 무거워지며 방광(膀胱)을 상하여 다리가 붓고 팔다리가 굽는 병이 생긴다.

술은 희랍 신화에 나오는 '야누스'처럼 두 가지의 얼굴을 가지고 있다. 적당히 마시기만 하면 보약이 필요 없지만 일단 도가 지나치면 건강을 해치게 된다. 대부분 불규칙적인 폭음(暴飮)이 의학적으로 문제가 된다.

한 통계에 의하면 술을 지나치게 많이 마시는 사람은 단명하고, 과음을 자주 하는 사람은 일반인 보다 사망률이 두배 반이 높다고 하였다. 미국 마운트사이나대학의 라빈박사는 술은 인체의 간(肝), 심(心), 뇌(腦) 세 기관에 영향을 준다고 하였다. 간의 경우 술은 간경변을 촉진시킨다. 그 첫 단계가 간에 중성지방(中性脂肪)이 축적되는 지방간이다. 간은 술을 산화(酸化)시키는 역할을 하고 있어 간에 지방이 모이게 된다. 그래서 혈액 중 콜레스테롤, 중성지방이 많아진다. 지방간으로 사망하는 것이 아니라 이 토대 위에 간염이나 간경변으로 사망한다.

심장의 경우 혈액 중 콜레스테롤이나 중성지방의 증가는 심혈관계 질환의 주요 원인이 되는데 혈관 벽에 지방질이 축적되어 혈관의 수축력을 감소시켜 이로 인해 심장이나 모세혈관에 부담을 주게 된다. 특히 많은 양의 산소나 영양물질을 필요로 하는 뇌(腦)의 순환장애는 기억력감퇴나 뇌 세포의 노화를 촉진해 이차적인 신체장애를 초래하기도 한다.

술에 약한 사람은 자율신경이 알코올에 민감하다. 반면 술에 강한 사람은 간과 신경계가 알코올에 강한 것으로 알려져 있다. 어느 것이 좋고 어느 것이 나쁘다고 할 수 없다. 체질적인 요인이 작용하기 때문이다. 여하튼 우리 몸에 흡수된 알코올은 적당량인 경우 피로를 회복시키고 스트레스를 해소시키며 소화를 촉진시켜 식욕을 증진시키지만 지나친 과음은 건강을 해쳐 단명(短命)을 재촉한다고 생각한다.

건강을 해치지 않는 음주 방법은 체력이 허락하는 범위에서 절도 있게 술을 즐기며 서서히 마시는 방법이 좋다. 또 알코올 수치가 지나치게 높은 술을 삼가고 간과 위장의 점막을 보호하고 배설도 잘 되게 국물이 있는 안주와 고기안주를 곁들여야 한다. 물론 술은 포도주를 제외하고는 거의가 산성이므로 과일과 채소 등 비타민 C와 B류가 많이 포함된 알칼리성 안주를 먹으면 숙취(宿醉)를 줄일 수 있다. 특히 과일에 함유된 과당(果糖)은 알코올의 농도를 떨어뜨려 간의 부담을 덜 수 있다.

술을 좋아하는 입장에선 숙취제거가 관심사다. 그래서 시중에는 엄청나게 많은 숙취제거 음료나 약물이 있다. 그러나 아직은 뚜렷한 효과를 기대하기 어렵다. 일반적으로 숙취(宿醉)는 술 중의 알코올과 그 대사산물인 알데하이드가 체내에 남아 불쾌한 증상을 만든다. 따라서 이러한 독소물질을 속히 체외로 배설하는 것이 가장 선결문제가 된다. 수분섭취는 숙취제거의 기본이다. 수분섭취는 생수가 가장 좋으나 경우에 따라서 보리차, 과즙 등도 좋다. 그러나 한꺼번에 많은 양을 섭취할 경우 콩팥과 심장에 영향을 주어 배설기능 장애를 초래하기 때문에 시간을 두고 천천히 자주 많은 양의 물을 마시도록 하여야 한다. 일본의 서승조(西勝造)는 술의 종류에 따른 생수의 양을 정하고 있는데 일본 청주의 경우에는 마신 술의 3배의 생수를, 맥주라면 2배, 위스키나 소주라면 30배의 생수를 음주 후 20시간 내로 마시면 큰 해가 없다고 하였다.

쉽게 구할 수 있는 약재나 식품으로 숙취를 해결할 수 있는데 그 효능이 인정되고 많이 활용되는 것으로는 인삼(人蔘) 달인 물, 벌꿀, 곶

감, 대추를 곁들인 수정과, 복지리, 과일즙 등이다. 하지만 예로부터 약효가 인정되어 꾸준히 이용된 것으로는 칡이 있다. 칡은 한의학 약명(藥名)이 갈근(葛根)인데 수분대사와 관련되어 땀을 내게 하거나 소변을 잘 보게 하며 진액(津液)을 만들어 갈증을 해소시킨다. 때문에 술로 인해 발생되는 모든 질병의 치료처방에 중요한 약제로 사용되고 있다.

이상의 내용으로 볼 때 술은 절제와 도(道)가 필요한 기호식품이며 먹는 사람과 방법에 따라 다양한 결과를 초래하게 된다. 다음의 표현들은 술 먹는 사람을 구분한 내용이다. 그냥 웃고 넘기기에는 그 의미하는 바가 크다.

▫ 불주(不酒) : 술을 못 마시지는 않으나 안 마시는 사람
▫ 사주(思酒) : 술만 생각하면 겁을 내는 사람
▫ 민주(憫酒) : 취하는 것을 부끄럽고 민망하게 여기는 사람
▫ 은주(隱酒) : 혼자 숨어서 마시는 사람
▫ 상주(商酒) : 이(利)를 따져서 얻는 것이 있어야 마시는 사람
▫ 색주(色酒) : 성생활을 위하여 마시는 사람
▫ 수주(睡酒) : 잠이 안 와서 마시는 사람
▫ 반주(飯酒) : 밥맛을 돕기 위해서 마시는 사람

▫ 폭주(暴酒) ; 주광(酒狂) : 천지를 분간할 줄 모르는 사람(無級)
▫ 학주(學酒) ; 주졸(酒卒) : 술의 진미를 배우려는 사람(初級)
▫ 기주(嗜酒) ; 주도(酒徒) : 술의 진미에 반한 사람(1단)
▫ 오주(悟酒) ; 주객(酒客) : 술의 진미를 체득한 사람(2단)

▫ 각주(覺酒) ; 주사(酒士) : 술의 생활화를 이해하는 사람(3단)

▫ 장주(長酒) ; 주걸(酒傑) : 한 말 술을 마다하지 않고 인생을 즐기는 사람(4단)

▫ 낙주(樂酒) ; 주호(酒豪) : 술과 더불어 유유자적하는 사람(5단)

▫ 희주(喜酒) ; 주백(酒佰) : 술과 문학을 융합할 줄 아는 사람(6단)

▫ 관주(觀酒) ; 주현(酒賢) : 술을 보고 즐거워하면서 안 마셔도 진미를 아는 사람(7단)

▫ 석주(惜酒) ; 주성(酒聖) : 술을 아끼고 인간을 아낄 줄 아는 사람(8단)

▫ 애주(愛酒) ; 주선(酒仙) : 주도의 최고 경지에서 자유자재로 술을 즐길 수 있는 사람(9단)

▫ 연주(戀酒) ; 주신(酒神) : 이 세상에 술이 없어도 살 수 있는 사람(명인)

3. 차(茶)를 바르게 마시는 법

大抵茶之爲物 四時皆不可多喫 令人下焦虛冷 惟¹ 飽食後
喫一兩盞不妨 蓋能消食故也 飢則尤宜忌之

■ 주 ─────
1. 활인심법에는 오직 유(唯)로 되어있음

대저 차(茶)라는 것은 언제나 많이 먹어서는 안 되니 사람으로 하여금 하초(下焦)를 허약하게 만들고 차게 만든다. 오직 밥을 많이 먹은 후에 한 두 잔 마시는 것은 무방하니 이는 능히 차가 소화시키는 작용이 있는 까닭이다. 공복에는 마땅히 차를 금해야만 한다.

원래 차는 중국에서 시작한 것으로 중국의 전설에 의하면 기원전 2700년경에 어느 현인(賢人)이 차나무 가지를 꺾어서 불을 피워 물을 끓였는데 때마침 차 잎이 그 물에 빠져 이 물을 마셔보고 기분이 좋아져 세상에 전해졌다 한다. 그리고 차를 전파한 사람은 승려인데 수련 중 졸게 되면 차를 마셔 잠을 쫓는 방법으로 활용하였다. 물론 이런 효과는 차 속에 함유된 카페인 때문인데 선인들은 이미 경험으로 알고 있었던 것이다.

차 잎은 생(生)이면 75%가 수분이고 25%는 고형물질로 구성되어 있는데 고형물질을 분석해보면 퓨린 염기, 탄닌류, 단백질과 질소 화합물(아미노산 등), 탄화수소, 각종 식물성 색소(엽록소, 안트키안 등), 방향유(芳香油), 납질(蠟質), 수지류, 효소, 비타민, 무기질로 나누어진다. 차 잎이 다른 식물의 잎과 다른 것은 커피 등 몇몇 식물에만 있는 카페인을 함유하고 있고 미네랄 중 망간이 많다는 점이다.

일반적으로 카페인이 많이 포함되어 있는 차가 좋은 차에 속한다. 카페인이 발견된 것은 1820년 커피에서인데 차에도 있다는 것은 7년 후인 1827년이다. 카페인은 보통 차 잎이 싹트면서 생기기 시작하는데 처음으로 따는 잎과 그 다음에 따는 잎에 가장 많이 함유되어 있다. 반면 싹이 늦게 트는 잎은 카페인의 양도 감소한다. 카페인의 생성은 직사광선이 필요치 않으며 오히려 덮개를 만들어 차광(遮光)하면 카페인이 많이 함유된다고 알려져 있다.

차 성분 중 하나인 테오피린은 대뇌를 흥분시키는 카페인과는 달리 강심(强心), 이뇨(利尿)작용이 있고, 소량인 테오프로민은 카페인과 테오피린의 중간적인 역할을 한다.

차의 색깔과 맛은 차에 들어 있는 탄닌에 의해 좌우되는데 탄닌은 단일 물질이 아니며 몇 가지 물질로 구성되었으며 산화되기 쉽고 흡수성이 강한 성질을 지니고 있다. 일반적으로 고급 차에 많이 있고 산화로 인해 초탕보다는 재탕, 재탕보다는 3탕일때 쓴맛이 더 강해진다. 또한 차 속의 아미노산도 차의 맛을 결정하는데 끓인 물로 달여야 나오게 된다. 이는 아미노산이 수용성(水溶性)으로 조미료의 원료가 되기 때문이다.

차의 품종을 정하는 것으로 엽록소가 중요한데 잎이 초록인 것은 바로 엽록소 때문이다. 색소로는 이밖에도 카로틴, 키산트필, 프라본

류, 안트키안 등이 있으나 이중 엽록소가 중요하다. 일반적으로 고급 차는 덮개를 씌워 햇빛을 받지 않도록 하여 재배하는데 이는 엽록소를 증가시켜 차 잎의 색을 좋게 만들기 위해서다. 차의 색은 안트키안으로 결정되며 주홍, 보라, 청색 등이 있고 향은 청엽 알코올 때문인데 열을 다시 가할 때는 대부분 날아가 버리기 때문에 향기의 보존을 위해 냉장고에 보관하는데 보통 5℃ 정도가 가장 좋다.

차에는 비타민 C도 풍부하다. 재미있는 것은 오래되면 오래될수록 비타민 C의 양이 감소된다는 점이다. 차에 있는 각종 무기질은 우리의 몸을 약알칼리로 유지하는 효과가 있다. 일반적으로 차 잎을 태우면 재 속에 5~6%의 무기성분이 남게 된다. 이중 50%는 칼리이고 15%가 인산, 나머지는 석회, 마그네슘, 철, 망간, 중조, 규산, 유황, 염소, 요오드 등이다. 이중에 망간과 요오드가 비교적 많이 함유되어 있다.

대개 인체의 혈액은 건강할 때 약알칼리라고 한다. 때문에 식후 차를 마시는 것은 고기나 주류(酒類) 섭취로 인해 산성이 되기 쉬운 혈액을 약알칼리를 유지하게 만들 수 있어 건강을 유지하게 하는 예방 음료로써 활용할 수 있다.

활인심방의 차 음용(飮用)은 체액이나 혈액의 산성화를 방지하는 일종의 정화제로 응용하고 있음을 알 수 있다. 반면 많은 양의 차를 마시거나 속이 비어 있을 때 마시는 것은 체질을 허약하게 만들고 무리하게 배설기능을 촉진시키기 때문에 하초(下焦)에 해당되는 배설기관에 무리를 주게 된다. 활인심방에서 하초(下焦)가 허약해지고 차게 된다고 표현한 것도 같은 이치이다.

하지만 지금은 옛날과 다르고 특히 음식의 경우 과다한 섭취로 비만인구가 늘어나 차의 상용은 필수적이라 할 수 있다. 또한 육체적인 노동보다 정신적 긴장과 업무들이 몸을 점점 산성체질로 만들어 고혈압, 당뇨, 암 등을 유발시키고 있고 연령층도 낮아지고 있는 실정이다. 평소 본인에게 맞는(맛, 냄새, 적응력) 차를 선택하여 적당히 응용한다면 건강유지에 도움이 되리라 생각된다.

4. 바람(風)

凡坐臥處 始覺有風 宜速避之 不可強忍 且年老之¹人 體
竭內踈 風邪易入 始初不覺 久乃損人 故雖暑中 不可當
風取凉 醉後操扇 昔有人學得壽之道於彭祖 而苦患頭痛
彭祖視其寢處 有穴當其²腦戶³ 遽令塞之 後遂無患

■ 주 ─────
1. 구선활인심법에는 없으며 퇴계 선생께서 문맥의 이해를 돕기 위해 삽입한 것 같음.
2. 퇴계 선생이 새로이 삽입하였음.
3. 활인심법에는 후(後)로 되어 있음.

무릇 앉거나 누운 곳에 바람이 있음을 알게 되면 피해야 하고 억지로 참고 있어서는 안 된다. 또한 나이 많은 노인들은 몸이 약하고 속이 허(虛)해서 풍사(風邪)가 들기 쉬우며 처음에는 못 느끼나 몸을 해치게 되니 덥다하여 바람으로 몸을 식히거나 술에 취했을 때 부채질하는 것은 좋지 않다.

옛날에 팽조(彭祖)에게 오래 사는 건강법을 배우던 사람이 두통으로 고생하는지라 팽조가 그의 침실을 살펴보니 머리 두는 곳에 구멍이 있어 바람이 통하는 지라 그 구멍을 막게 하니 두통이 없어졌다.

활인심방에서 언급하고 있는 풍(風)은 주로 외인(外因)적인 풍을 말한다. 즉 대기의 여섯 가지 기운 풍(風), 한(寒), 서(暑), 습(濕), 조(燥), 화(火) 중 하나로 육기(六氣)는 모든 만물을 정상적으로 성장 발육시키지만 정상적인 상태를 벗어나 생명체에게 나쁜 요인으로 작용하면 육음(六淫)이 되어 생명체에게 치명적인 영향을 주게 된다. 특히 풍이 무서운 것은 뇌혈관장애로 발생하는 중풍인데 말 그대로 바람에 적중되어 쓰러진 상태를 표현하고 있고 예나 지금이나 두려움이 되는 질환 중 하나이다.

풍은 항상 다른 병사(病邪)와 함께 병을 일으킨다. 예를 들면 풍한(風寒)[1], 풍열(風熱)[2], 풍습(風濕)[3], 풍조(風燥)[4] 등이다. 풍은 그 성질상 양(陽)에 속하여 대개 증세가 돌아다니고 다양하다. 『황제내경』「풍론(風論)」에는 풍에 대해 "풍은 잘 돌아다니고 변화가 많으며 만약 땀구멍이 열리면 찬 기운이 들어가고 닫히게 되면 안으로 열(熱)이 발생되어 답답해진다. 이때 찬 기운이 들어가면 그 증상으로 식욕이 감퇴하고 열이 발생하면 살이 빠진다"라고 설명하고 있다.

또한 풍은 모든 병의 근본이라고 하는데 이는 풍사가 여러 가지 질병을 일으키는 중요한 요소임을 나타내는 말로서 이는 외풍(外風), 내풍(內風) 모두 말한다. 간혹 풍을 풍이 갖고 있는 증상으로 말하기도 한다. 어지럽거나, 손발이 떨리거나, 목이 뻣뻣하고 감각이 둔한 증상이 해당된다. 그런데 목이 뻣뻣하거나 어지러움은 외풍에 속하지 않는다. 『황제내경』「지진요대론(至眞要大論)」에서는 갑자기 뻣뻣해지는 것은 모두 풍에 속한다 하였다. 이것은 바깥에 있는 풍사가 침범한 것이 아니고 몸 안의 화열(火熱)[5]이 극심하여 변화된 것으로 내풍이라고 하였다.

풍이 안에서 생겼든 밖에서 들어왔든 일단 몸 안에 있게 되면 그 자체가 다른 질환을 발생시키는 요소가 되기 때문에 무서운 것이다. 그래서 임상적으로 바람 풍(風)이 붙는 질병은 잘 낫지 않는다. 뇌혈관 질환인 졸중풍(卒中風), 류중풍(類中風), 천행중풍(天行中風) 등이 있고, 관절질환인 통풍(痛風), 역절풍(歷節風), 파상풍(破傷風), 학슬풍(鶴膝風) 등과 부인들의 산후풍(産後風), 소아의 경풍(驚風), 마비풍(馬脾風: 디프테리아) 등이 있다.

풍전등화(風前燈火)란 말은 바람 앞의 등불이니 언제 꺼질지 모르는 위급한 상황을 표현한 것으로 의학적으로 해석하면 임종을 앞둔 급박한 상황을 가리킨다. 또 풍성학려(風聲鶴唳)란 말도 있는데 바람소리와 학의 울음소리란 뜻으로 아무 것도 아닌 소리에 공연히 놀라 겁을 먹는다는 말로 인체에 비유하자면 몸이 허약한 경우 풍은 바로 생명을 위협하는 인자로 작용하게 된다.

---

1) 풍한(風寒) : 풍과 한이 서로 결합한 병사를 가리킨다. 임상에서는 오한이 심하고 발열이 함께 하며 머리가 아프고 온몸이 쑤시며 코가 막히고 콧물이 나며 설태가 얇고 희며 맥박이 부(浮)하고 긴(緊)한 것 등이 나타난다.
2) 풍열(風熱) : 풍사에 열이 섞인 것을 가리킨다. 임상에서는 열이 심하고 오한이 함께 있고 갈증이 나고 혀의 변두리와 끝이 붉고 설태가 약간 누르스름하며 맥박이 부(浮)하고 빠르고(數) 입안과 혀가 건조하여지고 눈이 붉고 목안이 아프며 코피가 나는 것 등이 나타난다.
3) 풍습(風濕) : 풍과 습이 서로 결합된 병사를 가리킨다. 또한 풍습으로 인한 병을 풍습증(風濕症)이라고 한다.
4) 풍조(風燥) : 풍과 조의 사기(邪氣)가 결합한 형태를 지칭하는데 임상에서는 머리가 아프고 열이 나며 오한이 나고 땀이 나지 않으며 코가 막히고 입술이 마르며 목안이 마르고 마른 기침이 나며 가슴이 그득하고 옆구리가 아프며 피부가 말라 거칠고 설태가 희고 얇으며 마르고 맥박이 부(浮)하고 삽(澁)한 것 등이 나타난다.
5) 화열(火熱) : 화와 열이 합친 형태인데 화나 열의 증상이 더욱 심하게 나타난다.

5. 다섯 가지 맛[五味]

五味稍薄 令人爽神 稍多 隨其臟腑 各有損傷 故酸多傷脾 辛多傷肝 鹹多傷心 苦多傷肺 甘多傷腎 此乃五行自然之理 初傷不覺 久乃成患不淺

○

음식을 만들 때 오미(五味)를 적게 쓰면 정신이 상쾌해지고 많이 쓰면 각 장부에 해가 있으니 신맛이 지나치면 비장(脾臟)이 상하고, 매운맛이 지나치면 간장(肝臟)을 상하게 되며, 짠맛이 지나치면 심장(心臟)을 상하게 되고, 쓴맛이 지나치면 폐장(肺臟)을 상하게 되며, 단 맛이 지나치면 신장(腎臟)을 상하게 된다. 이는 오행의 자연이치에 부합되는 것이다. 처음 맛에 상(傷)해 잘못 느껴 오래되면 적지 않은 병이 된다.

음식의 맛이 물론 다섯 가지로 한정될 수는 없다. 그러나 일반적으로 다섯 가지의 맛으로 표현하게 된다. 한의학에서는 이미 오래 전부터 다섯 가지 맛의 독특한 성질과 오장의 관계를 이해하고 있다.

오미(五味)는 매운맛[辛], 단맛[甘], 신맛[酸], 쓴맛[苦], 짠맛[鹹]을 말하는데 매운맛은 발산(發散)하고 기를 잘 소통시키는 작용을 한다. 약물로는 형개(荊芥), 사인(砂仁), 천궁(川芎) 등이 있다. 단맛은 보(補)하고 완화작용이 있다. 약물로는 황기(黃耆)가 대표적인데 기를 보하는 중요한 약재가 된다. 잘 알려진 감초(甘草)는 모든 약재를 부드럽게 한다.

신맛은 수렴한다. 약물로는 산수유(山茱萸)가 대표적인데 허(虛)해 땀이 나는 경우에 사용하고 금앵자(金櫻子)는 유정(遺精)을 멎게 하고 오배자(五倍子)는 대장(大腸)을 고삽(固澁)시켜 오랜 설사를 멎게 한다. 쓴맛은 기를 사하(瀉下)시키고 조(燥)하게 한다. 예를 들면 황련(黃連)은 화(火)를 사하고, 대황(大黃)은 대변을 잘 보게 하여 장이 잘 통하게 한다. 반면 창출(蒼朮)은 습(濕)을 건조(乾燥)시킨다.

짠맛의 경우 단단한 것을 연하게 하고 대변을 부드럽게 내보낸다. 흔한 해조류(海藻類), 모려(牡蠣) 등은 나력(瘰癧)을 치료하고 망초(芒硝)는 단단해진 대변을 잘 내보낸다.

최근에 와서 오미에 대한 이해는 약물 맛뿐만 아니라 포함되어 있는 화학적 성분을 생각하게 되었는데 매운맛은 휘발성 성분이, 신맛은 유기산이, 단맛은 당류가, 쓴맛은 생물 알칼리, 배당체 등이 포함되어 있다.

오미는 각각 오장과 밀접한 관련이 있는데 신맛은 간장에, 쓴맛은 심장에, 단맛은 비장에, 매운맛은 폐장에, 그리고 짠맛은 신장과 밀접하다. 때문에 부족하거나 넘치게 섭취할 경우 관련 장기(臟器)가 영향을 받게 되어 각종 증상이 나타나게 되고 심하면 고질적인 질병이 된다.

활인심방에서 제시하고 있는 오미의 해(害)는 한의학의 상극(相克) 이론을 알아야 한다.

상극은 오행(五行)의 개념에서 출발된 법칙으로 견제의 의미가 있다. 다시 말하면 제약(制約), 저지(沮止)의 의미가 있다. 상극의 순서는

木은 土를 극하고, 土는 水를 극하고, 水는 火를 극하고, 火는 金을 극하고, 金은 木을 극하는 것으로 되어 있다. 이를 자연 현상으로 설명하면 나무로 만든 도구는 흙을 경작하고, 물이 있는 곳은 흙으로 덮여 물을 없앨 수 있고, 물로는 불을 제압할 수 있고, 금속을 녹일 수 있는 것은 오로지 불이며, 금속으로 만든 각종 기구는 나무를 자를 수 있다는 사실이다.

오미를 이런 이론에 대입 해보면 본문의 내용처럼 신맛(木)은 비장(土)을 상하고, 매운맛(金)은 간장(木)을 상하고, 짠맛(水)은 심장(火)을 상하고, 쓴맛(火)은 폐장(金)을 상하고, 단맛(土)은 신장(水)을 상한다는 결론이 된다. 이를 현대 의학의 관점으로 알기 쉽게 설명해보면 신맛의 경우 지나치면 위액분비가 과다해 소화기능을 촉진시켜 소화기계에 영향을 주어 위궤양이나 십이지장궤양을 초래하기 쉽다. 또한 매운맛은 대부분 간이나 담의 효소분비를 촉진하여 간, 담의 기능에 영향을 주게 되며, 짠맛은 이미 의학적으로 심장의 기능에 영향을 주고 있음이 밝혀졌고, 쓴맛인 경우에는 아직 뚜렷한 근거가 없지만 단맛의 경우 과다하면 당뇨병이 걸리기 쉬운데 당뇨병의 원인이 콩팥(신)에 기인되는 경우가 많음은 고려할 만하다.

음식의 맛에 대해 『음선정요(飮膳正要)』는 오미의 편향과 이로 인한 질병에 대해 자세하게 설명하고 있는데 표현이 낯설지만 원리나 개념적인 면에는 도움이 된다.

시큼한 맛의 성질은 떫으므로 지나치게 많이 먹으면 방광(膀胱)이 막혀 소변이 통하지 않게 된다.

쓴맛의 성질은 건조하므로 지나치게 많이 먹으면 삼초(三焦)가 막혀 구역질이 난다.

매운맛의 성질은 훈증(薰蒸)이다. 지나치게 많이 먹으면 위로 폐로 들어가 기혈(氣血)순환장애로 심장이 허약해진다.

짠맛의 성질은 용설(湧泄)이다. 지나치게 많이 먹으면 맥(脈) 밖으로 흘러 위(胃)의 기능이 저하되고 목이 건조해진다.

단맛의 성질은 약열(弱劣)이다. 지나치게 많이 먹으면 위가 유연하고 회충이 올라와 뱃속이 꽉 차고 가슴이 답답해진다.

신 것을 너무 많이 먹으면 간기(肝氣)가 넘치고 비기(脾氣)는 끊어지는데 피부가 거칠어지고 입술이 뒤집어진다.

짠것을 너무 많이 먹으면 골기(骨氣)가 저하되고 비기(肥氣)가 꺾인다. 맥(脈)이 막히고 안색이 변하게 된다.

단것을 너무 많이 먹으면 심기(心氣)가 저하되어 숨이 차고 피부색이 검어지고 신장의 활동이 원활하지 않게 된다. 뼈가 쑤시고 머리카락이 빠진다.

쓴 것을 너무 많이 먹으면 비장, 즉 지라가 습기를 잃게 되고 위장이 두꺼워진다. 그러면 피부가 거칠어지고 털이 빠진다.

매운 것을 너무 많이 먹으면 근육이나 동맥이 축 늘어져 버리고 정신활동이 저하된다. 그러면 근육이 오그라들고 손톱이 자라지 않는다.

오미와 연관된 오곡(穀), 오과(果), 오육(肉)의 역할은 다섯 가지 곡식을 주식으로 하여 신체를 기르고, 다섯 가지 과일을 부식으로 하고, 다섯 가지 고기로 영양을 보충하고, 다섯 가지 채소로 그 부족한 곳을 메워 완전하게 만드는 것이다. 때문에 다섯 가지 맛을 잘 섞어 골고루 먹게되면 정력이 보강되고 원기가 왕성해진다. 그러나 다섯 가지 맛이 조화된 음식이라 해도 너무 많이 먹으면 안 된다. 너무 많이 먹으면 병이 생기고 적게 먹으면 몸에 이롭다. 여러 가지 귀한 음식도 매일 절도 있게 먹는 것이 가장 좋다.

『음선정요』의 음식에 대한 건강이론은 소식(少食), 잡식(雜食)이나 항상 넘치지 않도록 해야 함을 강조하고 있다.

6. 운동과 노동

久視傷心損血 久坐傷脾損肉 久臥傷肺損氣 久行傷肝損
筋 久立傷腎損骨 孔子所謂居必遷坐 以是故也

오래보면 심(心)을 상하여 혈(血)이 손상되고, 오래 앉아 있으면 비(脾)가 상하여 육(肉)이 손상되고, 오래 누워 있으면 폐가 상하여 기가 손상된다. 또한 오래 걸으면 간이 상하여 근(筋)이 손상되며 오래 서 있으면 신(腎)을 상하여 골(骨)이 손상된다. 이른바 공자가 말한 "거처에는 반드시 자리를 옮긴다"라고 한 것은 이 때문이다.

활인심방에 표현되고 있는 내용은 『황제내경』「선명오기(宣明五氣)」편에 있는 내용을 그대로 인용한 것이다. 편자는 운동과 노동이라고 소제목을 달았지만 실지 내용은 한 가지를 오래 지속하지 말라는 경고의 내용이다. 운동이 되었든 노동이 되었든 지나치면 건강을 해칠 수 있음을 단적으로 표현하고 있다. 운동의 경우 적당히 시행하면 건강을 유지하는 최선의 방법이 되지만 과하면 과로와 같이 몸을 망치는 적극적인 방법이 된다.

과연 운동과 노동은 어떠한 차이점이 있을까!

굳이 의학적인 풀이를 하지 않아도 운동의 경우, 하고 나면 적당한 땀과 상쾌함이 남지만 노동은 심신이 피곤해지고 피로가 쌓이게 된다. 경우에 따라 운동은 돈이 들지만 노동은 그 대가로 돈이 생기게 된다.

　노동 중에서도 문제가 되는 것은 단순 노동의 경우인데 직업병과 유관하다. 가까운 것을 오랫동안 많이 보게 만드는 현실이 학생들에게 안경을 쓰게 만들었고, 장시간 앉아 하는 업무는 소화기 장애를 유발시킨다. 앉아만 있어 팔다리의 근육이 약해지고, 누워 활동하지 못하는 경우에는 기가 순행이 되지 않아 호흡에 문제가 생긴다. 오래 걸어 다리가 피곤하게 되면 피로물질을 제거하기 위해 간(肝)이 활동하게 되는데 무리한 도보(徒步)는 간 기능에 영향을 주어 대사 장애를 초래하게 되고, 오래 서 있으면 뼈들이 긴장하여 피로하게 되어 뼈의 기능을 촉진하는 호르몬이 부족하게 되어 이 호르몬을 주관하는 콩팥이 문제가 되기 쉽다.

　17세기 레마르크가 주장한 용불용설은 인체기관은 사용할수록 점점 좋아진다는 가설인데 한의학의 관점으로 보면 맞지 않는다. 건강의 핵심이 '자연에 순응'에 있다는 이론과 각각의 생명체는 고유 수명이 있다는 이론과 정면으로 대치된다. 심장에 대한 실험적 보고에 의하면 동물은 각기 고유의 정해진 심장박동수를 가지고 태어난다고 한다(물론 정상적인 것만 해당). 그래서 쥐의 경우에도 생쥐와 쥐의 수명은 다르나 심장박동수는 거의 같다고 한다.

　이런 이론은 인간의 장기와 기관 등도 각기 정해진 수명이 있다고 가정할 수 있다. 그리고 수명이 정해진 장기를 누가 잘 유지하고 관리하느냐에 따라 수명이 결정될 수 있다는 추측도 나올 수 있다. 이미 반복적인 노동에 익숙해져있는 현대인이 참고해야할 내용이라 여겨진다.

7. 무기력(운동부족)

人之勞倦 有生於無端 不必持重執輕 仡仡終日 惟是閑人
多生此病 蓋閑樂之人 不多運動氣力 飽食坐臥 經脈不通
血脈凝滯 使然也 是以 貴人貌樂而心勞 賤人心閑而貌苦
貴人嗜慾或不時 或昧於忌犯 飮食珍饈¹ 便乃寢臥 故常
須用力 但不至疲極 所貴 榮衛通流 血脈調暢 譬如流水
不腐² 戸樞不蠹也

■ 주
1. 활인심법에는 음식물 수(羞)로 되어 있음.
2. 활인심법에는 더러울 오(汚)로 되어 있음.

사람이 노곤해지는 것은 할 일이 없는 데서 생기는 것이니 반드시 큰 일, 작은 일에 매여서 종일토록 허덕일 필요까지는 없어도 대부분 한가한 사람에게 많이 생긴다. 대개 한가로이 노는 사람은 기운을 쓰는 일이 적고 배부르게 먹고 앉아 있거나 누워 있으니 경맥(經脈)이 통하지 않고 혈맥(血脈)이 응어리져서 그렇게 되는 것이다. 그러므로 고귀한 사람은 겉보기에는 즐거우나 마음이 괴롭고, 천인은 반대로 마음은 한가로우나 겉모습이 괴롭다. 고귀한 사람은 즐겨하고 좋아하는 욕심을 불시에 부리고 혹은 해서는 안될 일을 마구하며, 진수성찬을 먹고 바로 누워 자기도 한다. 그러므로 항상 힘을 써야 하되 너무 피로해서는 아니 된다. 어디까지나 생기(生氣)가 소통하고 혈맥이 순조롭게 운행되도록 해야 하는 것이니 비유컨대 흐르는 물은 썩지 않고 문 지도리는 좀 먹지 않음과 같은 이치인 것이다.

사람의 가장 큰 특징은 다른 동물과 달리 서서 두 다리로 걷는다는 점이다. 이렇게 바로 서서 걷는 인류가 등장한 것은 수백만 년 전이라고 한다. 그리고 목축이나 수렵을 하면서 생활한 것은 겨우 1만 년 전이라고 한다. 그러나 1만 년 전의 인간과 지금의 인간과는 생물학적으로 다른데 지금의 인간이 걷기에 더 익숙하다는 점이다.

사실 얼마 전까지만 해도 걷는 습관은 생활의 기본이었다. 그런데 요즈음은 거의 걷지 않는다. 직업상 걸어다닐 필요가 있는 사람 외에는 아침부터 밤까지 하루 종일 3~3.5Km 정도도 못 걷는다. 기본적인 보행 부족은 선조로부터 받은 우리 체형에 나쁜 영향을 주는데 이로 인해 많은 질환이 나타나고 있다.

이러한 예는 우리가 늘상 하는 작업현장에서도 나타난다. 문명의 꽃인 과학은 첨단 자동기기를 제공하였고 이것을 이용하는 사람의 노동을 감소시키는 결과를 초래하였다. 때문에 육체적인 힘은 점차 감소하고 쇠퇴하는 기현상을 낳고 있다. 모름지기 힘은 적당하게 꾸준히 사용하여야만 제 기능을 다하게 된다. 선조의 생활처럼 작은 힘과 큰 힘을 쓰도록 단련하고 기계의존도에서 탈피해 즐거운 마음으로 일을 한다면 자기 체력을 생활 속에서 쉽게 유지할 수 있다.

흔히 건강의 3대 조건으로 '운동', '영양', '휴식'을 생각하고 있다

(물론 3가지 요소의 앞에는 반드시 '적절한' 이란 말이 포함되지만). 이 중 하나라도 불충분하면 건강장애가 오게 된다. 특히 현대인들은 운동부족으로 생기는 질환이 많다. 일반적으로 표현되는 성인병이 대표적인 질환이다. 그리고 무섭게도 항상 비만이 동반된다.

운동부족으로 인해 생기는 신체적인 해(害)는 다양하다. 하지만 혈액순환과 직접적인 관계가 있는 심장의 질병은 매우 중요하다. 일례로 현대의학에서 말하는 관상동맥질환이다. 지금은 없어졌지만 20세기 후반에만 해도 버스에 운전기사와 안내양이 같이 근무를 한 적이 있었다. 한 통계에 의하면 운전기사는 안내양보다 관상동맥질환에 잘 이환(罹患)되고 사망률도 훨씬 높았다(물론 남녀 차나 연령적인 면도 고려해야 하지만). 운전기사와 안내양의 이런 차이는 각자의 근무시간과 신체활동의 차이로 해석된다. 안내양의 운동이 운전사의 운동량보다 많고 스트레스의 정도와 관련이 깊다. 본문의 귀인은 운전사에, 천인은 안내양에 비유하면 쉽게 이해가 된다.

또 운동부족이 결과적으로 내과질환을 유발할 수 있다는 말도 된다. 예를 들면 당뇨병은 당대사의 이상으로 생기는 병이다. 이 경우 운동은 혈당을 감소시키고 당 대사를 개선하는 역할을 한다. 그리고 당뇨병은 비만한 사람에게 비교적 많다. 요약하면 운동부족은 비만증을 초래하고 당뇨병의 유인이 된다. 때문에 운동요법은 필수가 된다. 그리고 걷기운동은 기본이 되고 그 효과도 확실하다.

걷기운동의 의학적 효능을 알려면 역으로 운동부족으로 생기는 각종 현상을 파악하는 것이 쉽다. 우선 운동을 하지 않으면 심장이 약해진다. 이렇게 되면 안정시의 심박동수가 점차 증가하고 한 번의 수축에 의해 내보내는 혈액의 양은 감소하기 때문에 가벼운 운동조차 부담스러워진다. 그 결과 운동이나 노동을 남들처럼 하지 못하게 된다.

또 혈관이 탄력을 잃게 된다. 이는 혈관의 반복적인 작용이 약화되고 점차 경화되어서 혈압이 자연히 높아지는데 이로 인한 심장 부담이 가중되어 악순환이 되풀이되어 만성적인 피로를 느끼게 된다. 폐도 영향을 받는데 공기의 교환능력이 저하되기 때문에 산소섭취가 감소하여 기능적 효율이 나빠져 결과적으로 운동을 지속적으로 하지 못하게 된다. 또한 신체의 각 관절은 굳어지며 전신의 유연성이 상실된다. 따라서 동작도 딱딱해져 민첩성과 정확한 동작을 하지 못하게 된다.

관절을 싸고 있는 각종 근육도 그 장력(張力)을 잃고 지구력도 잃어 쉬 피로하게 되므로 운동을 기피하게 된다. 동시에 운동을 하지 않기 때문에 몸의 기능은 퇴화하는 악순환을 되풀이하게 된다. 결국 이러한 신체 각 기관의 문제점은 심각한 질병을 야기하고 그 결과 생명 자체는 위협받게 되는 것이다. 그렇다면 건강에 일반적으로 좋다는 걷기운동은 어떠한 효능이 있을까!

우선 걷기라는 것을 한마디로 규정한다면 가장 기본적인 전신운동이라는 점이다. 생활 속에서 걷는다는 것은 지극히 평범하고 상식적인 일이므로 이를 새삼스럽게 운동이라고 규정하는 것이 어색하지만 반드시 근육만을 발달시키는 것이 운동은 아니다.

걷기 위해서는 다리를 쓰지 않으면 안 된다. 동시에 팔도 움직여야 하며 균형을 잡기 위해서 자세도 바로 해야 한다. 대수롭지 않게 여길지 모르지만 이것만으로도 체력이 꽤 요구된다. 걷는 행위를 그저 단순히 일상생활의 한 동작으로만 여기지 말고 건강을 유지하는 적극적인 방법으로 인식해야 한다.

걷기운동의 장점은 평소 쉽게 택할 수 있고 또 계속적으로 할 수 있기 때문에 누구나 할 수 있는 적극적인 방법이란 점이다. 또 몸의 부담에 따라 자유로이 조절할 수 있는 편리한 운동이다. 걷기운동을 해 달라지는 신체의 변화 중 첫 번째는 혈액순환의 변화이다. 즉 혈행(血行)이 좋아진다는 점이다. 앉아 있거나 누워 있을 때를 비교하면 호흡이 가파르게 증가하게 된다.

보통 1분간에 6~7L의 공기를 들이마시던 것이 차츰 그 양이 불어 걷는 속도를 빨리 하면 안정시의 두 배, 혹은 그 이상인 15~20L까지 호흡하게 된다. 이렇게 되면 당연히 산소섭취가 많아져 혈액을 통한 심장 활동이 활발해진다. 그리고 심장에서 보내진 혈액이 전신에 고루 전달되어 모든 세포들이 활력을 갖게 된다. 다른 운동과의 차이는 같은 효과이지만 완만하게 나타난다는 점이다.

심장의 변화에 따라 맥박 수에서도 변화가 나타나는데 대개 안정시의 맥박 수는 1분에 70회 전후이지만 걷기에 의한 심장의 활동은 크지 않다. 이러한 사실은 걷는 것이 그렇게 피곤하지 않고 운동의 효과도 상대적으로 완만함을 시사하는 것이라 할 수 있다.

그렇다고 해서 걷는 방법을 아무렇게나 함부로 하는 것은 오히려 건강에 해(害)가 된다. 앞서도 말한 것처럼 걷는다는 것은 가장 하기 쉬운 기본적인 운동이긴 하지만 동시에 전신운동이기 때문에 걷는 양에 따라 상당한 체력을 요구하기도 한다.

평소에 걷지 않던 사람이 걷기운동이 좋다고 해서 그 효능만을 기대하여 무리하게 걷게 되면 걷기운동의 효과를 얻기 힘들다. 때문에 모든 운동이 그렇듯이 자신의 체력에 맞추어 꾸준하게 실행하고 천천히 하는 요령을 익혀야 한다. 가장 중요한 것은 심박수(心拍數)의 한계를 넘어서는 안 된다는 것이다. 심박수의 한계란 운동에 의한 심장박동의 한계수치를 말하는 것으로 이를 초과하면 위험신호가 된다. 이를 무시하게 되면 체력향상은 커녕 오히려 체력이 떨어진다. 평소 심박수의 1.5~2배에서 조절하는 것이 요령이다.

그렇다고 해서 모든 경우에 걷기운동이 다 좋은 것만은 아니다. 반드시 피해야 할 경우가 있는데 다음의 몇 가지는 주의해야 한다.

하나, 극히 가벼운 운동이라도 가슴에 고통을 느끼거나 중증(重症) 이상의 관상동맥질환을 앓고 있는 경우.

둘, 류마티즘열의 후유증으로서 중증의 심장판막염을 앓고 있는 사람.

셋, 운동을 하면 피부가 창백하게 변하는 선천적 심장질환이 있는 경우.

넷, 고혈압증 혹은 진행성 심장질환에 의한 중증의 심비대(心肥大)를 앓고 있는 경우.

다섯, 약으로 치료중이거나 혹은 의사의 관리를 필요로 하는 정도의 부정맥(不整脈)을 앓고 있는 경우.

여섯, 약으로 조정되지 않는 고혈압환자. 예를 들면 최저혈압이 110mmHg 이상이고 최고혈압이 180mmHg 이상인 경우는 되도록 피해야 한다.

일곱, 극단적인 비만인 경우.

여덟, 혈당치가 수시로 변하는 당뇨병 환자.

아홉, 전염병 환자 특히 급성인 경우.

열, 최근 3개월 이내에 심장발작을 일으킨 경우.

이상의 금기 질환은 주로 심폐기능과 관련 있는 질환이 대부분이다. 이는 혈액순환의 핵심인 심장이 운동과 밀접한 관련이 있고 운동 여하에 따라 건강을 얻거나 잃을 수 있음을 알게 한다. 더욱이 운동 중 걷기운동은 선신운동이며 평소 꾸준히 시행하는 습관을 갖게 되면 모든 병을 물리치는 기본 방법임을 명심해야 할 것이다.

8. 잘 자는 법

臥宜側身屈膝 益人心氣 覺宜舒展 則精神不散 蓋舒臥則
招魔引魅 孔子寢不尸 蓋謂是歟
寢[1]不言者 爲五臟如鐘磬然 不懸則不可發聲 睡留燈燭
令人神不安

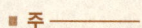

1. 이 문장은 원래 머리빗기와 목욕 다음의 문장이나 윗 문장과 관련된 내용으로 편자가 이어 설명하였음

누워 자는 데는 마땅히 몸을 옆으로 하고 무릎을 굽혀야 하니 사람의 심기(心氣)에 유익하다. 잠을 깨어서는 마땅히 몸을 펼쳐야 하니 그리하면 정신이 흩어지지 않는다. 대개 몸을 죽 펴서 자면 마귀를 끌어들이게 된다. 공자께서 "자는 데는 시체처럼 하지 않는다."라고 한 것이 바로 이를 두고 한 것이다.

 잠잘 때 말하지 않는 것은 오장은 마치 종(鐘)과 같아서 매달리지 않으면 소리가 날 수 없기 때문이다. 잘 때 불을 밝히면 사람의 마음을 불안케 한다.

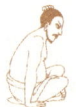

대체로 뇌를 가진 동물은 모두 잠을 잔다. 잠은 식욕과 같이 인간에게는 충족되어야 할 본능적인 욕구이다.

2차 대전 중에 미국에서 수백 명의 병사가 참가한 대규모의 단면실험(斷眠實驗)이 실시되었다. 잠을 못 자게 한 지 2~3일째부터 신경질적이 되었고, 기억력이 떨어지고 착각이나 환각이 일어났으며 나흘째 되는 날에는 거의 모든 실험자가 실험에서 탈락하였다. 실험이 끝난 다음 정밀검사를 했더니 육체적으로 이상이 인정된 자는 없었고, 정신상태는 하룻밤 푹 잔 후 완전히 회복되었다. 다만 두 사람만이 그 후 몇 해 동안 정신이상으로 고생하였다고 한다.

지금까지도 동물들이 왜 자야만 하는 지는 아직 확실히 밝혀지지 않고 있다. 그러나 현재로는 대뇌의 혈액순환장애, 뇌 세포 수상돌기의 수축, 또는 시냅스 전달의 저해와 같은 뇌의 대사와 결부되어 이를 회복하기 위해 잠을 잔다는 이론이 설득력이 높다. 수면이 인간의 존재에 필요 항목이라면 자연섭리로 접근하면 이해가 빠르다. 낮과 밤의 존재나 남녀의 존재 그리고 남녀 모두에게 각각 교감신경과 부교감신경이 왜 있는지 알게되면 수면의 의미도 쉽게 납득이 간다.

부교감신경은 자율신경계중 음신경에 해당된다. 때문에 휴식, 안정, 이완 등과 같은 정적(靜的)인 영역에 관여한다. 밤은 부교감신경이 활동하는 시간대로 이 시간에는 거의 모든 생명이 수면을 취한다. 결과적으로 이 시간 때의 충분한 수면은 우리에게 건강을 약속한다. 반면 수면장애나 깊은 수면을 하지 못하면 곧바로 병으로 진행되니 수면에 문제가 생기면 전문가와 상의하는 것이 현명하다.

잠을 자는 데는 여러 유형이 있다. 깊이 잠들 기도 하고 금새 깨기도 한다. 잠의 깊이도 사람마다 다르다. 육체노동을 하는 사람은 잠자리에 들자마자 1~2시간 안에 깊이 잠이 들고 새벽에는 가벼운 잠이 들었다가 다시 깊은 잠으로 들었다 깨게 된다. 이런 형(型)을 새벽형이라 한다. 그러나 머리를 많이 쓰는 사람인 경우 깊은 잠을 자지 못하고 밤새도록 뒤척이다가 아침녘에 가서 깊은 잠이 들 때가 많다. 이때는 아침에 비록 눈을 뜨지만 멍하고 개운하지 않다. 이른바 아침형이다.

수면과 관계있는 질환으로 불면증을 꼽을 수 있다. 불면증이란 잠이 오지않는 질환으로 크게 취침곤란증과 숙면곤란증으로 나눌 수 있다. 취침곤란증은 쉽사리 잠이 오지않는 것이고 수면곤란증은 아무리 잠을 자도 깊은 잠을 자지 못해 수면부족을 느끼는 경우이다.

취침곤란증은 정신, 육체 모두 건강한 사람에서 계절이나 환경의 변화 때문에 일어나지만, 숙면곤란증은 정신적인 장애가 있을 때 많이 나타난다.

수면장애의 해결방법으로 자율훈련법이라는 것이 있다. 잠들기 어려울 때 숫자를 거꾸로 세는 방법이 효과가 있다. 눈을 감고 거꾸로 숫자를 세는데 잠이 온다는 암시를 한 다음 숫자를 거꾸로 세어야지 순서대로 숫자를 세면 효과가 없다.

본문에 기록된 수면 자세는 희이안수결(希夷安睡訣)에 나오는 자세로 동의보감에서도 같게 언급하고 있다. 그러나 이 자세에 대한 과학적 평가나 취침자세에 대한 기준도 뚜렷하지 않다. 하지만 실제 우리들이 잠자는 모습을 보면 대다수 이 자세를 취하는데 선조의 지혜에 놀랄 뿐이다. 다만 최근 들어 늘어나고 있는 척추질환을 생각한다면 앞으로 소개하는 침상과 자세는 기억해 둘 만하다.

우리가 잠을 잘 때는 침상을 쓰게 된다. 침상(寢牀)이란 잠을 자는 장소를 말한다. 옛 선조는 침상의 글자처럼 나무(木)로 만든 침구를 이용하였다. 이러한 나무 침대를 평상(平床)이라고 하는데 의학적으로 여러 가지 효능을 기대할 수 있다. 첫째로 딱딱하고 편편한 침대는 안정되어 있어 체중이 전신으로 균등하게 분산되고 근육이 완전히 이완되어 깊은 잠을 잘 수 있게 되어 피로가 회복된다. 두 번째는 서고 앉고 하는 동안 생기기 쉬운 척추의 아탈구(亞脫臼)가 자는 동안 조절된다. 만약 척추의 아탈구를 조정하지 않으면 척주(脊柱)에서 벗어난 신경이나 혈관을 압박하게 되어 이들 신경, 혈관이 분포되어 있는 부위의 장애를 일으키게 된다. 세 번째는 피부를 자극하여 피부의 활동을 도와주어 이에 따른 간장의 기능을 회복시켜 준다. 또한 피부에 존재하는 정맥(靜脈)을 자극하여 심장으로의 귀로(歸路)순환을 촉진한다. 일본의 소원이향(小原二鄕)교수는 취침할 때의 신체 각부의 압력을 측정하고 특수 촬영으로 조사한 결과 부드러운 침대는 등이나 허리가 구부러져 불쾌감이 생긴다고 하였다. 이 경우 평상에서의 취침 자세는 천장(天障)을 바라보는 똑바로 누운 자세(仰臥位)이어야 하고 가능하면 무릎을 세운 상태가 좋다.

활인심방에서 밝힌 수면 생리 중 잠잘 때 말하지 않아야 됨은 의학적으로 의미가 있다. 특히 오장과 종에 비유해 표현한 점은 철학적이다. 밤은 다음 날을 위한 최고의 휴식시간이다. 때문에 최소의 에너지로 생명에 필요한 시스템만 가동한다. 만일 수면 중 소리를 지르거나 헛소리를 한다면 그래서 깨어 잠을 푹 자지 못한다면 내일을 위한 에너지 저장은 고사하고 있는 기운을 모두 허비하게 된다. 그래서 수면 상태는 건강의 척도가 된다.

종(鐘)은 흔들릴 공간이 확보되어야 소리를 낸다. 오장도 그 역할을 위해 낮에는 활발히 움직인다. 그리고 밤에는 휴식하는데 휴식할 때는 가장 편한 상태로 몸에 기대어 쉰다. 오장의 역할을 종의 소리에 비유한 멋진 말이다. 밤을 낮처럼 생활하는 현대인들이 새겨야 할 대목이라 생각된다.

　수면 중 불을 밝히면 수면 장애를 초래할 수 있다고 지적하고 있는데 빛이 사람의 마음, 즉 심(心)에 자극을 준다고 언급하고 있다. 낮 동안 열심히 움직이고 저녁에 편안하게 휴식하고 있는 시간에 빛[陽]으로 자극하는 것은 피로해 지친 심장을 자극하여 쓸데없는 순환을 요구하는 격이 된다. 간단한 말이지만 자연 철학이 담긴 소중한 내용이라 하겠다.

9. 머리 빗기와 목욕

髮多梳 則祛風明目 故道家晨梳 常以百二十爲數 浴多則
損心腹 令人倦怠

☯

머리를 많이 빗으면 풍이 제거되고 눈이 맑아진다. 그러므로 도가(道家)에서는 새벽에 일어나 항상 120번씩 빗질을 한다. 목욕을 자주 하면 가슴과 배에 영향을 주어 사람을 권태롭게 한다.

머리 빗기와 목욕에 대해선 간단히 좋고 나쁨만 기술하고 있지 그 이유에 대해선 설명하고 있지 않다. 하지만 머리털에 대한 표현은 다양하여 부위에 따라 발제(髮際), 주발, 예발(銳髮) 등으로 구분한다. 머리카락은 다른 모발과 같이 피부를 보호하지만 특히 마찰하는 힘에 강하다.

머리 빗기가 풍을 예방하고 눈을 밝게 하는 것은 머리에 있는 경락(經絡)과 경혈(經穴)을 자극하기 때문으로 이해할 수 있다. 머리의 기혈(氣血)이 잘 순환되면 중풍을 예방할 수 있다는 이론은 물리학으로도 설명이 가능한데 머리를 빗을 때마다 발생되는 정전기는 머리를 포함한 얼굴부위의 순환을 촉진하고 혈액내의 전해질의 활성화를 촉진하기 때문에 기혈순환에 필요한 생체전기도 활성화되어 순환장애로 발생할 수 있는 각종 질환을 예방하게 된다. 그리고 이 동작은 얼굴에 있는 이목구비(耳目口鼻)에도 영향을 주게 되는데 활인심방에서는 대표적으로 눈이 맑아진다고 하였다.

머리털이 점점 없어지는 탈모증에 빗질이 효과적인데 이는 꾸준한 빗질이 모발의 표면에 있는 불순물을 제거하고 머리 피부에 자극을 주어 마사지 효과도 함께 얻을 수 있기 때문이다. 빗의 재질도 중요한데 가능한 딱딱한 재질이 좋다.

목욕은 다양한 이론과 방법이 많지만 효능에 비해 부작용을 언급하고 있는 문헌은 많지 않다. 활인심방에서도 간단하게 목욕의 부작용에 대해 언급하고 있지만 구체적인 이유는 밝히고 있지 않다.

일반적으로 목욕은 수온에 따라 고온욕(42~45℃), 미온욕(36~39℃), 냉욕(15~20℃) 등으로 구분한다. 고온욕과 냉욕은 자율신경계의 교감신경을 자극하여 혈압이나 혈당을 높이고 백혈구의 수를 증가시키는 자극, 흥분작용이 있다. 반면 미온욕은 부교감신경 중 미주신경을 자극하여 진정작용을 한다. 또한 따뜻한 물은 피부의 모세혈관을 확장시켜 표면에 혈액을 많이 모이게 하여 혈압을 떨어뜨리고 근육을 이완시키지만 뜨거운 물의 경우 체온발산을 막고 오히려 몸 안에 열을 공급하여 신진대사를 활발하게 하여 땀이 나게 된다. 반면 차가운 물은 신경을 자극하여 먼저 혈관을 수축케 하여 순간적으로 혈압을 높여준다. 이런 현상은 물이 차가울 때 더욱 심하게 나타나는데 고혈압 환자들이 뜨거운 물이나 찬물에 갑자기 입욕(入浴)하는 것은 위험하다.

건강과 미용을 위한 기본적인 목욕 원칙이 있다.

첫째, 공복 시에 해야한다. 만일 식후에 하게되면 혈액이 음식을 소화하기 위해 위장과 장(腸)으로 이동하는 순환을 방해하게 되는데 이로 인해 혈액순환의 혼란을 초래하기 때문이다. 때문에 적당히 소화가 되는 식후 2시간 이전에는 가급적 피하는 것이 바람직하다.

둘째, 씻는 순서를 위에서부터 아래로 하는데 얼굴, 목, 어깨, 팔, 손, 가슴, 배, 엉덩이, 다리, 발의 순서로 내려가며 씻는 것이 좋은 방법이다.

셋째, 욕조에 들어갔다 나왔다 한다.

넷째, 물 속에서 팔을 펴고 가벼운 운동을 한다. 이는 물의 부력(浮力)을 이용한 것으로 관절의 무리 없이 신체에 활력을 준다.

다섯째, 비누사용은 일주일에 한 번이 적당하다. 비누사용을 매일 하게 되면 자외선에 의해 합성된 비타민 A와 D가 소실되며 질병에 대한 저항력을 약화시킬 수 있기 때문이다.

여섯째, 너무 피곤하거나 몸 상태가 좋지 않을 때는 피해야 한다. 목욕으로 인해 신체내부의 균형을 잃기 쉬우므로 간단한 샤워 후 점진적으로 하는 것이 바람직하다.

일곱째, 열이 있을 때에는 피해야 한다. 상식적이지만 아주 중요한 내용이다. 열은 대개 각종 질환의 주요증상 중 하나인데 목욕을 하게 되면 증상의 악화를 초래해 득(得)보다 실(失)이 많다.

한의학에서는 오래 전부터 찬물과 더운물을 이용한 음양교호욕(陰陽交互浴)이란 것이 있다. 간단하지만 그 효능이 뛰어나 임상에서 많이 활용한다. 찬물(陰)에서 시작해 더운물(陽)을 교대로 반복하여 찬물로 끝나는 방법이다. 각각 1분씩하며 요령으로는 먼저 찬물(14~15℃)로 발이나 몸을 씻은 다음 1분 동안 전신을 찬물에 담그고 다음 1분은 더운물(40~42℃)에 들어가는 것으로 찬물, 더운물을 합쳐 총 7~11번 정도 하면 된다.

일반적으로 온욕은 땀이 나기 때문에 수분, 염분, 비타민 C가 땀을 통해 유출되며 이로 인해 체액이 알칼리성으로 변하지만 음양교호욕은 발한(發汗)을 막고 산, 알칼리의 평형을 유지시키기 때문에 일반적으로 피로회복은 물론 신경통, 류마티즘, 심장병, 혈압, 신장병, 두통, 초기의 감기 등 모든 증상에 도움이 된다.

음양교호욕을 할 때에는 피부 모공의 개폐작용으로 때가 자연이 소실되므로 비누가 필요 없고 반복하여 시행하면 고운 피부가 된다. 처음에는 하반신부터 담그고 차츰 어깨까지 넓혀가도록 연습하는 것이 좋다.

10. 여름과 더운 음식

夏一季 是人脫精神之時 心旺¹腎衰 腎化爲水 至秋乃凝
及冬始堅 尤宜保惜
故夏月 不問老少² 悉喫暖物 至秋即不患霍亂吐瀉 腹中
常暖者 諸疾自然不生 蓋血氣壯盛也

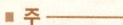
1. 구선활인심법에는 口王으로 되어 있음.
2. 구선활인심법에는 幼로 되어 있음.

여름 한 철은 사람의 정신이 산만한 때라 심장의 기능은 왕성하나 신장이 쇠약하니 신(腎)은 변화해서 수(水)가 되었다가 가을에 엉기어 겨울에 굳어지는 것이므로 더욱 아껴 보전해야 할 것이다.
　그러므로 여름에는 노소불문하고 더운 음식을 먹어야 가을에 토사곽란(吐瀉霍亂)의 염려가 없다. 뱃속이 늘 따뜻한 사람은 모든 병이 저절로 생겨나지 않으니 그것은 혈기가 왕성하기 때문이다.

　『황제내경(黃帝內經)』「사기조신대론(四氣調神大論)」에서는 여름의 특성과 이에 맞는 섭생법을 강조하고 있는데 "여름은 만물이 번창하는 계절로 번수(蕃秀)라 한다. 하지(夏至)를 기점으로 생장시키는 양기가 극에 달하고 수렴, 폐장시키는 음기가 생겨 서로 교차하므로 만물이 꽃을 피우고 열매를 맺으니 사람들은 늦게 자고 일찍 일어나며 햇빛을 싫어하지 말고 양기를 받아들여야 한다. 또 여름에는 천지기운이 부상(浮上)하므로 화를 내게 되면 기(氣)가 역(逆)하여 더운 기운을 상(傷)하게 되니 분노하는 일이 없도록 하여 마음에 좋아하는 것이 밖에 있는 것처럼 하라. 이렇게 하는 것이 여름철 성장하는 기운에 순응하는 것으로 성장의 기를 기르는 방법이 된다."고 하였다.

이상이 한의학에서 강조하고 있는 여름 섭생법이다. 활인심방에서는 이를 오장의 기능과 연관시켰고 특히 신장의 중요성을 강조하고 있다. 이는 신장의 수(水)를 중요시 한 것으로 신수는 생명의 원동력에 해당되는 중요한 물질이기 때문이다. 본문 중 가을에 토사곽란이 발생한다는 것은 여름에 흔히 먹는 찬물이나 청량음료 등을 많이 섭취해 생기는 위장의 무력증을 지적하는 것으로, 흔히 찬물은 위의 활동력을 저하시키고 위액분비를 억제하며 그나마 분비된 것도 희석되어 위의 소화기능에 지장을 주어 나타나는 현상으로 이해될 수 있다. 특히 수인성 질환은 대개 잠복기를 거쳐 2~4주 후에 증상이 나타나는 것이 대부분으로 구토, 설사, 곽란, 고열 등을 수반하게 된다.

여름에 더위를 이기는 방법으로 이열치열(以熱治熱)이 있다. 더울 때 더운 음식을 먹어 더위를 이겨내라는 말이다. 음식은 물론, 땀으로 많이 배출된 수분의 보충도 한 두 잔의 차(茶)나 보리차가 좋다. 뜨거운 것은 한꺼번에 많이 마시지 못해 소량씩 자주 먹게 되는데 이렇게 되면 생리적으로 몸의 신진대사를 촉진하게 된다. 덥다고 찬물을 한꺼번에 많은 양을 먹게 되면 자주 배탈이 나게 되는데 이는 일시에 많은 양의 수분을 섭취해 위장 내 염산이 희석되어 살균력이 떨어져 수인성질환에 감염되기 쉽기 때문이다.

여름철 더운 음식 섭취는 수천 년부터 내려온 선조의 지혜이며 후손을 위한 또 하나의 배려로 여겨진다.

11. 여름철 건강

月令仲夏之月 君子齊戒 處必掩身 毋躁 止聲色 毋暴怒
薄滋味 保致和 禁嗜慾 定心氣
雖盛暑衝熱 若以冷水洗面手 卽令人五臟乾枯 少津液 況
沐浴乎 凡椀冷物 大損人目
茹性至冷 菜瓜雖治氣 又能暗人耳目 驢馬食之² 卽目眼
爛此等之物 大抵四時皆不可食 不獨夏季 老人尤宜忌之

■ 주 ─────
1. 당나귀 려(驢)
2. 활인심법에는 지(之)자가 빠져 있다.

계절이 초여름에서 가을에 이르기 전까지 군자는 일상생활에서 거처하는 데는 반드시 몸을 다스려 조급함이 없도록 해야 하니 언어와 태도를 조용히 하고, 크게 성냄이 없으며, 식사는 검소하게 하며, 화기(和氣)를 보존하며, 욕망을 절제하고 심기(心氣)를 보존해야 한다.

비록 한여름 아주 더울 때라도 냉수로 세수하면 사람의 오장이 메마르고 진액(津液)이 적어지거늘 하물며 목욕을 할 것인가! 무릇 찬 것을 먹으면 눈을 크게 손상한다.

채소는 성질이 몹시 차다. 참외 따위는 비록 기(氣)를 다스리기는 하나 또 사람의 눈과 귀를 어둡게 한다. 그러므로 당나귀[驢馬]가 참외를 먹으면 바로 그날로 눈을 못 뜨게 된다. 이와 같은 재료는 사시(四時) 언제나 먹어서는 안 되니, 여름철에 국한된 것이 아니며 노인은 더욱 금해야만 한다.

여름의 성질은 외부로 발산하고 뻗어나가는데 있다. 때문에 속은 허약해지기 쉽다. 대부분의 여름철 채소나 과일은 겉은 다른 계절의 채소와 과일과 같이 모양과 빛이 좋지만 속은 수분으로 채어 있어 성질이 차게 된다. 더운 여름에 제철에 나는 과일이나 채소를 먹게되면 더위를 견딜 수 있는데 이 또한 자연의 섭리중 하나이다.

여름철 건강에서는 주로 여름철 주의사항과 금기식품을 소개하고 있다. 기거(起居) 요령, 소식(少食), 정신안정, 찬물, 찬 음식, 성질이 몹시 찬 채소 등에 대해 자세히 기술하고 있다. 내용의 대부분은 우리가 쉽게 받아들이고 활용할 수 있지만 찬 것이나 찬 야채를 먹어 눈과 귀에 손상을 준다는 내용은 과장된 표현이라 여겨진다.

여름에는 식사는 물론 제철에 나는 과일도 많이 먹게 된다. 여름철에 나는 과일에는 수분이 많이 들어있어 땀으로 배설되기 쉬운 수분을 자연스럽게 공급해주며 더위에 무력해진 신체에 활력을 불어넣는 각종 영양소들도 함께 포함되어 있어 더위에 지친 우리 몸을 회복시키기 가장 빠른 방법이 된다.

여름철 과일의 가치는 식욕을 돋우거나 피로회복의 효능만으로도 충분하다. 특히 수박, 참외, 복숭아, 포도 등의 과일 안에는 당분과 유기산들이 많이 들어 있는데 대표적인 유기산으로는 구연산, 주석산,

사과산이며 이들은 모두 열을 식히는 시원한 느낌을 주며 몸에 들어가면 위액의 분비를 촉진하고 피로물질을 제거하는 효능이 있다. 이른바 주하병(注夏病)이라고 알려져 있는 여름철 증후군은 산혈증(酸血症)과 수분, 전해질대사의 불균형으로 인해 발생되는 것이 대부분인데 여름철 과일의 대부분은 강한 알칼리 식품이며, 각종 무기질, 비타민, 당분으로 구성되어 있어 자연스럽게 수분 및 전해질대사의 균형을 맞춰준다. 또한 과일 속에 들어 있는 수분은 자연적인 최적의 생수(生水)이므로 값진 생명수라 할 수 있다. 여기서 대표적인 과일의 효능에 대해 간단히 살펴보자.

수박은 강력한 이뇨(利尿)작용이 있어 신장병을 비롯한 요도염, 방광염에 탁월한 효능을 발휘한다. 90% 이상이 물로 되어 있어 체액의 정화에 필요한 이상적인 수분을 자연스럽게 공급한다. 복숭아의 경우는 어린이의 땀띠에 효과가 있으며 예로부터 천도복숭아라 하여 백세를 살게 하는 선과(仙果)로 알려졌는데 실지 소화를 돕는다. 또한 육류(肉類)나 생선 섭취로 간혹 야기되는 식중독을 중화(中和)시키는 작용이 있다. 그러나 여름철 과일도 조심해야할 주의점이 있는데 다음과 같다.

첫째, 지나치게 많이 먹지말라는 것이다. 이는 본문의 내용처럼 각종 신체적 증상을 야기할 수 있기 때문이며 앞서 말한 것처럼 대개 그 성질이 차[寒]기 때문이다. 특히 노인들은 체질 자체가 점차 냉(冷)해지는 과정이므로 여름철 과일의 과용은 오히려 신체의 냉증(冷症)을 유발하게 된다. 또한 채소를 평소에 많이먹는 경우에는 가급적 과일을 함께 먹지말아야 한다. 여름 채소의 찬 성질과 과일의 찬 성질이 함께 작용해 득보다는 실(失)이 되기 쉽기 때문이다.

둘째, 완전히 성숙된 것만 먹어야 한다. 대다수의 과일은 성숙과정 중 자체보호로 독소를 갖고 있다. 이런 사실은 인간보다 동물들이 더 잘 아는데 그래서 절대로 동물들은 설익은 과일이나 채소는 먹지 않는다. 그러나 인간의 생활은 자연과 멀어지고, 분업화되어 스스로 판단하고 결정하는 감각이 상실되어 피해를 입게 된다.

셋째, 제철에 나는 과일을 먹어야 한다. 제철의 과일에는 그 계절을 잘 견딜 수 있는 지혜가 들어 있다. 그러나 비닐하우스 등과 같은 환경을 인위로 조성해 재배한 과일의 경우 본래의 효능을 충분히 나타내지 못하게 된다. 단지 과일 속에 들어있는 영양소나 칼로리 섭취에 불과하며 계절의 기운을 담고 있지 않다. 또한 체내에서의 섭취와 분해능력도 제철에 나는 과일과는 다르다.

여름철 생리현상 가운데 정신이 멍한 증상이 있다. 일반적으로 더위가 계속되어 몸이 무겁고 주의력도 떨어지는데 졸음이 함께 발생되고 매사 의욕도 없어진다. 이런 현상은 뇌 세포의 작용에 의한 것인데 대뇌 표면의 대뇌피질 기능과 관련된다. 흔히 대뇌피질은 다른 곳에서 공급되는 에너지에 의해 정신활동이 이루어지는데 이 에너지는 뇌간에서 신경의 임펄스(Impulse)라는 형태로 공급되고 있다.

눈이나 귀 등을 통해 전달되는 감각신호는 대뇌피질에서 인지되지만 일부 감각신호는 뇌간으로 들어가 에너지를 공급하게 된다. 만일 어두운 곳이나 조용한 곳에 있다면 뇌간 자극이 적어 공급되는 에너지가 적어 졸음이 오게 되며, 감각기에서 전달되는 자극이 많으면 졸음이 적게 된다. 보통의 경우 여름에는 전달되는 감각신호가 적어진다.

더워지게 되면 근방추의 감각신호는 적어진다. 그 결과 근육이 열 발생을 누르려고 자연히 이완되어 몸이 무거워지는 것이다. 몸이 무거워지면 대뇌피질로의 에너지 공급이 줄게 되며 이로 인해 뇌 세포 활동이 줄기 때문에 멍하게 되는 것이다.

계절생리에 역행되어 만들어진 질병 가운데 여름철 냉방병이 있다. 덥다고 더위를 강제로 식혀 외부와의 온도차이에 의한 병인데 한의학에서는 외부온도 변화에 적응하지 못해 발생되는 상한병(傷寒病)과 체질변화로 인식하고 있다.

냉방병은 감기, 몸살과 같은 질환과 증상이 비슷한데 발열, 전신 관절통, 근육통, 신경통, 두통 등이 나타난다. 냉방병을 예방하려면 무엇보다도 실내외 온도에 신경을 써야 한다. 실내 기온 차는 5℃이내가 좋다. 냉방된 실내는 습도가 높아지고 밀폐되어 공기가 탁해질 수 있어 환기(換氣)가 중요하다.

흔히 땀을 흘린 후 선풍기 바람을 직접 쐬면 피부의 땀샘이 수축하여 체온 조절기능이 떨어지게 된다. 이 경우 피부에 쌓인 먼지나 지방 성분으로 땀샘이 막히는 수가 있다. 이런 경우에는 외출 후 일단 샤워를 한 다음 간접 바람을 쐬어 체온을 식히는 것이 요령이다.

12. 겨울 생리

冬月 天地閉 血氣藏 從有病 亦不宜出汗

☯

겨울에는 천지가 폐색되고 혈기가 감추어지니 비록 병이 있어도 땀을 내서는 안 된다.

『황제내경』「사기조신대론」의 내용을 간략 명료하게 설명한 문구이다. 『황제내경』「사기조신대론」에서는 자연의 법칙과 이에 적응하는 방법을 소개하고 있는데 독자의 이해를 돕기 위해 그 내용을 풀어 설명해 보기로 한다.

겨울의 3개월은 만물이 폐색(閉塞)하고 숨는 계절이니 이를 폐장(閉藏)이라 한다. 물이 얼고 땅이 얼어 터지니 행동을 번잡하게 하여 양기가 소설(疏泄)되는 일이 없도록 하고, 일찍 자고 늦게 일어나서 찬 기운이 접촉되지 않도록 하여야 하니, 반드시 해 뜨기를 기다려서 활동을 하여야 한다. 정신적으로는 마음을 안정시키고, 비밀이 있는 것처럼 신지(神志)를 밖으로 들어내지 않으며, 이미 다 얻은 것처럼 생활하여야 한다. 육체적으로는 찬 기운을 피하고 따뜻하게 하며, 땀을 흘리지 않아 양기가 소설(疏泄)되지 않도록 하니 이렇게 하는 것이 겨울 기운에 순응하는 것이며 폐장의 기운을 기르는 방법이다. 폐장의 기운을 기르는 방법에 역행하면 신기(腎氣)를 상하여 봄이 오면 위궐(痿厥)이 되고 봄철에 생발(生發)하는 기운으로 이어주는 힘이 부족하게 된다.

우주는 소리도 없고 냄새도 없는 지극히 맑고 밝은 것이다. 그러므로 거대한 우주의 운동은 사람들에게 느껴지지는 않지만 쉴 사이 없이 돌아가므로 지상에서는 그 운행이 보이지 않는다. 하늘(天)은 크게 밝은 것이니 그 밝음을 숨겨 노출시키지 않고 해와 달을 통해 그 밝음을 나타낸다. 만약 해와 달을 통하지 않고 하늘 그 자체가 밝으면 해와 달이 제대로 운행되지 못하게 되어 음양의 조화가 깨어지므로 나쁜 기운[邪氣]이 인체의 빈곳으로 침입하게 된다. 만약 하늘의 맑고 양(陽)적인 기운이 막히게 되면 땅의 탁한 음기(陰氣)가 밝음을 가리어 어둡게 하여 구름과 안개가 발생하지 못하게 된다. 또한 구름과 안개가 발생하지 못하면 흰 이슬이 내리지 못하며, 하늘 기운과 땅 기운이 서로 교류되지 못하니 만물을 생장하고 화육(化育)하는 기능을 펴지 못하여 거대한 수목이 모두 죽게 된다. 하물며 다른 생물이야 말할 필요도 없다. 또 인체를 해롭게 하는 나쁜 기운을 발산(發散)하지 못하고, 비와 바람이 제 기능을 못하여 흰 이슬이 내리지 않으면 초목이 시들고 자라지 않는다. 인체를 해치는 나쁜 바람이 빈번하게 불며 폭우가 늘 내리고 자연계가 제대로 운행되지 못하여 정상적인 생(生), 장(長), 수(收), 장(藏)의 법칙이 깨어지고, 정상적인 법칙에 역행하면 보통 정해진 수명의 절반밖에 살지 못하게 된다. 오직 성인(聖人)만이 자연의 법칙을 그대로 순응할 수 있기 때문에 몸에는 큰 병이 발생하지 않고 생기(生氣)가 고갈되지 않는다.

봄에 생발(生發)의 기운에 역행하면 소양(少陽)의 기(氣)가 발생되지 못하므로 간기(肝氣)가 병변을 일으키고, 여름에 성장의 기운에 역행하면 태양(太陽)의 기(氣)가 성장을 하지 못하여 심기(心氣)가 공허해지고, 가을에 수렴하는 기운에 역행하면 태음(太陰)의 기(氣)가 수렴을 하지 못하여 폐열(肺熱)로 인하여 기침을 하거나 가슴이 답답하게 되며, 겨울에 폐장(閉藏)하는 기운에 역행하면 소음(少陰)의 기(氣)가 폐장을 못하여 신기(腎氣)가 쇠약해진다.

사계절의 음양변화는 만물의 생, 장, 수, 장 하는 근본이다. 음은 양에 근본을 두고, 양은 음에 근본을 두기 때문에 음은 양 때문에 발생되고, 양은 음 때문에 성장하게 된다. 성인이 봄과 여름에는 양(陽)을 길러서 가을과 겨울에 대비하고, 가을과 겨울에는 음(陰)을 길러서 봄과 여름에 대비하니 이 모두가 그 근본을 따르는 것이다. 그러므로 사계절의 변화는 만물이 감춰졌다가 다시 소생하는 끝과 시작이 되며, 죽음과 삶의 근본이 되는 것이다. 이 변화법칙에 역행하면 재해가 발생하고 순응하면 병이 발생하지 아니 하니, 이것이 양생의 도(道)라 할 것이다. 도(道)라는 것은 성인은 이를 실행하고 어리석은 사람은 이를 역행한다. 음양의 법칙이 곧 자연의 법칙이니 순응하면 살고 역행하면 죽으며, 순종하면 다스려지고 역행하면 혼란하게 되니 순리에 맞지 않아서 상하의 음양이 모두 막혀 역이 되니 이 역을 내격(內格)이라 한다.

그러므로 성인은 병이 이미 든 후에 치료하는 것이 아니라 미리 병이 발생하기 전에 예방을 하며, 사회가 혼란하게 된 후에야 평정(平定)

하는 것이 아니라 미리 혼란이 일어나기 전에 잘 다스린다는 것은 이를 두고 한 말이다.

무릇 병이 발생한 후에 약을 쓰고, 난이 일어난 후에 다스리는 것은 목이 말라서야 우물을 파고, 전쟁이 일어난 후에야 병기(兵器)를 만드는 것과 같으니 이 또한 늦지 않겠는가?

13. 기후

昔有三人 冒霧早行 一人空腹 一人食粥 一人飮酒 空腹
者死 食粥者病 飮酒者健 蓋酒能禦霜露辟邪氣故也

옛날 세 사람이 이른아침 안개 속에 길을 가는데, 한 사람은 아무것도 먹지 않은 빈속이었고, 또 한 사람은 죽을 먹고, 한 사람은 술을 마셨는데 공복인 사람은 죽고, 죽을 먹은 사람은 병이 들고, 술을 마신 사람은 건전하였으니 대개 술은 능히 서리와 이슬을 막고 나쁜 기운을 물리치기 때문이다.

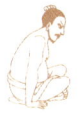

기후변화에 따라 인간이 영향을 받을 수 있고 같은 기후변화에도 처해 있는 몸 상태에 따라 기후로 인한 조건을 극복할 수 있다는 것을 재미있게 비유하여 설명한 글이다.

한의학에서는 지구 내에 존재하는 기운을 모두 여섯 가지로 보았는데 이것은 자연계에 있는 모든 생물에 영향을 주어 정상적인 활동을 하도록 조물주가 제공한 변화의 원동력인데 이 기운이 지나치거나 모자라게 되면 이것으로 인해 자연계에서는 재해가 발생되고 인체 내에서는 각종 질병이 발생하게 된다. 이러한 대기(大氣)내에 있는 요소를 육음(六淫)이라고 하는데 육기(六氣)와 마찬가지로 바람[風], 추위[寒], 더위[暑], 습기[濕], 건조함[燥]과 불[火]로 표현된다.

풍(風)은 이미 앞서 바람에서 자세히 소개하였으므로 생략한다.

한(寒)은 성질상 음사(陰邪)에 속하는바 양기를 쉽게 상하기 때문에 기혈의 순환에 영향을 준다. 인체 내에 양기가 부족하게 되면 위기(衛氣)가 견고하지 못하고 이에 따라 한사(寒邪)의 침입을 받아 병이 생기게 된다. 이때 흔히 보는 증상으로는 오한, 발열, 두통, 신체통, 골절통 등이며 복통, 설사 등도 나타난다.

서(暑)는 여름에 주로 나타나는 기운으로 성질상 양사(陽邪)에 속한다. 임상증상으로는 두통과 발열, 입이 마르고, 가슴이 답답하며, 땀이 많이 나면서 맥이 비교적 홍(洪)하고 빠르다. 또한 더위는 기(氣)를 쉽게 소모하고 진액을 상하기 때문에 늘 몸이 피곤하고 사지가 나른하며 입 안이 마르는 등의 증상이 나타난다. 장마철에는 습기가 많고 더운 기운이 같이 공존하기 때문에 가슴이 뻐근하고 답답하며 메스꺼워 토하거나 설사하는 증상이 나타나게 된다.

습(濕)은 성질상 음사(陰邪)에 속하고 무겁고 탁하며 점조하여 기의 활동을 억제하고 비장의 운화(運化)기능을 방해한다. 임상적으로 흔히 몸이 무겁고 허리가 쑤시며 사지가 나른하고 관절과 근육이 아프며 아픈 곳이 일정한 것이 특징이다. 습기가 만약 위(胃)에 머물게 되면 위에서 음식을 받아들이기 곤란하게 되어 답답하며 소변이 잘 나오지 않으며 설사하는 증상이 나타나게 된다.

조(燥)는 성질상 양사(陽邪)에 속하며 몸 안에 있는 수분이나 체액을 쉽게 상한다. 임상적인 특징은 눈이 붉어지고 입과 코가 마르며 입술이 타고 마른 기침을 하여 옆구리가 아프고 변비가 생긴다. 그 중에서도 열을 겸한 것은 온조(溫燥)라 하고 한(寒)을 겸한 것은 양조(凉燥)라 한다.

끝으로 화(火)가 있다. 화는 온, 서, 열 등을 포함하는 개념으로 그 성질은 양(陽)에 속하며 병증은 모두 열성(熱性)으로 나타난다.『황제내경』「오운행대론(五運行大論)」에서 "하늘에 열이 있고 땅에 화가 있으며… 그 성질은 서이다"라 한 것으로 보아 열(熱), 화(火), 서(暑)는 서로 변화하는 개념이라 할 수 있다.

이상의 여섯 가지 자연기운이 서로 합치거나 견제할 때 자연계에는 구름, 비, 눈, 안개, 이슬, 서리, 우박… 등과 같은 현상이 발생하게 되는데 이것들의 성질 역시 여섯 가지 기운에 속한다고 할 수 있다.

따라서 활인심방에 나타나 있는 내용은 자연계에서 발생하는 기후가 인체에게 절대적인 영향을 준다는 것을 강조한 것이며 이에 대처하는 인체에너지로 공복, 죽, 술로 구분하여 간단하게 그 중요성을 암시하고 있는 것이다. 원문에서는 밝히고 있지 않지만 그 양이 적당하다면 술(酒)은 약으로 작용한 것이고 인체의 기혈(氣血)을 잘 순환시켜 나쁜 기운을 이기게 끔 한 원동력이라 할 수 있다.

14. 환경적응법

路中忽遇飄風震雷晦暝 宜入室¹避之 不爾 損人 當時未
覺 久則²成患
春夏宜早起 秋冬任晏眠 晏忌日出後 早起鷄鳴前

■ 주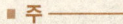
1. 활인심법에는 입실(入室)이란 말이 없다. 이해를 돕기 위해 이퇴계 선생께서 새로이 삽입한 것 같음.
2. 활인심법에는 뒤 후(後)로 되어 있음.

길에서 갑자기 회오리바람, 번개, 우레 등을 만나거나 날이 어두워지면 마땅히 집으로 들어가 피해야 한다. 그렇게 하지 않으면 사람을 손상하게 하니 그때는 깨닫지 못해도 오래되면 병이 된다.
　봄과 여름에는 마땅히 일찍 일어나야 하고 가을과 겨울에는 늦도록 자되 늦어도 일출 후에 일어나서는 안 되고 일러도 닭 울기 전에는 일어나지 말아야 한다.

　계절과 기후에 대한 섭생법을 말해주고 있는 내용이다. 앞서 소개한 여름과 겨울에 대한 『황제내경』 「사기조신대론」의 봄과 가을의 양생법을 소개하여 보기로 한다.
　봄은 만물이 묵은 것으로부터 새로운 것이 출현하여 생장하고 발육

하는 계절이기 때문에 발진(發陳)이라고 한다. 이 기간에는 자연계가 만물을 새롭게 소생시켜 주는 기운이 충만하니 만물이 번성하게 된다. 사람들은 밤이 되면 자고 일찍 일어나서 정원을 천천히 산책하여 신선한 공기를 마셔야 한다. 모발과 의복을 느슨하게 함으로써 인체의 정신상태와 자연계의 소생하는 기운이 서로 조화를 이루도록 한다. 만물에 있어서도 생(生)하게 하는 기운만을 따르며 남을 죽이는 기운은 따르지 말아야 하고, 남에게 주되 빼앗지는 말고, 상은 주되 벌주는 일이 없도록 하니 이것은 봄기운에 순응하는 것이고 소생하는 기운을 보양하는 방법이다. 소생하는 기운을 기르는 방법에 역행하면 간기(肝氣)를 상하게 되어 여름에는 열(熱)이 변하여 한(寒)으로 되고 성장하는 기운으로 이어주는 힘이 부족하게 된다.

  가을은 성장이 정지되고 모든 것이 결실을 맺고 평정(平定)되는 계절이니 용평(容平)이라 한다. 바람 기운이 거세고 빠르며 지상에 있는 만물이 빛깔이 깨끗하여지니 기거에 있어 닭이 횃대에 오르면 자고 닭이 잠을 깨면 일어나야 한다. 마음을 조급하게 가지면 모든 일이 급하게 진행되므로 마음을 편안하게 가지어 숙살하는 기운을 방지하여야 한다. 사람의 정신도 수렴하게 되어 가을 기운과 평형을 이루도록 하고 그 마음을 밖으로 향하지 않도록 폐기(肺氣)를 깨끗하게 하여야 하니 이렇게 하는 것은 가을 기운에 순응하는 것이고 수렴하는 기운을 기르는 방법에 역행하면 폐기(肺氣)를 상하게 되어 겨울철에 이르러 설사가 되고, 폐장(閉藏)하는 기운으로 이어주는 힘이 부족하게 된다.

15. 단전호흡

水之在口曰華池 亦曰玉泉 黃庭經曰 玉泉淸水灌靈根 子
若修之 命長存
胎息論曰 凡服食 須半夜子後床上瞑目盤坐 面東呵出腹
內舊氣三兩口 然後停息 便於鼻內 微納淸氣數口 舌下有
二穴 通腎竅 用舌柱上齶¹ 存息少時 津液自出 灌漱滿口
徐徐嚥下 自然灌注五臟 此爲氣歸丹田矣 如子後丑前不
及 但寅前爲之亦可 臥中爲之亦可 但枕不甚高可也

■ 주 ─────
1. 잇몸 악(齶).

물이 입에 있는 것을 화지(華池) 또는 옥천(玉泉)이라 하니 『황정경(黃庭經)』에서 "옥천의 청수(淸水)가 영근(靈根)을 북돋운다"고 하였으니 그대가 만약에 이를 행하면 수명이 오래 갈 것이다.

『식론(息論)』에 이르길 무릇 기(氣)를 복식함에 있어서는 모름지기 한밤중 자시(子時) 후에 침상 위에 눈을 감고 앉아서 얼굴을 동(東)쪽으로 향하게 하고 뱃속의 묵은 오래된 기운을 두세 번 불어낸 후에 숨을 멈추고 코로 약하게 맑은 기(氣)를 몇 모금 들이 마신다. 혀 밑에 두 구멍이 있어 신(腎)으로 통하였으니 혀를 입천장에 대어 잠깐 동안 있으면 진액이 저절로 나와 입안에 가득 찰 것이니, 서서히 삼키면 자연 오장으로 들어가게 되고 이것이 기(氣)가 되어 단전으로 들어가게 된다. 자시(子時) 후 축시(丑時) 전에 하지 못하면 인시(寅時) 전에 해도 좋고 누워서 해도 또한 상관없다. 다만 베개는 높이 베지 않는 것이 좋다.

현재 유행되고 있는 건강법 중 단전호흡에 관한 내용이라 할 수 있다. 구체적인 방법(자세), 시간 그리고 기(氣)를 모으는 단전에 대해 설명하고 있다. 또 타액에 대해서도 설명하고 있으나 이에 대한 구체적인 내용은 16장에서 다루기로 한다.

흔히 일반이 알고 있는 단전호흡의 명칭은 한의학 문헌에서는 보이지 않고 있다. 단지 단전이라는 명칭이 양생호흡(養生呼吸)에 관한 문헌 중에 나와 있을 뿐이다.

한의학에서 단전이란 인체 중에서 고도의 주의력 집중과 심신의 조화를 이루는 장소로서 인식되는데 한마디로 정(精), 기(氣), 신(神) 인체의 3요소를 단련하여 단(丹)을 형성하는 곳이다.

문헌상의 근원은 중국 동한(東漢) 후기 때 사람인 장중경(張仲景)의 『금궤요략(金匱要略)』중에 "以丹田有熱"이라 하여 단전이란 명칭이 쓰여지고 있다. 그러나 이 내용은 단전의 병리적인 면을 말하고 있기 때문에 가장 오래된 기록이라고 보기는 힘들다. 그러므로 오히려 문헌상으로는 기원 후 317년에 간행된『황정경』에 단전과 관련된 내용과 기록들이 많아 이를 가장 오래된 문헌으로 보는 것이 옳을 것 같다.

단전의 위치에 대해서는『포박자』에 자세히 기록되어 있는데 단전을 상, 중, 하로 나누어 각각의 위치를 설명하고 있다. 상단전은 양 눈썹 사이 안으로 3촌 정도의 깊이에 있다고 하였고, 중단전은 양 유두(젖꼭지) 사이의 가슴부분의 안쪽을 말한다고 하였으며, 흔히 단전이라고 알려져 있는 하단전은 배꼽 아래 2촌에 위치한다고 하였다. 그 뒤의 문헌에서도 대개 상, 중, 하로 나누어 단전을 소개하고 있으며 동의보감에서도 3단전을 소개하고 있다.

상단전을 니환궁(泥丸宮)이라고도 하고 위치에 대해서는 별로 이견이 없으며 중단전도 전중혈(膻中穴)내로 강궁(絳宮)이라 표현되고 있는데 하단전은 위치에 대해 다소 차이가 있으나 일반적으로 배꼽 밑 2~3촌의 복부 내라고 생각하면 된다.

단전의 작용과 의의에 대한 내용으로는 황정경에서 호흡과 밀접한 관련이 있다고 설명하고 있고 인체의 3요소인 정, 기, 신의 변화가 단전에서 이루어지고 있음을 밝히고 있다.

『황정경』을 해설한 『황정경비주이종(黃庭經秘註二種)』에서는 단전을 인체 수명과 근본적인 관련이 있다고 하여 남자에 있어서는 생식에 필요한 정(精)을 간직하고 있고, 여자는 가히 자손을 번식할 능력을 갖게 한다고 하였다. 또한 『금단대성집요(金丹大成輯要)』에서는 정, 신, 기의 원천이라 하였고, 장개빈은 『유경도익(類經圖翼)』에서 도가(道家)와 의가(醫家)로 구분하여 도가에서는 단전과 자궁이나 명문(命門)을 동일시한다고 하였고 의가에서는 이를 분리하고 있음을 기술하고 있다.

이와 같이 단전은 생기(生氣)의 근원이 모이는 곳으로 수련을 통해 마음을 조절하는 방법(調心), 몸을 단련하는 방법(調身) 등으로 단전을 단련하여 몸 안에 있는 진기(眞氣)의 생성, 취합, 운용을 증진시켰고 증강된 단전의 기를 일정한 경로를 통해 운행시키게 되었다.

이 단계가 되면 인체 안에 있는 기(氣)는 마음 먹은 대로 단전에서 시작, 독맥경(督脈經)을 따라 등 부위의 세 관문을 통과하여 은교혈(齦交穴)에 이르고 다시 임맥경(任脈經)과 서로 교차하여 단전으로 내려가는 과정을 거치게 되는데 이를 소주천(小周天)이라 한다. 소주천은 호흡으로 얻어지는 기(氣) 단련의 기본방법이며, 다음 단계인 대주천(大周天)에서는 모아진 기를 사지 전신으로 보내게 된다.

호흡은 생명이 태어남과 동시에 본능적이고 자연적으로 행하여지며 단순히 숨을 쉰다는 뜻이 아닌 우주의 기운을 몸 안에 흡수하여 인체 내의 기운과 조화시키는 적극적인 방법으로 이해하여야 한다. 다시 말하면 인체 내의 요소와 우주의 요소가 상호작용을 함으로써 체내의 기(氣)의 순환이 가능하고 동시에 인체 내의 나쁜 기운을 몰아내는 신진대사가 이루어지는 과정이라 할 수 있다.

그러므로 한의학의 최고 문헌인 『황제내경』에서도 호흡의 중요성을 강조하고 있는데 장개빈은 이를 쉽게 풀어 "호(呼)는 하늘과 접하기 때문에 기(氣)에 통하고 흡(吸)은 땅에 접하기 때문에 정(精)에 통한다. 도(道)는 홀로 존재하는 고로 능히 홀로 서고, 정신은 외유하지 않기 때문에 수신(守神)이라 하였는데 신(神)이 안을 지키고 형체가 밖에서 온전하면 마음과 몸이 도(道)에 일치되므로 기육(肌肉)이 한결같다"고 하여 호흡과 정, 기, 신의 중요성을 재차 강조하였다.

호흡의 의미로 사용된 용어로 도인이 있는데, 여기서 도(導)라 함은 대기 속에 있는 기(氣)를 몸 안으로 끌어 들인다는 뜻으로 호흡을 한다는 뜻이다. 또한 『장자(莊子)』의 「각의편(刻意篇)」에는 토납(吐納)으로, 「행기옥패명(行氣玉佩名)」에는 행기(行氣)라 하였고 많은 문헌에서도 대개 같은 표현을 사용하고 있다. 그러나 그 외의 각종 문헌에서는 식기(食氣), 조기(調氣), 복기(服氣), 조식(調息) 등의 표현으로 설명되고 있으나 모두 다 호흡의 의미를 지닌다고 할 수 있다.

호흡할 때의 자세와 방법에 대해『참동계(參同契)』에서는 기본적인 자세로 가부좌의 방법을 제시하고 있으며,『포박자』에서는 바로 누운 자세의 호흡법을 소개하고 있는데 그 방법은 코 속으로 기(氣)를 들이마신 다음 이것을 멈춘 후, 조용히 마음속으로 수를 세기를 120에 이르게 되면 그 때 비로소 입을 통해 조용히 기(氣)를 내뿜는다. 기(氣)를 내뿜고 들어 마실 때는 모두 자기의 귀에 그 소리가 들리지 않도록 기(氣)의 세기를 조절해야 한다. 그리고 항상 많이 들여 마시되 내뿜을 때는 적게 내뿜어야 하며 기러기 털깃을 가지고 코와 입 사이에 붙여 놓고 기를 뿜을 때에 그것이 움직이지 않도록 서서히 해야 한다. 점차로 훈련이 익숙해지고 마음속에서 헤아린 수가 천(千)에 달하면 하루하루 젊어진다 하였으며, 수련 시간으로는 하루 중 반야(半夜)에서 일중(日中)인 자시(子時)부터 사시(巳時)가 좋다고 하였다.

또한『제병원후론(諸病源候論)』에서는 팔다리의 장애로 앉아하기 어려운 경우 앙와위(仰臥位)를 추천하고 있는데 바로 누운 자세에서 몸에 감았던 혁대나 단추 등을 느슨히 하고 베개는 3촌 높이로 하며 양 손은 네 손가락으로 엄지를 감싼 자세로 몸에서부터 각 5촌을 벌리고 양다리는 발가락을 세워 서로 5촌을 벌린 상태에서 마음을 안정시키고 호흡을 가다듬으라고 하였다.

도홍경(陶弘景)은 숨을 들여 마시는 방법은 오직 한 가지 방법밖에 없으나 숨을 내쉬는 방법에는 여섯 가지가 있다고 하여 육자결(六字訣)을 주장하였다.

한의학의 제반 문헌에 나타난 호흡의 일반 원칙은 가늘고〔細〕, 길며〔長〕, 깊게〔深〕 그리고 균등하게〔均〕로 대별할 수 있다. 세(細)는 가늘고 조용하게 한다는 뜻으로 조용하게 하는 것은 귀에 소리가 들리지 않는 상태를 말한다. 장(長)은 글자 그대로 긴 것을 말하는데 사람에 따라 능력이 다르므로 일정한 표준은 정할 수는 없지만 능력이 있는 한 길면 길수록 좋되 몇십 번, 몇백 번을 계속해도 일정한 길이가 유지되어야 한다. 심(深)은 복식호흡에 관한 것으로 들숨 때 하복부를 팽창시켜 횡격막을 내리고 폐의 아래 부분까지 가득히 공기를 집어넣는다. 또한 날숨 때에는 하복부를 움츠려 횡격막을 올리고 폐 속을 비운다. 균(均)은 고르다는 것으로 각 호흡의 길이, 들숨과 날숨의 리듬을 일정하게 한다는 것이다.

단전호흡의 의의 및 효용에 대해 『비급천금요방(備急千金要方)』에서는 외부의 기후변화에 영향받지 않고 각종 독소가 침범하지 않아 능히 360살까지 살 수 있다고 하였고, 태식경(胎息經)에서는 호흡이 단지 질병을 치료하는 것이 아니라 수명을 결정하며 나아가 오래하면 신선이 된다고 하였다. 또한 『의방집해(醫方集解)』에서는 크게는 가히 도(道)를 얻을 수 있고, 작게는 가히 양생에 응용할 수 있다고 하여 인체의 질병을 치료함은 물론 노화방지나 도를 닦는 방법이라 극찬하고 있다.

지금까지 간략하게 한의학의 문헌을 통해 단전과 관련된 호흡을 살펴본 결과 단전호흡이란 명칭은 없지만 호흡시 중요한 부위로 인식되어지는 단전 때문에 그 명칭이 최근 도교의 양생가로부터 전해진 것으로 생각되어 진다. 또한 편자가 어려운 한의학 용어나 책을 인용한 것은 양생호흡의 목적이 몸과 마음을 수양하여 무병장수에 있는데 최근 본래의 취지를 벗어나 현대인을 기만하고 있음을 확실히 밝히려고 하였기 때문이다.

『의학입문(醫學入門)』을 저술한 이천(李梴)은 이러한 점을 경계하면서 말하길 도인법(導引法)은 몸을 보양하는 한 가지 방법으로 대개 사람의 정신은 극히 고요하고자 하고 기와 혈은 극히 움직이려 하니 진정한 의미를 생각하면 다만 무도(無蹈)하여서 혈맥(血脈)을 배양하라 하였다. 단전호흡은 최근 사회적 분위기에 편승하여 그 기본정신을 잃고 있는데 수련 시간과 장소를 구별하지 못하고 있으며, 기본적인 면보다는 외적인 면을 강조하는 등 혹세무민하는 부작용이 나타나고 있어 본래의 의미를 무색하게 만들고 있다. 따라서 단전호흡은 인체 구성요소인 정, 기, 신의 단련으로 질병을 치료하고 예방하며 신체를 강화시킨다는 측면에서 연구되어야 하며 발전시켜야 진정한 선조의 뜻에 따른다고 할 수 있겠다.

16. 침(타액)

漢蒯京 年百二十歲 日甚壯 言朝朝服食玉泉 扣齒二七
名曰練精
後漢王眞 常嚥舌下玉泉嚥之 謂之胎息 孫眞人曰 髮宜多
櫛 手宜在面 齒宜數扣 津宜常嚥 氣[1]宜精鍊 此五者 即黃
庭經所謂 子欲不死 修崑崙爾

■ 주
1. 활인심법에는 표(票)로 되어 있음.

중국 한나라의 유경은 나이 120세에도 아주 건장했는데 말하기를 아침마다 옥천(玉泉)을 복식하고 구치(扣齒)를 14번씩 하니 이를 연정(練精)이라 한다고 하였다.

후한 때의 옥진(玉眞)도 항상 혀 밑의 옥천을 삼켰는데 이를 삼키는 것을 태식(胎息)이라고 하였다. 손진인(孫眞人)은 말하되 머리는 많이 빗어야 하고 손은 얼굴을 문질러야 하고, 이는 자주 마주쳐야 하고, 침은 항상 삼켜야 하고, 기(氣)는 마땅히 정련(精鍊)하여야 한다 하였으니 이 다섯 가지는 『황정경』에서 "그대가 죽지 않으려면 곤륜(崑崙)을 닦으라"고 한 것이다.

침, 즉 타액과 관련있는 양생방법을 제시하고 있는 부분이다.

타액에 대한 효능은 이미 동·서의학에서 상세히 밝히고 있는데 예를 들어 설명하면 임파선이 부어오를 때 침을 바르면 가라앉고 뱀이나 벌레에게 물렸을 때도 응급으로 침을 바르면 독이 풀리는 경우가 있고 피부질환에도 침을 바르면 치유되기도 한다.

의학적으로 잘 씹어진 음식과 타액이 섞여진 경우는 음식이 위까지 미끄러져 내려가는 데 3초밖에 걸리지 않는데 비해, 침이 잘 섞이지 않은 딱딱하고 마른 음식은 15초나 걸린다. 또한 밥을 입 속에서 오래 씹으면 단맛이 나는 것은 타액에 의한 소화 결과로 당(糖)이 만들어진 증거이다. 일단 음식물이 입속에 들어가면 반사에 의해 이내 침이 넘쳐흐르는데 맛있는 음식이 눈앞에 있거나 빈속일 때 맛있는 음식 냄새를 맡든가 이야기를 듣기만 해도 침이 흘러나온다.

이 외에도 타액에 대한 효능이나 기전은 많지만 한의학에서는 기본적으로 정(精)을 저장하는 데는 필수적인 물질로 인식하고 있다. 따라서 도인을 하기 전(前)에는 반드시 구치(扣齒)법을 사용하여 타액을 만든 다음 삼켜 기(氣)의 순환을 돕도록 하여야 한다고 밝히고 있다.

구치는 고치(叩齒)라고도 하는데 말 그대로 아래 치아와 윗니를 서로 부딪치는 것으로 일명 탁치(琢齒)라고 하기도 한다. 소원방이 저술한 『소씨제병원후론(巢氏諸病源候論)』이란 양생의 대표적 서적에서는 각종 질환에 이 고치법과 옥천을 활용하라고 권하고 있다.

몸이 허약해 나타나는 증상의 경우에는 닭이 우는 때에 고치를 36번 한 후 혀로 입술을 적시어 이빨 표면까지 침으로 닦은 후 삼키는데 이를 3번 반복하면 살충효과와 허약한 것을 보해 건강하게 된다고 하였다.

또한 활인심방의 내용처럼 옥천의 중요성을 강조하고 있는데 "매일 아침 옥천을 삼키면 건강해지고 안색이 좋아지며 이빨이 튼튼해진다. 옥천이라 함은 입속의 타액을 말하는데 일어나서 입안을 혀로 핥으면 타액이 넘치고 이것을 삼키고 아래위로 이빨 닿는 동작을 14번 하는데 이것을 3회씩 하는 것을 정을 단련하는 것이다."라고 하였고 이런 방법은 허약하여 마른 경우에 효과가 있어 활용을 권하고 있다. 또한 비슷한 표현이지만 윗배에 통증이 오는 경우에도 타액을 복용하라 하였는데 시간은 해 뜨기 전 닭이 울고 난 후 평안한 상태에서 누워 입속에 고인 타액을 세 차례 삼키면 능히 오장을 조절하고 살충하며 사람으로 하여금 오래 살 수 있게 하고 심복통(心腹痛)을 치료한다고 하였다. 그리고 고치의 효능을 총괄적으로 설명하고 있는데 고치를 14회씩 하고 침 삼키기를 14회씩 하는 것을 300번 하여 멈추는데 이 동작을 20일간 계속하면 나쁜 사기가 사라지고 60일간 계속하게 되면 간단한 질병이 낫고 100일간 계속하면 큰 병이 나아서 병색이 없어지고 얼굴과 몸에 광택이 나게 된다고 하였다.

그러나 이러한 고치, 타액, 연정 등은 대개 이를 반복하여야 효과를 기대할 수 있는 건강법이다. 짧은 생각으로 무리하게 시행한다면 득보다 실이 많음을 명심하여야 할 것이다.

침에 대한 실험적인 연구가 일본의 도오시샤(同志社) 대학의 니시오카 히토츠(西岡一) 교수에 의해 이루어졌는데 종양에 대한 연구였다. 방법은 실험관 내에서 발암물질에 침을 섞어서 그 효과를 측정한 것이었는데 대충 30초가 지나면 발암 물질의 독성은 80~100% 사라진다는 놀랄만한 결과를 얻었다고 한다.

그래서 그 교수는 식품첨가물, 농약, 유해곰팡이 등 일상 우리들이 자주 먹는 기회가 많은 유해물질에 관해서도 같은 실험을 하였다. 결과는 발암물질과 같았다.

의학적으로 침 안에 산소의 일종인 퍼록시타제가 함유되어 있다는 사실은 이전부터 알려져 있다. 그러나 그 기능에 대해서는 소화를 도와준다는 정도밖에 몰라 그다지 주목하지 않았다. 니시오카 교수는 지극히 간단한 방법으로 침에는 암 억제작용이 있음을 밝혀낸 것이다. 이른바 침을 선조들이 옥천, 신수(神水)라고 극찬한 이유를 알아낸 것에 불과한 것이라 할 수 있다.

일반적으로 입안에 음식물을 넣고 천천히 씹으면 30초 정도 걸린다. 이런 과정 중에 침이 나오게 되는데 침을 만드는 타액선(唾液腺)은 이하선(耳下腺), 악하선(顎下腺), 설하선(舌下腺)의 3군데가 있고 그 중 이하선의 호르몬 분비선에서 파로틴이란 호르몬이 나온다. 파로틴은 퍼록시타제보다도 일찍 발견되었으며 노화방지에 도움이 된다고 알려져 있다.

구체적인 예를 들면 근육의 세포와 세포, 조직과 조직을 잇는 결합조직은 나이를 먹어가면 노화되어 탄력성이 저하되어 연약해진다. 피부나 근육의 노화현상은 결합조직의 노화가 표면으로 나타난 현상이다. 파로틴은 이 노화를 방지하는 기능을 가지고 있다.

음식물은 잘 씹으면 파로틴의 분비가 왕성해지고 혈관의 노화를 막고, 살갗에 윤기가 나면서 젊게 만드는 효과가 있다. 따라서 침은 결코 소화의 보조액만이 아니다. 침에 함유된 파로틴은 25~30세 정도를 정점으로 차차 감소하기 때문에 중년이 되면 의식적으로 침을 나오게 하는 것이 좋다.

앞서 활인심방에서도 옥천을 입에 잔득 채워 천천히 삼키라고 한 것처럼 침을 식사할 때만 내는 것은 아니다. 식사와 관계없이 항상 침을 입에 모아 삼키라는 말이다. 틈이 날 때마다 늘 타액을 내어 삼키는 습관을 기르면 전신조직에 활력을 주어 불로장생의 목적을 이룰 수 있는 것이다.

침의 효능을 알게 되면, 생명체는 현대과학이 밝힌 것 이상으로 훨씬 심오하게 구성되어 있음을 알 수 있다. 또한 동양에서 전해 내려오고 있는 내용이 결코 비과학적이 아니라는 사실도 알게 된다. 오히려 최근에는 동양의 건강지식이 서양의학의 연구방향을 이끌기도 한다.

침과 비슷한 물질은 인체에만 있는 것이 아니라 천연의 식품에도 있다. 특히 딸기, 포도, 호도, 밤 등에는 에라그산이 함유되어 있는데 이 에라그산이 암 예방효과를 나타낸다.

에라그산이 지닌 암 예방효과는 생쥐를 이용한 실험에서 확실히 입증되었는데 피부암을 일으키는 물질을 바른 생쥐와 에라그산을 바른 다음 그 위에 발암물질을 바른 생쥐를 비교한 결과, 발암물질만을 바른 생쥐의 경우에는 100% 피부암에 걸렸으나 에라그산을 묻힌 생쥐의 암 발생률은 겨우 20%에 불과하였다. 결국 실험적으로 에라그산은 약 80%의 암 예방효과가 있다고 유추할 수 있다.

이처럼 인간이나 자연에는 각종 환경이나 질병으로 발생하는 모든 상황에 대처할 수 있는 물질이 내재(內在)해 있고 침과 에라그산은 이 한 예에 불과한 것이다. 계속적인 과학의 발달은 이러한 사실을 계속 입증할 것이고 과학적인 결과물에 의존하여 생활하는 사람들은 결국 건강하게 살아가는 본질을 잊은 채 자기 합리화에 맞추어 사는 잘못을 범하게 된다. 자연(自然)이란 말 속에 생활 철학이 있듯이 그 속에 인간의 몸과 마음을 지켜주는 철학이 내포되어 있는 것이다.

17. 건욕(乾浴)

熱摩手心 熨兩眼 每二[1]七遍 使人眠目自然無障瞖 明目
去風 無出於此 亦能補腎氣也 頻拭額上 謂之修天庭 連
髮際二七遍 面上自然光澤 如有黑點者 宜頻拭之 又以中
指 於鼻梁兩邊 揩二三十數 令表裏俱熱 所謂灌漑中嶽
以潤於肺 以手摩耳輪 不拘遍數 所謂修其城郭 以補[2]腎
氣 以防聾瞶也

■ 주 ─────
1. 활인심법에는 삼(三)으로 되어 있음.
2. 활인심법에는 보(輔)로 되어 있음.

두 손을 맞대어 뜨겁게 마찰하여 두 눈을 닦기 14번을 하면 자연이 눈에 끼는 것이 없어 눈이 밝아진다. 풍(風)을 제거하는 데는 이보다 더 나은 것이 없으며 또한 신기(腎氣)를 도와준다. 자주 이마를 문질러 주는 것을 천정(天庭)을 닦는다고 하는데 머리와 연결된 부분을 14번씩 문지르면 자연이 얼굴에 광택이 난다. 검은 깨가 있는 사람은 마땅히 자주 문지르고 또한 가운데 손가락으로 콧대의 양쪽을 모두 뜨겁게 하는 것을 이른바 "중옥(中嶽)을 관개(灌漑)한다"는 것이니 그렇게 함으로써 폐를 윤택하게 한다. 손으로 귓바퀴를 문지르되 횟수에 관계 없이 하는 것을 이른바 "그 성곽(城郭)을 닦는다"고 하는 것이니 그렇게 함으로써 신기(腎氣)를 돕고 귀가 머는 것을 예방한다.

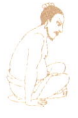　목욕이 질병치료의 보조방법으로 시행되어 온 것은 이미 수천 년 전 부터였고 의학적인 근거로 임상에 활용된 것은 최근 수치요법(水治療法)이라 하여 물리치료의 한 분야로 발달한 때부터이다.

물을 이용한 대부분의 목욕법은 물의 찬 성질과 따뜻한 성질을 이용하여 혈관이나 신경에 자극을 주어 혈액순환을 조절함으로써 치료효과를 기대하는데 주로 교감신경과 부교감신경을 자극하는 방법으로 생각되어진다. 그런데 최근의 학설 중 기존의 신경과 혈액순환 역할보다 체내의 전해질과 이온화 능력을 중시하여 생명현상을 체내의 전해질 성분과 이온화 능력과 관련지어 설명하려는 경향이 나타나고 있다.

전해질과 이온화는 생체전기와 밀접한 관련이 있어 결과적으로 생체전기의 활성화가 건강을 유지하는 관건으로 등장하였고 또한 자연치유력을 높여주는 한 가지 방법으로 제시되고 있다.

생체전기를 활성화시키는 방법 중에 손쉬운 방법으로는 건욕(乾浴)을 첫째로 꼽을 수 있다. 활인심방에 제시하는 방법도 바로 이 건욕을 가리키는 것으로 주로 얼굴을 중심으로 하라고 명시되어 있다.

그러나 중국 수대의 명의 소원방은 건욕을 광범위하게 사용할 수 있다고 하였는데 "손을 비벼 그 열로 얼굴을 아래, 위로 14번 비비면 간(肝)의 울체된 기(氣)가 없어져 얼굴에 광택이 난다. 이는 모든 질병에 사용할 수 있으나 계절에 따른 한열(寒熱)이나 두통 등에 효과가 있다"고 하여 적용 범위가 훨씬 넓음을 알 수 있다.

앞서 말한 것과 같이 건욕은 양손을 이용한 목욕방법이며 양손을 열감이 느낄 때까지 비빈 후 본인이 아픈 부위나 이상부위를 목욕하듯 문질러 주는 방법이며 다른 사람에게 할 수 있는 경제적인 치료방법이다.

이러한 방법은 예로부터 내려오는 생활습관 중에 할머니의 따뜻한 손으로 손자, 손녀의 복통이나 두통 등을 다스렸던 원리와 맥락이 같다 할 수 있다.

앞서 말한 생체전기의 활성화는 건욕을 통하여 손쉽게 얻을 수 있지만 현재까지 의학적인 근거는 뚜렷하게 밝히기는 어렵다. 생체전기가 왕성한 경우 조직이나 세포에 생명력을 강하게 하여 그 활동성이 왕성해지는데 개체의 저항력이 높아짐으로 해서 병원균의 번식이 어렵다는 이론을 생각하면 건욕이 자연치유력을 높여주는 효과가 있다고 유추할 수 있다.

양손을 비벼 발생되는 생체전기와 정전기는 본인은 물론 다른 사람에게도 시술할 수 있는 손쉬운 방법이며, 고립되어 서로 불신하는 현대와 같은 사회환경에서 건욕과 같은 간단한 동작은 의학적인 효과뿐 아니라 가족이나 사회를 건강하게 만드는 데에도 기여할 것으로 확신한다.

"할머니 손이 약손"이라는 조상의 지혜는 바로 한의학의 한 치료방법이고 이러한 방법이 우리 생활 속에 면면히 흐르고 있는 것이다.

18. 복부안마와 어깨운동

大凡人坐 常以兩手 按脘左右紐肩數十 則血氣通暢 不
生諸疾

무릇 사람은 앉으면 항상 두 손으로 위장이 있는 부분을 좌우로 눌러
주고 어깨를 수십 번씩 치면 혈기(血氣)가 잘 통해서 모든 질병이 생
겨나지 않는다.

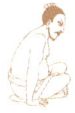

간단한 말이지만 숨어 있는 의미는 대단하다 하겠다. 현대를
살아가는 우리들이 명심할 내용이다.

현대인은 머리를 사용하는 폭이 넓은 대신 다리를 비롯한 신체를
사용하지 않게 되었고 그 작업의 대부분을 앉아서 생활하게 된다.
더군다나 초등학생을 포함한 모든 학생들은 앉아 있는 시간이 더 많
고 이에 따른 각종 증상을 호소하기도 한다. 이 중 가장 먼저 오는
것으로 어깨의 불편함을 들 수 있는데 이런 경우 뒷사람이나 다른
사람이 어깨를 눌러주거나 치게 되면 곧 시원해져 작업을 계속할 수
있게 된다.

또 계속되는 의자 생활로 위장이 항상 정체되어 소화불량을 호소하
는 경우가 많은데 이는 직장인이나 공부하는 학생 모두에게 올 수 있
는 일상의 질환이라 할 수 있다. 이때에도 우리는 경험적으로 불편한

복부를 눌러주거나 마찰하게 되는데 이 동작들이 바로 활인심방에서 제시하고 있는 간단한 치료법에 해당된다. 이만큼 상복부나 어깨는 정신적인 작업을 하면서 운동이 부족한 사람에게 나타나는 신체 부위로 이 부분의 이상(異常)은 곧 다른 병을 불러올 수 있는 계기가 된다.

특히 직장인인 경우에는 어깨나 목뒤가 굳어지고 심하면 통증이 나타나는 경우가 많은데 이때는 관심을 두고 대처해 나가지 않으면 큰 낭패를 보기 쉽다.

인체의 구조로 보아 인간은 두 다리로 서 있거나 앉아 있으므로 해서 각종 질환이 발생되는데 어깨가 굳는 증상도 그 하나이다.

무거운 머리를 떠받치는 데에는 가는 목만으로는 무리가 생긴다. 그래서 그 주위에 있는 목과 어깨의 근육이 끊임없이 활동해서 떠받치고 있어야 한다. 이러한 근육들은 두 팔을 함께 떠받치게 되는데 이 경우도 상체를 일으켜 세운 자세를 유지하기 위하여 가슴과 등의 근육도 늘 긴장을 요구당하고 있다. 항상 과로한 상태가 되면 이 때문에 발생된 피로물질이 근육에 쌓여 굳어지게 된다.

또한 늘 같은 자세를 취하게 되면 근육이 계속 긴장하게 됨으로 근육 속의 혈관이 눌려 영양과 산소의 공급이 부족하게 되고 동시에 쌓였던 노폐물을 배출시키지 못하여 더욱 어깨가 굳어지게 된다.

이 외에 자세가 나빠서 어깨가 굳어지는 수도 있다. 그리고 자세가 나쁘면 근육의 피로를 보다 더 느끼게 된다. 잠 잘 때의 자세가 나빠서도 어깨가 굳어지기도 하는데 이 경우에는 간단한 안마나 지압으로 해결될 수 있고 통증이 있는 경우 따뜻한 물로 찜질을 하게 되면 대부분 회복된다.

그런데 여기서 문제가 되는 것은 반복적인 어깨의 굳음이나 치료를 하여도 낫지 않는 어깨의 굳음이다. 즉 어깨의 굳음 뒤에 더 심각한 질환이 숨어 있을 수 있다는 점이다.

혈압이 높은 사람이나 혈압이 낮은 사람도 자주 어깨의 이상을 호소한다. 또한 위궤양이나 췌장염이 있을 때도 어깨가 굳어지는 수가 있다. 담석증인 경우는 오른쪽 어깨의 이상이, 협심증이나 심근경색 등과 같은 심장질환인 경우는 왼쪽 어깨가 굳어지는 경우가 많다. 이 밖에도 늑막염이나 폐결핵 등 가슴의 병이 있는 경우도 나타난다. 눈병으로 눈이 비뚤어진 경우에도 고개를 옆으로 꼰 자세를 한 사람에게는 어깨가 굳어짐을 관찰할 수 있다. 또한 편도선염이 생기면 목 깊은 곳에 있는 임파선이 붓는데 그 아픔과 긴장을 없애기 위해 고개가 비뚤어지면 이로 인해 어깨가 굳는 경우가 있다. 이밖에 귓병이나 콧병도 어깨의 굳음과 관련이 있고 치아의 병도 어깨와 관련있다는 보고도 있다.

이렇듯 각종 질환과 어깨가 굳는 것은 관련이 많은데 앞서 말한 것과 같이 직장인에게 많이 올 수 있는 소화기질환과 매우 밀접함을 알 수 있다. 이와 같은 이유로 선조들도 같은 항목에 복부안마와 어깨운동을 한꺼번에 소개하지 않았나 생각된다.

필자가 고안한 목운동을 소개한다.

건강을 지키고 체력을 향상시키기 위해 보급된 국민체조의 목운동과 비슷하다. 그러나 목운동의 강약(强弱)과 완급(緩急)을 병행하여 경항부(頸項部)의 근육을 풀어주고 머리의 혈액순환과 두뇌기능을 도와주는 자극 방법이 된다. 이 운동은 두뇌 혈액순환을 촉진하고, 뇌신경의 효과적인 자극방법이 되므로 노인의 치매예방 뿐 아니라 정신적인 긴장 속에서 근무하는 근로자나 학생층의 정신건강에도 도움을 줄 수 있다.

　시행요령은 머리를 정중앙에 위치하고 천천히 앞으로 고개를 숙인다. 이때 약간의 힘을 준 상태로 끝까지 숙인다. 완전히 숙인 후 원래의 정중앙 위치로 힘을 뺀 상태로 신속히 올린다. 이 동작을 3회 반복한다. 2차 동작은 목뒤로 제치는 동작으로 요령은 1차 동작과 같다. 3, 4차 동작은 목을 좌우(左右)로 숙이는 동작으로 요령은 목을 전후로 숙이는 1, 2차 운동과 같다. 5, 6차 운동은 목을 좌우로 돌리는 동작으로 요령은 앞에 기술한 운동과 동일하다.

　필자의 목 체조는 그 원리가 두뇌에 공급되는 혈관의 기능을 원활히 하고, 뇌와 연결된 신경들의 정상적인 기능을 유지시키며, 기(氣)의 순환 통로가 되는 경락의 원활한 소통을 목적으로 한다. 스트레스로 기인된 목 근육의 경직을 해소하여 울체되어 균형이 깨진 자율신경계통을 조절하여 숙면을 유도하는 좋은 운동법이다. 전체 여섯 동작이며 한 동작을 3회씩 반복하니 총 18회이고 1일 2~3회 꾸준히 하면 효과를 보는 적극적인 운동법이다.

19. 색욕(色慾)

古人 以色慾之事 譬之凌杯盛湯 羽苞畜火 可不愼乎

◯

옛 사람들은 색욕에 대해 비유해서 "얼음 잔에 끓는 물을 붓는 것과 같고, 깃털이나 마른 쑥에 불을 지르는 것과 같다"고 하였으니 가히 삼가지 않을 것인가?

결국 삼가는 것이 건강에 좋다는 결론이다. 그러나 어떻게 어느 정도로 제한하는 지에 대하여는 자세한 언급이 없다. 그러나 대개의 성교는 사정을 전제로 하기 때문에 한의학에서는 정(精)의 보존에 중점을 두어 정을 누출시키는 것에 대해 금하고 있다. 대개 색(色)에 대한 내용은 양생과 연관되어 예로부터 기록되어 왔는데 이 때문에 양생법이라 하면 기혼자나 중년에 있어서는 거의 성과 연관지어 생각하게 된다.

대부분의 양생훈(養生訓)에는 신색훈(愼色訓)이란 것이 있다. 즉 색(色)을 삼가라는 성에 관한 내용이다. 그 첫 번째 교훈으로 "정기(精氣)를 유지하라"고 가르친다.

"양생의 길은 신(腎)과 성욕(性慾)을 기르는 것이 중요하다. 신을 기르는 데는 약의 힘에 기대서는 안 된다. 오직 정액을 유지하여 줄지 않도록 하고, 신기를 다스려서 움직이지 않도록 하는 것이다. 혈기(血

氣)에 의해서 색욕을 난잡히 하면 도(道)에 위배되고 체면을 잃게 되는 것이며, 정기(精氣)를 많이 줄인 사람은 수명을 짧게 하는 기초가 된다"고 하였고 "식욕과 성욕은 사람의 두 가지의 자연적인 욕망이다. 이것은 자칫 잘못하면 지나치게 되기 쉬우므로 가히 삼가야 한다. 젊은 사람도 그렇지만 특히 중년이후의 노인은 식욕과 성욕에 주의해야 한다. 성행위를 기분좋게 하기 위해 약을 먹는다든가 하는 것은 좋지 않다"라고 하여 욕정을 억제함으로써 양생의 근본으로 삼고 있다.

당나라의 명의(名醫)인 손사막이 지은 『천금방(千金方)』에는 사정의 횟수에 대해 규정하고 있다. 20세인 사람은 나흘에 한 번, 30세는 8일에 한 번, 40세는 16일에 한 번, 50세는 20일에 한 번, 60세의 사람은 정(精)을 닫고 빼어서는 안 되며 만약 체력이 왕성한 사람은 1일에 한 번도 무방하다. 그러나 젊고 왕성한 사람이 참을 수 있어 한 달에 두 번 정도로 사정한다면 장수한다고 하였다. 기억하여 실행에 옮겨 봄직한 내용이라 하겠다. 그러나 의학적으로 횟수를 정하는 것은 어렵지만 여러 가지 사항을 종합하게 되면 몇 가지 명심해야 할 점이 발견된다.

첫째, 성교 후 그 다음 날 체력변화에 따라 횟수를 정하여 한다. 만약 피곤하거나 노곤하여 근무나 일에 지장을 준다면 이는 분명히 자기 체력의 한계를 넘고 있음을 암시하는 것이다. 줄여야 마땅하다.

둘째, 『천금방』에서도 언급되고 있지만 무한정한 금욕은 이로 인한 정신적, 육체적 스트레스를 불러 일으키기 때문에 이로 인한 제반증상을 야기하므로 가능하면 체력에 맞는 횟수를 결정하는 것이 바람직하다.

셋째, 성교의 연령인데 가능하면 문헌에서 제시한 것과 같이 20세

이후가 좋다고 하겠다. 그 이유는 발육기에 있는 사람은 성교로 인해 배설되는 정액이 많으면 많을수록 발육을 저해하고 몸이 약해진다. 또 젊은 때는 방탕하게 되고, 방탕하게 되면 반드시 문제를 야기시키는 생리적 특징이 나타나는 시기이기 때문이다.

킨제이에 의하면, 남자는 18세 때에 성욕은 최고가 되고 여성은 20세를 지나 30세에 이르러 비로소 성욕이 충실해진다고 한다. 이런 시기에 성욕이 일어나는 대로 무작정 해버린다면 버릇이 되어 이 나이에 급속히 발달해야 할 정신발육이 엉망이 되어버리는 것이다.

동양의학에는 본보기가 될 수 있는 원리적인 면을 밝힌 책을 '경(經)'이라고 표현하고 있는데 편자가 여러 번 인용한 『황제내경』과 『황정경』이 이에 해당한다 하겠다. 『황제내경』은 인체의 질병과 자연과의 관계, 이 속에서 인간이 살아가는 지혜와 의술을 행하는 방법들로 구성되어 있고, 『황정경』은 양생의 기본 원리를 밝혀 그 방면의 성전(聖典)으로 인식되고 있다. 그리고 이 단원에서 언급되고 있는 성의학에 대한 경전으로 『소녀경(素女經)』이란 것이 있어 성에 대한 지식을 전해주고 있다.

『소녀경』은 지금부터 2천여 년 전인 후한(後漢)시대에 황제가 방중술(房中術)에 관해 선녀나 선인들과 문답식으로 주고 받은 이야기들을 한데 모은 것으로 성(性)에 관한 책으로서는 동양 최고(最古)의 성전(性典)이다.

유사이래 오늘날까지 전해 내려오는 대표적인 성전(性典)으로는 기원전 5백 년경에 저술된 유태교 성전인 『탈무드』와 기원전 4백 년경에 저술된 인도의 『카마수트라』와 『소녀경』을 꼽을 수 있다. 위에 말한 세 가지 경전은 성에 관한 대표적인 성전이라 할 수 있다. 그런데 세 경전이 일치하는 것은 성행위가 쾌락을 추구하는 건강한 영위(營爲)라고 생각하는 점이다. 그러므로 건강한 사람은 누구나 성행위를 하는 것이 자연스럽고도 당연하다는 것이다. 그러나 『소녀경』의 다른 점은 다른 경전에서 언급하고 있는 "생명을 단축시키는 행위이므로 절제가 요구된다"는 사실을 부정하며 반대로 올바른 방법에 의한 성생활은 건강을 해롭게 하기는커녕 오히려 몸을 건강하게 할 뿐만 아니라 생명조차 연장시킨다고 강조한다. 편자는 『소녀경』에 수록되어 있는 내용 중 의학적인 측면에서 공감할 수 있고 현대인에게 도움이 될 만한 내용을 간추려 소개할까 한다.

한의학의 근본 원리는 심신의 조화에 있는데 『소녀경』에서도 이런 정신에 근거를 두고 성행위도 자연섭리에 의한 자연운행의 리듬에 속하는 행위임을 강조한다. 다시 말하면 성행위는 자연법칙에 의한 신체의 리듬적 행위이므로 성행위를 자연의 운행법칙에 따라 하면 얼마든지 다접(多接)해도 생명을 위축시키지 않고 이와 반대로 생명력을 더욱 왕성하게 한다고 주장하고 있다. 앞서 말한 것과 같이 성생활은 신체적인 구조로 보아도 식생활과 함께 인간이 추구하는 양대욕구(兩大慾求)의 하나라 할 수 있다. 그리고 쾌감을 목적으로 하는 만큼 자기도 즐기는 동시에 상대방도 적극적으로 즐기게 하는 술법을 터득하지 않으면 안 된다. 『소녀경』에서 밝히고자 하는 핵심적인 내용은 강건(强健)과 연명장수(延命長壽)와 쾌락을 누리자는 데 있으므로 육체와 정신을 분리시켜 생각하는 현대의 성생활서들과는 근본적으로 다르다고 하겠다.

첫째, 오상지도(五常之道)에 대해 알아보기로 하겠다.

황제가 말하길 "언젠가 말한 오상지도란 어떤 것인가?"

소녀가 대답하길 "남자의 성기(性器)는 그 자체가 오상지도를 갖추고 있는 것이옵니다. 평소에 깊숙한 곳에 숨어서 아무런 불평도 없이 조용히 자기만 지켜 오고 있다가 일단 남에게 베풀고자 할 때에는 아낌없이 베풀어 주는 것이 남자의 성기옵니다. 그러므로 남자들의 성기에 대해 논(論)할 지경이면, 남에게 베풀기를 좋아하는 것은 인덕(仁德)을 갖추고 있는 증거이옵고, 성기의 속에 공도(空道)가 있는 것은 의덕(義德)을 갖추고 있는 증거이옵고, 귀두가 매듭이 져 있는 것은 예덕(禮德)을 갖추고 있는 증거이옵고, 교접하고 싶을 때는 일어서지만 교접을 하고 싶지 않을 때에 죽어 있는 것은 신덕(信德)을 갖추고 있는 증거이옵고, 일단 유사시 수그러져 있던 머리를 위로 들어 올리는 것은 지덕(智德)을 갖추고 있는 증거입니다. 그러므로 그와 같은 이치를 터득하고 있는 달인(達人)은 오상지도에 의하여 욕망을 마음대로 조정할 수 있는 것이옵니다."

"성기란 그야말로 오묘하기 짝이 없는 기구로구나"

"진실로 그러하옵니다. 만약 인덕을 남에게 베풀고자 할지라도 정력이 부족할 경우에는 일어서지를 아니하옵니다. 그것은 의덕이 공간을 고사하고 있어서 방사과다(房事過多)를 경계하고 있기 때문인 것입니다. 그리고 정력이 넉넉하여 남에게 베풀고 싶을 때에는 의덕은 스스로를 억압함과 동시에 예덕이 마디를 일으키며 일어서게 됩니다. 그 모양으로 남녀교접에는 오상지도가 있어서 서로 간에 작용을 하기 때문에 그것만 터득하여 그대로 순종하면 얼마든지 장수를 할 수 있는 것이옵니다. 그런데 오상지도 중 가장 중요한 것은 신덕입니다. 신덕은 남자가 욕망을 맘대로 휘두르는 것을 항상 억제하여 절제있게 행동하게 함으로써 연명장수(延命長壽)를 하도록 하는 것이기 때문입니다."

"오상지로를 제대로 알아서 남녀교접을 그 법도에 맞게 실행하면 원기도 왕성해지고 불노장생도 할 수 있다는 말이냐?"

"물론 그러하옵니다. 그 법도대로만 실행하면 다접(多接)할수록 오히려 건강이 증진되고 생명이 연장되는 것이옵니다."

이외에 오징(五徵), 오욕(五慾), 십동(十動) 등을 소개하고 있는데 이는 여자의 신체적 징후와 욕망, 그리고 이에 따른 열 가지 행동을 설명하고 있다.

다음으로 사지(四至)의 도를 설명하고 있는데 이는 남자가 여자와 교접할 때 음경이 충분히 발동하여 커질 수 있는 데까지 커지고, 꿋꿋할 수 있는 데까지 꿋꿋해지고, 뜨거울 수 있는 데까지 뜨거워져 화기(和氣)와 기기(肌氣)와 골기(骨氣)와 신기(神氣)가 충분히 갖추어진 연후에만 교접하라는 말로 충분한 준비없이 남녀교접을 억지로 하면 건강에 크게 해로울 뿐만 아니라 심하면 생명에도 나쁜 영향을 준다고 하였다. 또한 여자에게도 구기(九氣)라는 것이 있는데 이는 교접시에 나타나는 행동을 폐(肺), 심(心), 비(脾), 신(腎)의 기능과 골(骨), 근(筋), 혈(血), 육(肉) 그리고 영(靈) 등과 관련지어 설명하고 있다. 이 외에 교접하는 방법과 팔익칠손(八益七損), 횟수 등에 관한 내용을 수록하고 있고 정력보강제에 대한 언급도 있다. 특히 현대인들이 참고해야 할 건전한 성생활을 위한 금기사항이 있는데 다음과 같다.

첫째, 그믐이나, 초순, 달이 밝은 보름날 밤에 교접하면 몸이 허약해져 유정(遺精)하기 쉽다고 한다.

둘째, 비바람이 들이치거나 뇌성벽력, 지진이 있을 때에 교접을 하면 그때에 생겨난 아이는 벙어리나 귀머거리, 장님, 정신박약아가 되고 본인도 우울증에 걸리기 쉽게 된다고 하였다.

셋째, 배가 부르거나 술이 취했을 때 교접하면 내장의 제기관이 손상을 입기 쉽게 된다고 하였다.

넷째, 소변을 본 직후에 교접을 하면 식욕이 감퇴되거나 정신적 혼란이 야기된다고 하였다.

다섯째, 길을 많이 걸었거나 힘든 일을 하고 난 직후에 교접하면 천식이나 소화불량에 걸리기 쉽다고 하였다.

이상의 내용으로 보아 성욕에 대한 것은 자연스러운 것으로 필요악(惡)이라 할 수 있겠다. 하지만 선인이 남기신 내용을 참고하여 생활한다면 비록 무병장수는 하지 않더라도 정해진 수명 동안 건강하게 살 수 있을 것이고 이러한 사고로 성생활을 한다면 건강하고 올바른 성문화가 이루어질 수 있다고 생각한다.

마음 다스리기

치심(治心)이라고 표현되어 있는 단락이다. 활인심방에서는
정신적인 중요성을 매우 강조하고 있는데
중화탕, 화기환 등의 치료처방을 제시하고 있으며
마음을 다스리는 방법 즉 마음을 올바르게 지니는 방법을 소개하고 있다.
또한 뒷부분에 보양정신(保養精神)이라 하여
정신을 가다듬는 방법을 소개하여
인간의 마음으로 인한 질병이 대부분 마음상태에 따라 발생되고
이에 대한 조절과 정신수련을 함으로
건강을 지킬 수 있음을 재차 강조하고 있다.

臞仙曰 心者神明之舍 中虛不過徑寸 而神明居焉 事物之
滑 如理亂棼¹ 如涉驚浸 或怵惕 或懲創 或喜怒 或思慮
一日之間 一時之頃 徑寸之地 炎如火矣 故神弗留則蠹²
明弗留則耗 休休焉常與道謀 而自不覺
或曰 謹於爲善 若嗜慾一萌³ 卽不善也 歸而勿納 是與良
心競也 必有忿悁之心起 而與我敵 以我矜願之意 按彼忿
悁之心 何爲不鬪 鬪不止而害生矣 凡七情六慾之生於心
皆然
故曰 心靜 可以通乎神明 事未至而先知 是不出戶知天下
不窺牖見天道也 蓋心如水之不撓⁴ 久而澄淸 洞見其底 是
謂靈明 宜乎靜可以固元氣 則萬病不生 故能長久 若一念
旣萌 神馳於外 氣散於內 血隨氣行 榮胃⁵昏亂 百病相攻
皆因心而生也 大槪怡養天君 疾病不作 此治心之法也

■ 주 ─────

1. 어지러울 분(棼)

2. 좀먹을 두(蠹)

3. 싹틀 맹(萌)

4. 어지러울 요(撓)

5. 활인심방과 활인심법에는 모두 위(胃)로 되어 있으나 문맥상 위(衛)가 맞음.

구선이 말하길 마음(心)은 신명(神明)의 집이니 속이 비고 직경이 일
촌에 불과하지만 신명이 거처한다. 사물을 대할때 난분(亂棼)을 가려

내는 것 같고, 급한 물을 건너는 것 같고, 혹은 두려워하고 근심하며, 혹은 징계하며, 혹은 성내며, 혹은 사려하여 하루 한시동안에도 일촌의 지(地)가 염열(炎熱)하기가 불같은 것이다. 그러므로 신(神)이 머물지 않으면 좀먹고 명(明)이 머물지 않으면 소모되나니 언제나 도(道)와 더불어 꾀하면서 스스로 깨닫지 못한다.

누군가가 말했듯이 "조심스럽게 착함(善)을 행하더라도 욕심이 한 번 싹트면 곧 착함이 아니다."고 하였으니 착하지 못한 데로 돌아가고 들어오지 않는다면 이는 양심과 대치되어 반드시 분한 마음이 일어나서 나와 적이 될 것이다. 내가 어여삐 여기는 마음으로 저 분한 마음과 접하게 되면 어찌 다투지 않을 것이며, 다툼이 그치지 아니하면 삶을 해칠 것이다. 무릇 칠정과 육욕이 마음에서 생겨나는 것도 다 그러한 것이다.

그러므로 마음이 고요하면 가히 신명에 통해 일이 아직 이르지 아니해도 먼저 이를 알게 된다. 집을 나가지 않아도 천하를 알고 창을 내다보지 않아도 천도(天道)를 본다. 대개 마음은 물이 흔들리지 않는 것과 같아서 오래면 맑아져서 그 바닥이 환히 보인다. 이것을 영명(靈明)이라고 한다. 마땅히 고요해서 원기(元氣)를 굳히면 만병이 생기지 아니하므로 능히 오래 살 것이나, 만약에 한 생각이 이미 싹트면 신(神)은 밖으로 달아나고 기(氣)는 안에서 흩어지며 피가 이에 따르고, 영위(榮衛)가 혼란해져서 백병(百病)이 침공하나니 모두 마음으로 인해서 생겨나는 것이다. 대개 마음을 평안하게 기르면 병이 생겨나지 않으니 이것이 마음을 다스리는 방법이다.

윗 글의 내용은 마음의 안정이 곧 모든 질병을 낫게 하는 근본적인 힘이며 이를 위해 마음을 다스리는 것이 필요함을 강조한 것으로 그 주체가 마음(心)이며 이 속에서 분출되는 신명(神明)의 중요성을 비유하여 설명하고 있다. 그 내용이 다소 개념적이기 때문에 이해가 어렵지만 그 요점은 마음을 잘 수양하여야 병에 걸리지 않으며 나아가 장생하는 첫째 조건이라 하였다.

마음을 다스리는 방법으로 우리는 흔히 종교를 의지하고 있다. 이 중에서도 불교는 활인심방에서 제시하고 있는 마음의 문제를 쉽게 설명하고 있다.

불교에서 마음 다스리는 방법을 선(禪)이라고 표현하는데 선은 결국 자기 자신을 닦는 방법이라 할 수 있다. 역대 불자 가운데 달마대사(達磨大師)의 선법은 비교적 일반이 이해하기 쉬운데 그 내용이 활인심방 치심(治心)의 구체적인 실천방법이라 생각되어 소개하여 본다. 대개 도(道)를 닦는 데는 그 방법이 한량없으나 그것을 묶어서 두 가지로 나눌 수 있다.

첫째는 정신으로 입문하는 것이고,

둘째는 행동으로써 들어서는 법이다.

정신적인 면은 불도를 닦는 전문적인 내용이며 정신세계의 사고(思考)이므로 생략하고 정신적인 갈등이나 현실의 세계에서 행동으로 나오는 각종 현상을 극복하고 이해하는 선방법은 행동으로 들어서는 방법이라 하겠다.

이 방법에는 네 가지가 있는데 그 첫째로 "원수풀이"이다. 원수풀이란 현금에 나타나는 각종 사건이 전생(前生)의 인과응보에 의해 발생되며 이러한 사건이 자아(自我)를 더 수련시키는 것이란 것이다.

둘째는 "인연에 맡겨두기"인데 이는 현실의 모든 것이 잠시 스쳐가는 일장춘몽과 같은 것으로 생각하며, 모든 것을 인연이라는 줄로 연결됨을 인식하여 만남과 헤어짐, 소유와 버림, 행복과 불행, 건강과 질병 등의 현상을 담담하게 받아들이는 수행법이라 할 수 있다.

셋째는 "아무것도 구하지 아니하기"인데 이것은 인간의 칠정과 육욕으로 인한 모든 현상을 무시하고 바라지 않는 수련법이다. 부처님이 말씀하신 "구하는 것은 다 고생이니 구하지 아니하면 참 편하리라"가 주된 사상이며 이런 행동으로 수행하는 것이 바로 "아무것도 구하지 아니하기"인 것이다.

넷째는 "제대로 살기"이다. 이는 구속받지 않는 자아의 수련방법인데 영원한 생명, 자유의 생명과 같은 것이다. 이 마음이 우주 본연의 마음이며 자연의 마음이기 때문에 마음쓰기를 이에 합하는 방법이기도 하다.

이 네가지 방법은 들어 보기만 해도 마음이 편안해지고 잠시라도 현실의 세계를 잊게 할 수 있다. 이처럼 마음을 닦는 것은 어떠한 목적이 있는 것이 아니라 현실과의 갈등을 극복하려는 본래의 마음이기 때문에 그 마음을 찾는 것이 마음을 평안하게 할 수 있는 방법이라 하겠다.

마음과 관련된 내용 중 현대의학적으로 규명되어진 재미있는 사실이 있다.

인체는 자기 방어와 관련된 항상성이 있다. 이는 정신과 육체의 조화 뿐만 아니라 신체내 각 기관에 있어서도 동일한 개념이다. 이러한 항상성이라는 전체적 균형장치는 세 부분으로 나뉘어져 있다. 첫째는 자율신경계통이고 둘째는 호르몬계통, 셋째는 면역계통이다. 이 가운데 세번째인 면역계통을 항상성의 하나라고 인식한 것은 최근의 일이라 할 수 있다. 식물의 경우는 면역체의 기능은 매우 국소적이지만, 인간과 같은 고등 동물은 전체적으로 작용하고 있다.

항상성의 시스템은 이 세 계통에 의해 이루어진다. 이 세 가지는 모두 심리상태와 대단히 밀접하다. 즉 마음 상태에 따라 세 가지의 기능이 저하되기도 하고 향상되기도 한다.

생명체가 항체를 만들 때에는 B세포와 T세포 두 종류의 임파구가 관계하며, B세포는 항체를 만든다. T세포는 자기 자신이 스스로는 만들지 못하며 항체를 만드는 B세포를 보조하고 있다.

스트레스만 높아져도 T세포, B세포 두 종류 다 영향을 미친다. 면역계라는 것은 그 정도로 전체적인 힘을 지니고 있다. 생명체에는 강하고 유익한 존재인 면역계이지만 그것이 마음의 변화에 따라서는 플러스도, 마이너스로도 작용하는 것이다.

면역기능은 여러 가지 물질이 관련되어 있다. 백혈구의 30~40%를 점하는 임파구도 그 하나이다. 가족이나 친지를 잃은 직후, 그 당사자의 임파구는 활동능력이 현저히 떨어져 병에 대한 저항력이 약해져 버린 실험 결과도 있다. 따라서 정신상태, 곧 마음이 면역기능에 커다란 영향을 미치며 역으로 인간의 생리적인 면역 능력을 충분히 살리려면 정신 상태는 늘 양호하게 해두어야 한다. 면역능력의 저하는 에이즈와 마찬가지로 대단히 중요한 것이다.

한의학에서는 칠정(七情)에 의하여 병이 생긴다고 하였다. 특히 감정의 변화는 오장에 영향을 준다고 하였는데 오장의 형태에 영향을 주는 것이 아니라 오장의 기능에 영향을 준다는 것이다. 이러한 개념은 오장이란 개념을 하나의 살아있는 독립된 개체로 인정하는 것으로 정치적으로 봉건주의를 연상하는 시스템이라 할 수 있다.

칠정 중에 사랑과 관련된 감정으로 즐거움과 슬픔을 대표적으로 꼽을 수 있다. 사랑을 하면 예뻐진다는 말은 결국 즐거움이 정신에 충만되어 각 신경계에 전달되어 몸의 기능을 충실하게 할 수 있는 조건을 만드는 것으로 그야말로 좋은 작용이지만 슬픔은 이와 반대로 몸을 축내고 무기력하게 만들고 끝내는 생명을 잃게 하는 조건을 만든다. 사랑으로 인한 슬픔을 흔히 실연(失戀)이라고 한다. 실연이라는 사랑병은 예나 지금이나 인간의 정신상태를 나쁘게 만들며 경우에 따라 상상을 초월하는 사건을 일으키기도 한다.

강한 전류가 흐르는 벽으로 둘러싸인 곳에 쥐를 잡아넣고, 벽에 부딪히면 충격이 오는 장치를 해 놓는다. 물론 도망갈 길은 없다. 이 속에다 쥐를 기르면 임파구의 수가 점점 줄어든다. 도망칠 길이 없다는 강렬한 압박감은 쥐의 면역능력을 단번에 떨어뜨린다. 이와 같이 실연도 실험의 대상인 쥐와 마찬가지로 도망갈 길이 없다는 식으로 굳게 믿어버리는 현상이다. 자살까지 가지 않더라도 실연으로 열이 높아져 고열이 원인이 되어 죽게 되어 버리는 사례는 면역능력의 저하라는 입장에서 보면 충분히 이해할 수 있다. 마음을 다스리는 방법은 자연적이든 인위적이든 상대적이라 할 수 있다. 이것은 본인의 의지와 관계될 수도 있지만 현실을 사는 현대인은 대개 본인의 의지에 의해 마음을 다스리기가 어렵다. 더군다나 요즘처럼 우리 마음에 자극을 강하게 주는 시대는 역사이래로 없다고 하겠다. 특히 환경적인 요인은 치심(治心)의 방법을 더욱 어렵게 만들고 있다.

호르몬의 분비와 정신과는 앞서 언급한 것과 같이 밀접한 관계가 있는데 이러한 사실은 최면실험을 하면 확인할 수 있다. 가벼운 최면을 걸어 심리적으로 불안한 상태를 만들면 오줌 속에 섞여 나오는 부신피질 호르몬의 양이 부쩍 증가한다. 생체가 부신피질 호르몬을 내는 것은 무언가 불안정한 상태로부터 벗어나려고 하고 있음을 뜻한다.

휴일에 누워서 마냥 텔레비전을 보고 있으면 쉬고 있다고 생각하는 사람이 많다. 그러나 폭력영화나 범죄물, 혹은 공포영화나 포르노 같은 자극적인 프로그램을 보고 있을 때, 생체는 매우 긴장하여 부신피질 호르몬이 대량으로 나온다. 결과적으로 누워서 신체를 피곤하게 만드는 꼴이 된다. 반대로 긴장감이나 자극을 주지 않는 프로그램을 보면 부신피질 호르몬은 20% 정도 줄어든다.

낮에 일로 스트레스를 받은 후, 다시 밤이나 휴일에 텔레비전에 의한 소음으로 자극시킬 이유가 없는 것이다.

물론 스포츠에서는 스트레스가 필요하다. 긴장하지 않으면 상처를 입기 쉽고 적당한 스트레스가 운동에서는 좋은 기록을 유도하기도 한다. 그러나 앞서 말한 감정으로 기인되는 자극은 스포츠에서 받는 스트레스와는 엄청난 차이가 있다.

호르몬은 극히 미량으로 생체에 강한 영향을 초래한다. 예를 들면, 발정 호르몬이라 불리는 에스트로겐은 1cc에 마이너스 11승g 정도의 초미량이 혈액에 섞여 체내를 순환한다. 이 양은 너무 지나치게 적어도, 너무 많아도 생체에는 좋지 않다. 그러면 왜 이렇게 미미한 양이 전신에 영향을 미치는 것일까? 그것은 호르몬이 생체 내에서 증폭작용을 하고 있기 때문이다. 이러한 생체내의 증폭작용은 크게 두 가지가 있는데 하나는 효소의 매개에 의한 증폭작용이고 다른 하나는 유전자의 활성에 의한 증폭작용이다. 특히 유전자를 활성화시키면 특정한 단백질을 만들어낸다고 하며 하나의 유전자를 활성화시키면 단백질이 2만개나 만들어진다고 한다.

  이러한 결과로 볼 때 정신상태는 호르몬 분비 뿐만 아니라 유전자의 활성화에 관여하고 있고 정신세계의 위대성을 나타내는 일례라 하겠다.

  결국 활인심장에서의 치심(治心), 즉 마음 다스리는 방법은 마음 속에 있는 또 하나의 자신을 극복하는 것이며, 이런 또 하나의 자신은 자연계에 존재하는 음양의 개념에서 시작되고 있음을 인지하여야 한다.

도인(導引)

도인이라 함은 단순히 인체의 굴신운동만이 아니고 호흡을 동시에 하면서
인체 내의 기혈의 순환을 촉진시키고 체내의 나쁜 기운을
몸 밖으로 배출시키는 일종의 양생법이며
최근에 유행되고 있는 기공(氣功)과 같은 개념이다.
도인에 도(導)는 호흡함을 말하는 것으로 우주 내에 있는 대기를
몸 안에 흡수하여 인체 내에 기(氣)를 축적하는 양생호흡을 가리키며,
인은 당길 인(引)으로 잡아 늘인다는 뜻이다.
다시 말하면 인체의 굴신작용을 뜻하는 것이다.
본래 골과 인대는 인체의 동작에 있어서 가장 기본이 되는 것으로
골(骨)과 골을 연결하는 인대의 신축작용에 의하여
인간의 동작은 가능해지는 것이다. 따라서 인은 인체 내의 기혈의 순환을 돕는
외형적인 면으로 해석할 수 있다. 결국 도인은 우주의 진기(眞氣)를
인체 내에 끌어들여 축적된 기로 인체 각부의 기능을 원활히 하는 것이다.

閉目冥心坐

〔冥心 盤趺而坐〕

握固靜思神 叩齒三十六 兩手抱崑崙

〔又¹兩手向項後 數九息 勿令耳聞自此以後出入息 皆不可使耳聞〕

左右鳴天鼓 二十四度聞²

〔移³兩手心 掩⁴兩耳 先以第二指 壓中指 彈擊腦後 左右各二十四次〕

微擺撼⁵天柱

〔搖頭左右顧⁶ 肩膊隨動 二十四 先須握固〕

赤龍攪水渾

〔赤龍者 舌也 以舌攪口齒并左右頰 待津液生而嚥〕

漱津三十六

〔一云鼓漱〕

神⁷水滿口勻 一口分三嚥

〔所漱津液 分作三口 作汩汩聲 而嚥之〕

龍行虎自奔

〔液爲龍 氣爲虎〕

閉氣搓⁸手熱

〔以鼻引清氣閉之 少頓⁹ 搓手令極熱 鼻中 徐徐乃放氣出〕

背摩後精門

〔精門¹⁰ 腰後外腎也 合手心摩畢 收手握固

盡此一口氣

〔再閉氣也〕

想火燒臍輪

〔閉口鼻之氣 想用心火 下燒丹田 覺熱極 即用[11]後法〕

左右轆[12]轤[13]轉

〔俯首 擺撼兩肩三十六 想火自丹田 透雙開 入腦戶 鼻引清氣 閉少[14]項[15]間〕

兩脚放舒伸

〔放直兩脚〕

叉手雙虛托

〔叉手相交 向上托空三次 或九次〕

低頭攀足頻

〔以兩手向前 攀[16]脚心十三次 乃收足端坐〕

以候逆水上

〔候口中津液生 如未生「再用」急攪取水 同前法〕

再漱再吞津 如此三度畢 神水九次吞

〔謂再漱三十六 如前一口分三嚥 乃爲九也〕

嚥下汩汩響 百脈自調勻 河車般運訖

〔擺肩并身二十四 及再轉轆轤二十四次〕

發火遍燒身

〔想丹田火自下而上 遍燒「身體[17]想」時口及鼻皆閉氣[18]項〕

邪魔不敢近 夢寐不能昏 寒暑不能入 災病不能迍

子後午前作 造化合乾坤 循環次第轉 八卦是良因

訣曰 其法 於甲子日夜半子時起首 行時 口中不得出氣

149

唯鼻中微放淸氣 每日子後午前 各行一次 或晝夜共行三
次 久而自知蠲除疾疫 漸覺身輕 若能勤若不怠 則仙道不
遠矣

■ 주 ─────

1. 활인심법에는 깍지낄 차(叉)로 되어 있음. 문맥으로 차(叉)가 맞을 듯 함.

2. 간(間)자와 동일.

3. 활인심법에는 열(熱)로 되어 있음.

4. 가릴 엄(奄)

5. 흔들 감(撼)

6. 활인심법에는 완(頑)으로 되어 있음.

7. 활인심법에는 신(腎)으로 되어 있음. 문맥으로 보아 뒷부분에도 신수(腎水)가 나오므로 이퇴계 선생께서 고쳐 놓으신 것 같음.

8. 비빌 차(搓)

9. 활인심법에는 경(頃)으로 되어 있음.

10. 활인심법에는 문(門)자와 요(腰)자 사이에 자(者)가 들어 있음.

11. 활인심법에는 유(有)로 되어 있음.

12. 수레소리 록(轆)

13. 고패 로(轤)

14. 활인심법에서는 기(氣)로 되어 있음. 인용시 생긴 오자인 듯함.

15. 활인심법에는 정(頂)자로 되어 있음.

16. 활인심법에는 쌍(雙)자로 되어 있음. 오자인 듯 싶음.

17. 활인심법에는 존(存)으로 되어 있음.

18. 활인심법에서는 기(氣)자가 생략되어 있음. 퇴계 선생께서 이해를 돕기 위해 새로이 삽입한 듯 싶음.

눈을 감고 아무 생각없이 앉음

　[마음을 비운 다음 책상다리를 하고 앉음]

주먹을 쥐고 마음을 가다듬고 이를 맞닥뜨리기를 36번하고 두 손으로 곤륜(머리)을 감싸줌

　[또 두 손을 목뒤로 향하도록 하고 숨을 아홉 번 쉬는데 숨소리가 들리지 않도록 한다. 이후부터 내쉬고 들이쉬는 숨을 모두 들리지 않게 함]

좌우 손으로 천고(天鼓, 머릿골)를 24번 울림

　[두 손바닥으로 두 귀를 덮고 먼저 둘째 손가락으로 가운데 손가락을 퉁겨 뇌후(腦後)를 좌우 각각 24번씩 침]

조금씩 천주(天柱)를 흔듬

　[주먹을 쥐고 좌우의 어깨를 보듯이 머리를 24회 돌림]

적용으로 입안을 저음

　[적용이란 혀인데 혀로써 입안의 이와 좌우의 볼을 고루 저어 침이 솟아나기를 기다려서 삼킴]

침으로 씻기를 36번

　[이를 고수(鼓漱)라고도 함. 신수가 입에 가득하거든 세 번에 나누어 삼킴. 씻어낸 진액을 세 모금으로 나누어 꼴깍꼴깍 소리를 내어 삼킴]

용이 가면 호가 스스로 내달은다.

　[진액을 용이라 하고 기를 호라고 함]

기를 닫고 손을 비벼 열을 냄

　[코로 맑은 기를 들이마셔 잠깐 동안 숨을 참으면서 손으로 코를

비벼 코 안을 아주 뜨겁게 하여 서서히 기를 밖으로 내보냄]

뒤로 정문을 문지름

〔정문은 허리 부분이며 외신(外腎)이다. 손바닥을 합쳐 문지르고 난 후 손을 거두어 주먹을 쥠〕

이 한 가지 입에 있는 기를 닫는다.

〔다시 기를 닫음〕

불이 배꼽을 태운다고 생각함

〔입과 코의 기를 닫고 마음의 불을 사용하여 단전을 태운다고 생각하고 아주 뜨거움을 느끼면 곧 다음 법을 사용함〕

좌우로 녹로를 굴림

〔머리를 구부리고 양 어깨를 흔들기 36번 한 후 불이 단전으로부터 쌍관을 뚫고 뇌호에 들어간다고 생각하면서 코로는 맑은 기운을 들어 마셔 잠깐 동안 닫아둠〕

두 다리를 쭉 뻗음

〔두 다리를 곧게 뻗음〕

두 손을 엇갈리게 끼워 허공을 침

〔손을 엇갈리게 끼워 위로 허공을 치기를 세 번 혹은 아홉 번을 함〕

머리 숙이고 발을 잡음

〔두 손으로 앞을 향해 발바닥 잡기를 13번 한 후 발을 모아 단정하게 앉음〕

그리하여 수기(水氣)가 위로 거슬러 오르기를 기다림

〔입 속에 침이 생기기를 기다리는데 만약 생겨나지 않으면 다시 급히 혀를 저어 전과 같이 침을 취함〕

다시 씻어내고 거듭 침을 삼키고 이와 같이 세 번하여 신수(神水)를 아홉 번 삼킴

〔다시 전과 같이 36번 해서 한 입의 것을 세 번 나누어 삼키니 아홉 번이 된다.〕

침 삼키는 소리가 꼴깍꼴깍 나니 백맥(百脈)이 저절로 고르게 되고 하거(河車)를 운반하기를 마침

〔어깨와 머리 돌리기를 24번, 다시 녹로 돌리기 24번〕

불이 나서 온몸을 태운다.

〔단전의 화기(火氣)가 아래에서 위로 올라가 전신을 태운다고 상상하면서 입과 코로는 얼마 동안 숨을 쉬지 아니함〕

간사한 마귀가 감히 가까이 하지 못하고, 잠을 자고 꿈을 꾸면서도 능히 어둡지를 않으며, 더위와 추위가 능히 침입하지 못하고, 재앙과 병이 능히 오지 못한다.

자시(子時)에서 오시(午時) 전에 해야만 건곤의 조화에 합하리라. 순환하여 차제(次第)로 돌아가니 팔괘가 좋은 본보기이다.

비결에 말하기를 이 방법은 갑자(甲子)일 야반(夜半) 자시(子時)에 일어나서 시행하는데 처음 시행할 때는 입으로는 기(氣)를 내뿜지 아니하고 오직 코로 가느다랗게 청기(淸氣)를 내뿜는다. 매일 자시(子時) 후 오시(午時) 전에 각각 한 번씩 하고 혹은 밤낮으로 3번씩 하는데 오래하면 질병이 제거되고 점차 몸이 가벼워짐을 스스로 알게 될 것이니 만약 능히 부지런히 해서 게으르지 않으면 선도(仙道)에 멀지 않을 것이다.

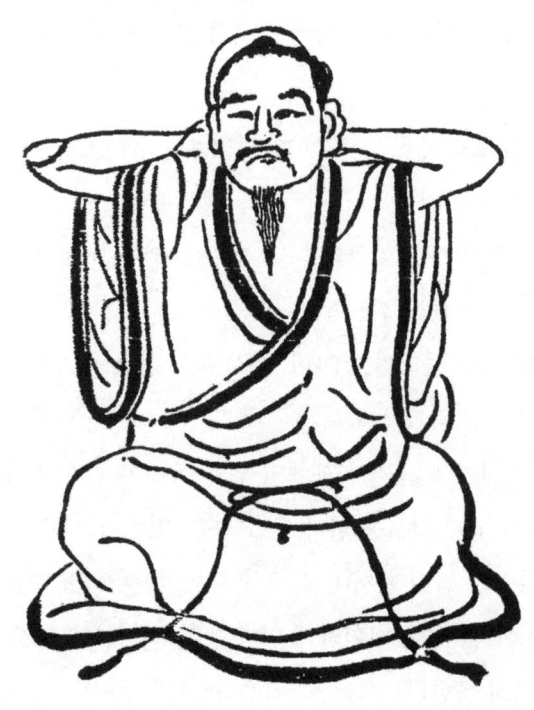

叩齒集神三十六 兩手抱崑崙 雙手擊天鼓二十四

이를 마주치고 정신을 모으기를 36번 한 후 두 손으로 곤륜(머리)을 안고 두 손으로 천고(머릿골)를 24번 친다.

먼저 눈을 감고 마음을 비운 다음 책상다리를 하고 앉아 주먹을 굳게 쥐고 명상에 잠긴다. 그런 다음 이를 마주치고 정신을 집중한다. 두 손을 엇걸어서 목 뒤로 향한 후 9번 숨을 쉬되 숨소리가 들리지 않도록 한다. 그리고 손을 옮겨 각각 귀를 가린 다음, 집게손가락으로 가운데 손가락을 누르고 머리 측면을 튕긴다. 좌·우 각각 24번 한다.

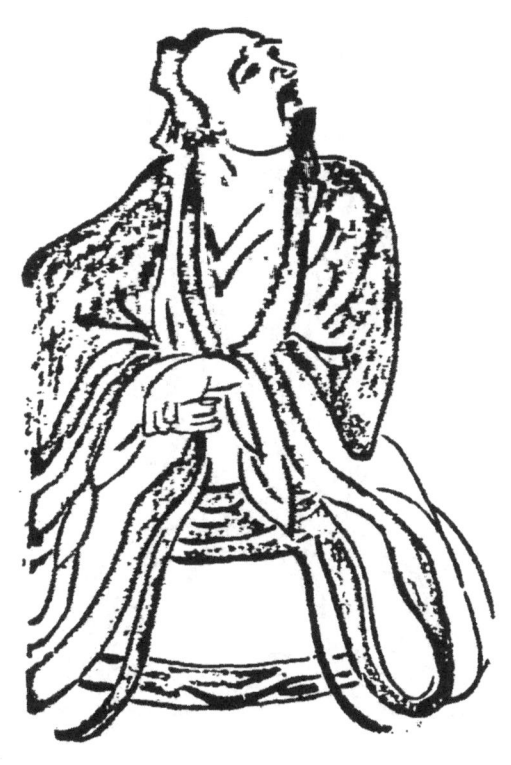

左右手握 天柱各二十四

좌우 손을 잡고 천주(머리)를 좌우 각각 24번 흔든다.

먼저 손을 굳게 쥐고 머리를 흔들며 좌우를 돌아보면 어깨가 따라서 움직인다. 24번 한다.

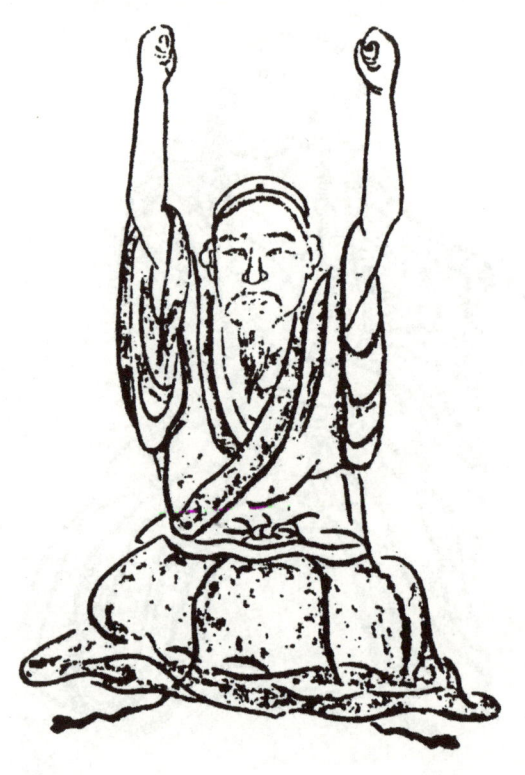

左右舌攪上齶三十六 漱三十六 分作三口 如硬物嚥之 然後方得行火¹
혀를 좌우의 윗잇몸으로 들어 36번 돌리고 36번 씻고 세 모금으로 나누어서 굳은 음식을 삼키듯이 한 후에 다음 동작을 취한다.

혀로 입안을 구석구석 휘졌는데 진액(침)이 생기면 혀로 양치질하고 진액이 입에 가득차면 삼킨다.

■ 주

1. 활인심법에는 차(大)로 되어 있음.

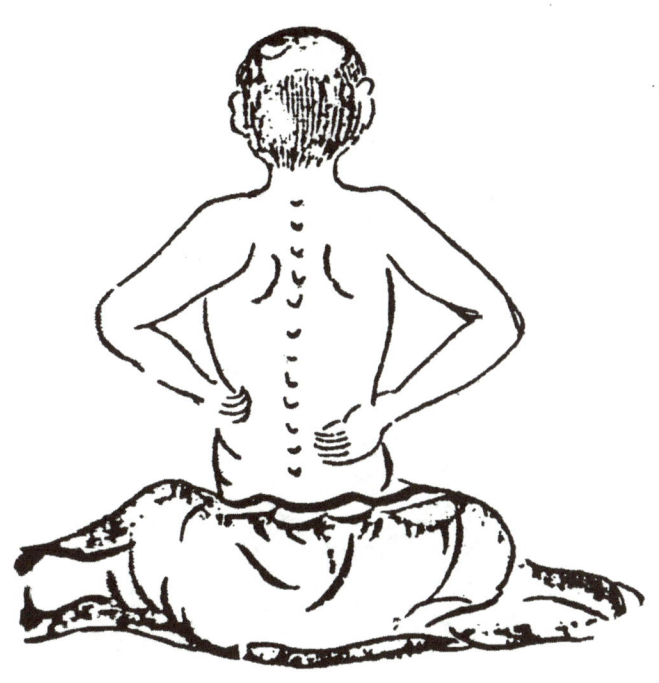

兩手摩腎堂三十六 以數多更²妙

양손으로 신당을 36번 비비되 횟수는 많이 할수록 더욱 좋다.

기(호흡)를 멈추고 손을 비벼서 덥게 한 뒤 신당을 문지른다. 숫자대로 다 문지르고 나서는 이내 손을 거두어 굳게 쥔다. 재차 기를 멈추고 심화(心火)로 단전(丹田)을 태운다는 느낌을 갖도록 한다.

■ 주
2. 활인심법에는 경(更)자가 없음

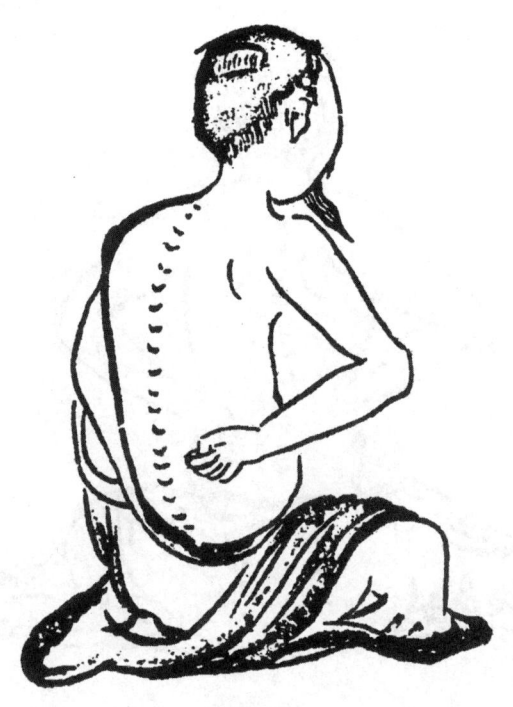

左右單關轆轤各三十六

좌우의 단관을 주먹으로 36번씩 두드린다.

머리를 숙인 상태에서 왼쪽 어깨를 36번 흔들고 오른쪽 어깨도 36번 흔든다.

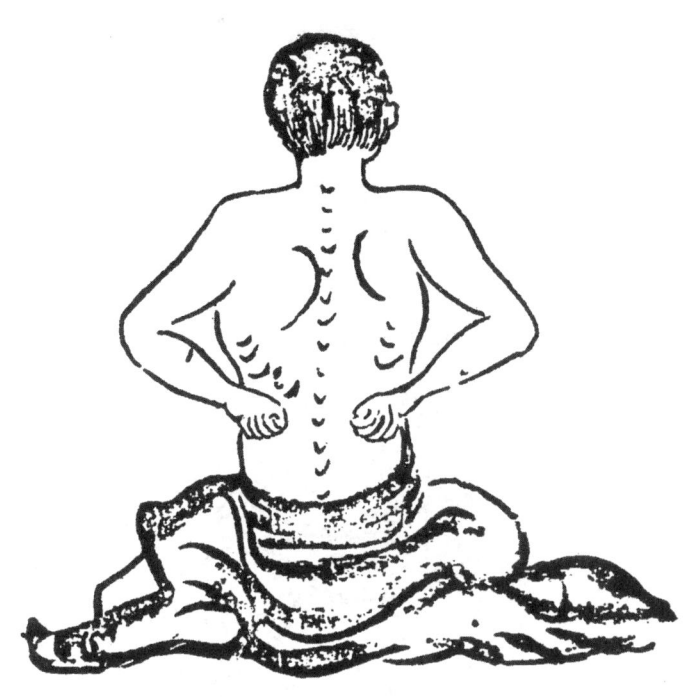

雙關轆轤三十六

두 주먹으로 쌍관을 36번씩 두드린다.

두 어깨를 36번 흔들면 화기가 단전으로부터 양쪽 옆구리의 경맥을 통과하여 정수리로 들어오게 된다. 코를 통해 맑은 공기를 들어 마신 뒤 두 다리를 편다.

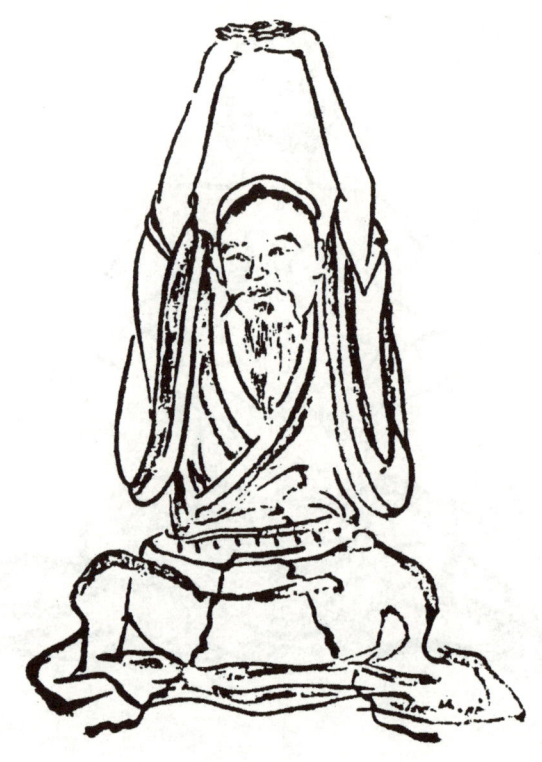

兩手相搓 當呵五呵後 叉³手托天按頂 各九次

두 손을 깍지끼고 '호' 소리를 5번 한 뒤에 깍지 낀 손을 공중으로 뻗쳐 올렸다가 머리를 누르기를 각각 9번씩 한다.

두 손을 깍지 끼고 위를 향해 펼치고 정수리를 누르는 동작을 9번 한다.

■ 주 ─────

3. 활인심법에는 우(又)로 되어 있음.

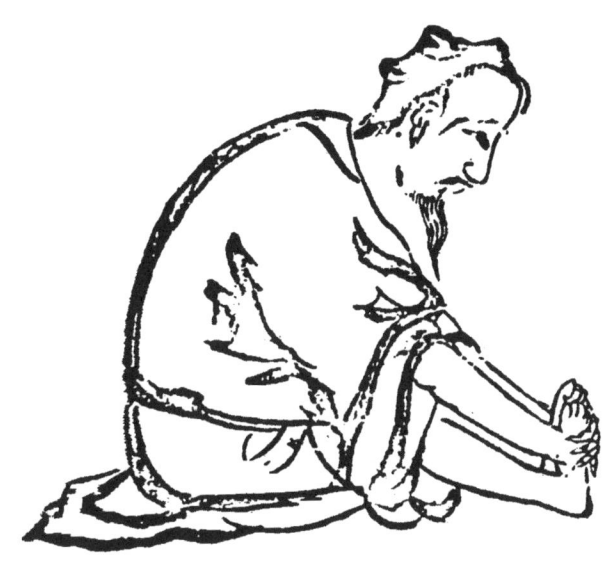

以兩手 如鉤向前 攀雙脚心十二 再收足 端坐

두 손으로 갈구리 모양을 한 다음 앞으로 향해서 양족심을 들어올리는 동작을 12번 한 후 다리를 거둬 단정히 앉는다.

두 손으로 앞을 향하여 두 발의 장심을 12번 걸어 당긴다. 그런 다음 발은 거두어 단정히 앉는다. 입 속에 진액이 생기기를 기다려서 2번 양치질하고 2번 침을 삼킨다. 어깨와 몸을 24번 흔들고, 다시 녹로질을 24번 한다.
그리고 단전의 화기가 아래로부터 올라와 온 몸을 태운다는 느낌을 갖는다. 이 때 입과 코를 다 닫아야 한다.

활인심방에 제시하고 있는 도인법의 요지는 크게 호흡, 수기(手技), 악고(握固), 고치(叩齒), 운동 및 정신집중으로 요약될 수 있다. 즉 앞 장에 다루고 있는 제반사항을 종합적으로 사용하여 그 각각의 효능을 증대시켜 질병의 치료와 건강을 유지하는 방법이라 할 수 있다. 대개 시행하는 동작을 구분할 수 있는데 각각을 알기 쉽게 풀이하면 다음과 같다.

첫째, 정신집중과 고치(叩齒)이다.

이는 단전호흡 중 정신을 가다듬는 방법이며 정신을 가다듬지 않으면 도인을 시행하여도 그 효과를 볼 수 없다. 질병을 치료할 목적인 경우는 더구나 정신 집중이 필요하다. 정신집중을 하여 본인이 질병을 극복하겠다는 신념을 심어주는 방법이고 아울러 본인의 의지에 의해 건강이 좌우된다는 자기 암시이기도 하다. 다음으로 기를 움직일 수 있는 에너지가 필요한데 바로 입안에 있는 침을 사용한다. 이 타액을 만들기 위해 이빨을 부딪치는데 이는 치아를 강하게 만드는 것 뿐만 아니라 자연히 침이 생성되어 이를 생기(生氣)의 원천으로 사용하게 된다.

둘째, 가벼운 움직임으로 천천히 체내의 기를 풀어주어 기운이 전신으로 퍼지게 하는 동작이다.

보통의 단전호흡은 호흡만을 통하여 기를 축적한 다음 그 기운을 돌리지만 이는 어느 정도의 수련기간이 필요하고 많은 노력이 들며 그 수행방법도 까다롭기 때문에 일반이 하기 힘든데 활인심방의 동작들은 쉽게 할 수 있는 장점이 있고 체조의 성격을 띠기 때문에 누구나 할 수 있는 강점이 있다. 그 동작으로는 가볍게 머리를 친다든가, 머리를 흔든다든가, 두 손을 하늘로 쳐들거나 양

허리를 친다든지 하는 간단한 동작이며 이때 자극을 주는 부위는 신체 중 주로 기가 잘 정체되어 항상 여러 증상을 야기할 수 있는 머리, 허리의 양 부분, 어깨, 양발 등이며 그 동작으로는 비벼주는 안마법, 타격법, 흔들어주는 요(搖)법, 눌러주는 안(按)법 등 다양하게 응용되고 있다.

셋째는 간단한 호흡법인데 이는 신체 활동을 증진시키고 신진대사를 촉진하기 위한 적극적인 호흡법으로 숨을 참았다가 힘껏 소리내어 뱉고 하는 동작을 하여 기의 순환에 직접적으로 도움을 주는 합리적인 방법이라 하겠다.

이상은 시행하기가 그리 어렵지 않아 누구나 할 수 있는 간단한 방법이며 도인(導引)의 기본이 되는 좋은 방법이라 생각되므로 건강을 유지하는 방법으로 많은 활용이 필요하다고 편자는 생각한다. 도인의 효과에 대한 과학적인 규명은 20세기 후반에 와서야 비로소 가능하게 되었는데 이는 도인 자체가 기를 단련시키는 방법이고, 기를 적극적으로 활성화시키는 동양의 고유 방법이었기 때문에 서양 과학문명을 근간으로 한 서양의학이 도외시한 결과이기도 하다. 현재도 기에 대한 논란이 많지만 의학이 아닌 다른 분야 즉 물리, 화학, 지학, 역학 등과 같은 자연의 이치를 연구하는 이학(理學)에서 기에 대한 존재를 인정하며 이에 대한 연구를 하고 있어 점차 기의 역할, 기능, 효능 등이 밝혀지고 있다.

도인의 궁극적인 목적도 앞서 말한 것과 같이 기의 단련이므로 대개 같이 연구되는 경우가 많고 실지 도인(기공)을 한 사람을 대상으로 실험하는 경우가 많아졌다.

도인의 효능에 대한 과학적인 근거로는

첫째, 병에 대한 저항력 즉 면역력을 높여준다는 점이다. 이는 한의학의 원리인 부정거사(扶正祛邪)의 개념으로 음양과 심신의 전체적인 면을 조절함으로써 이루어진다.

둘째, 이완 및 긴장해소작용이다. 이는 이미 감정의 변화에 따라 병이 발생한다는 『황제내경』의 내용처럼 각종 스트레스를 받게 되면 체내에 아드레날린이 증가하는데 이러한 경우 아드레날린은 긴장을 초래하고 근육을 경직시키는 것으로 알려져 있다. 도인을 하게 되면 교감신경의 활동이 저하되어 아드레날린의 증가를 억제시키고 혈장 도파민 하이드록시라제의 활동을 저하시켜 혈압을 내리는 작용이 있다고 보고되었다. 또한 이완이나 체내의 상쾌함을 유발하는 물질인 5-하이드록시트리프타민의 대사 수준이 도인을 시행하지 않는 사람보다 2~3배 높은 것으로 보고되었다.

셋째, 경락 소통과 기혈의 조화기능인데 경락은 기혈이 순행하는 통로로서 신경, 혈관과는 또 다른 전신 순환체계이기 때문에 서양의학에서는 이해하지 못하고 있지만 대개 체내의 생리적 현상을 주관하고 있어 체온이나 기운 등과 같은 자각적 현상에 관여하고 있다고 쉽게 생각할 수 있다. 그런데 도인을 시행하고 나면 손바닥의 피부 온도가 대략 2~3℃ 상승하는데 20~60분 후에는 다시 정상으로 회복된다고 한다. 이는 도인을 하게 되면 도파민 하이드록시라제의 증가로 혈관이 확대되고 인의 흡수력이 가속되어 체온이 상승하는 요인을 만들기 때문이라 생각된다. 또한 부수적으로 호산성구의 증가, 적혈구, 헤모글로빈이 증가하여 혈류속도를 증진시키고 백혈구의 식균작용이 증가하여 전신적인 면역기능과 조혈기능이 강하게 된다.

넷째, 대뇌피질의 억제적인 보호작용을 들 수 있다. 도인을 하게 되면 두뇌에도 영향을 주게 되는데, 대뇌피질에서 발생되는 주파수는 보통 사람의 경우에는 진동폭이 작은 고주파만 형성되는 반면 도인을 시행하는 사람의 두뇌에서는 α파와 θ파가 나온다고 한다. α파는 $8 \sim 12Hz$의 파이며, θ파는 $4 \sim 8Hz$를 가진 파로서 모두 대뇌피질의 억제상태를 보호하는 기능을 강화하는 파로 알려져 있다. 대뇌피질의 억제적인 보호작용이 강해지면 흥분이 방지되며 기능의 혼란을 줄일 수 있게 된다.

다섯째, 신경계통의 협조적 향상을 기할 수 있게 된다. 앞서 말한 것과 같이 도인을 시행하게 되면 교감신경이 억제되기도 하고 흥분되기도 하는데 이는 다시 말하면 교감신경과 부교감신경의 길항작용에 영향을 준다는 것이다. 교감신경과 부교감신경은 체내의 음양(陰陽) 신경으로 우리가 낮에 활동하고, 밤에 잠을 자게하는 근본적인 신경이라 할 수 있다. 이러한 교감신경과 부교감신경이 서로 협조하여 균형을 이루면 내부에서 받는 각종 스트레스의 감수성이 감소되며 이로 인해 시상하부에 있는 내장 교감신경의 반응이 함께 감소되어 이로 인한 전신의 근육, 관절 및 내장이 이완되게 된다.

여섯째. 기초대사 저하와 에너지 축적력이 향상된다. 도인으로 몸을 단련하게 되면 산소 소비량이 단련하기 전보다 30%정도 감소하며 에너지 소비량도 20%정도 감소한다고 한다. 이렇게 되면 대뇌는 호흡이나 에너지 활용에 대한 부담을 덜게 되어 자연히 대뇌 자체의 기능이 강화된다. 이런 현상은 바로 전신적인 기초대사도 저하되는 효과가 발생되어 최소한의 여건으로 몸을 관리하게 되어 그 만큼 각 장부의 부담을 덜게 된다.

일곱 번째, 복부 안마효과가 있다. 도인을 하게 되면 임상적으로 식욕이 촉진되고 소화기능이 향상되는데 이를 생리현상으로 설명하면 복식호흡은 타액이나 위액 등의 소화선체 분비량을 증가시키며 복부(腹部) 온도를 상승시켜 위장의 혈액 순환을 좋게 만들며, 횡격막의 활동폭이 넓어져 복부 내압의 변동을 유도하므로 결과적으로 복부를 안마하는 효과를 나타낸다.

여덟 번째, 자기제어를 할 수 있게 된다. 인간의 대뇌 신경세포는 140억개 쯤 된다고 하는데 이 중 우리가 사용하는 것은 10~20% 정도라 한다. 또한 호흡과 관련된 폐포도 7억 5천만 정도가 되지만 역시 전체를 사용하지는 않는다고 한다. 결국 도인을 하게 되면 뇌나 폐의 세포에 활력을 주어 그 기능을 가능한 많은 식구가 분담하여 발휘하므로 오랫동안 충분히 자기 역할을 할 수 있게 된다. 또한 도인을 하게 되면 혈장 중의 사이클린이인산아디노신(CANP)이 증가하게 되는데 이때 신경 매개질인 트랜스미터가 증가하며, 5-하이드록시트리프타민도 증가한다고 하였다. 또 영국의 E. 그린은 도인을 하게 되면 10분 이내에 엄지와 새끼 손가락의 온도가 12℃ 상승함을 보고하였고, 의식을 조절함으로 심박동을 70~300회 까지 조정할 수 있다고 하였다. 이상의 효능은 부분적으로 이해하기 힘든 내용도 있지만 이만큼 체내의 활동력을 강화하는 방법이 없음을 강조한 것이라 생각되며 이에 대한 연구가 다각적으로 연구되어져야 이에 따른 의학적 응용이 가능하리라 생각된다.

도인법도 과거의 모든 지식을 총괄해 여러 가지 측면에서 발달하고 있는데, 과학적으로는 규명적인 측면으로 이루어지고 있고, 임상적인 측면에서는 그 임상적 효능에 대한 연구를 하고 있으며, 학문적인 면에서는 그 방법에 대한 연구가 이루어지고 있다.

　선조의 관념적인 활용이 바야흐로 후손들에 의해 구체적인 실천 방안으로 발전되어 인류의 건강에 기여하는 과정을 보여주고 있다.

양생호흡의 여섯 가지

활인심방에서의 본래의 제목은 병을 없애고 수명을 연장하는
여섯 가지 요결(去病延壽六字訣)로 되어 있다.
구선의 활인심법에서는 결(訣) 대신 법(法)으로 되어있으나
육자결(六字訣)을 처음으로 제시한 도홍경(陶弘景)의 『양성연명록(養生延命錄)』
속에서도 비결로 설명하고 있어 이퇴계 선생께서 수정한 것으로 생각된다.
여기서 소개하는 호흡의 방법은 도인에서 사용되는 호흡법과 달리
숨을 내쉴 때 소리를 내는 방법인데 이를 오장과 삼초(三焦)와 연결시켜
설명한 것이 독특하다. 일반적으로 종교에서 혹은 수도하는 경우에
입으로 소리를 내는 경우가 많은데 그 원리는 모두 입으로 소리를 냄으로 써서
기혈순환이 촉진되고 마음이 안정되며 정신이 맑아져 종교나
수도의 목적을 이루게 된다고 할 수 있다. 서양에서도 최근
"고함요법"이라고 하여 소리를 크게 지름으로써 스트레스로 인한 각종 질환을
치료한다고 하였고 실험적으로도 혈압, 체온, 혈당에 영향을 주어
정상화된다고 보고하고 있어 그 임상유의성이 기대된다 할 수 있다.
본 육자결은 단지 소리만내는 것이 아니라
간, 심, 비, 폐, 신, 삼초의 기능과 관련된 기능의 촉진이므로
그 임상적 가치가 크다 하겠다.

去病延壽六字訣[1]

其法 以口吐鼻取

總結

　肝若噓時目爭精　肺知呬氣手雙擎[2]
　心呵頂上連叉手　腎吹抱取膝頭平
　脾病呼時須撮口　三焦客熱臥嘻嘻

吹腎氣（·취）

　腎爲水病主生門　有疾厄羸氣色昏
　眉蹙[3]耳鳴兼黑瘦　吹之邪妄立逃奔

呵心氣（·허）

　心源煩燥急須呵　此法通神更莫過
　喉內口瘡幷熱痛　依之日下便安和

噓肝氣（·휴）

　肝主龍塗位號心　病來還覺好酸辛
　眼中赤色兼多淚[4]　噓之病去立如神

呬肺氣（·승）

　呬呬數多作生涎　胸膈煩滿上焦痰
　若有肺病急須呬　用之目下自安然

呼脾氣(·후)
　脾病屬土號太倉　有痰難敎盡擇方
　瀉痢腸鳴幷吐水　急調呼字次丹成

嘻三焦(·히)
　三焦有病急須嘻　古聖留言最上醫
　若或通知去壅塞　不因此法更⁵何知

四季養生歌
　春嘘明目木扶肝　夏至呵心火自閑
　秋呬定收金肺潤　腎吹唯要坎中安
　三焦嘻却除煩熱　四季長呼脾化食
　切忌出聲聞口耳　其功尤勝保神丹

■ 주 ───────

1. 활인심방에는 결(訣) 대신 법(法)으로 되어 있음.
2. 들 경(擎)
3. 줄 축(蹙)
4. 활인심법에는 눈물 누(泪)로 되어 있음
5. 활인심법에는 또 우(又)로 되어 있음.

◐

병을 제거하고 수명을 연장하는 六字 비결, 그 방법으로 숨을 코로 쉬고 입으로 내쉰다.

총결

간(肝)에 병이 있어 휴(噓)할 때는 눈에 정기(精氣)를 모으고 폐에 병이 있어 히(呬)하고 숨 쉴 때는 두 손을 돌려든다.

심(心)에 병이 있어 호(呵)할 때는 이마위에서 양 손을 교차시키고 신(腎)에 병이 있어 취(吹)할 때는 무릎을 평평하게 한 다음 끌어 앉는다.

비(脾)에 병이 있어 후(呼)할 때는 입모양을 오므리고 삼초(三焦)에 열이 있는 경우에는 누워서 히히(嘻嘻)한다.

취(吹)는 신기(腎氣)를 도와준다.

신장(腎臟)의 병은 대개 수병(水病)이고 생문(生門)을 주관한다. 병이 들면 파리해지고 색이 검어지고 눈썹이 찌푸려지고 귀에서 소리가 난다. 취(吹)하면 요망(妖妄)한 병이 즉시 달아난다.

호(呵)는 심기(心氣)를 도와준다.

심기(心機)가 어지럽거나 초조해지면 급히 호(呵)한다. 이 방법이 신통하니 이보다 나은 방법이 없다. 목구멍이나 입속에 부스럼이 나면서 열이 있고 아픈 때 날로 이를 행하면 평안하게 된다.

휴(噓)는 간기(肝氣)를 도와준다.

간(肝)은 용도(龍塗)를 주관하여 심(心)이라 부르는데, 병이 들면 도리어 시고 매운 맛을 좋아한다. 눈이 빨개지고 눈물이 많이 나는데 휴(噓)하면 병이 신통하게 낫는다.

히(呬)는 폐기(肺氣)를 도와준다.

히히(呬呬)를 많이 하면 침이 저절로 생기는데 가슴이 답답하고 상초에 담(痰)이 있어 만약에 폐(肺)에 병이 있으면 급히 히히(呬呬) 하도록 한다. 그러면 바로 저절로 편안해진다.

후(呼)는 비기(脾氣)를 도와준다.

비병(脾病)은 토(土)에 속해 태창(太倉)이라 부르는데 담(痰)이 있게 되면 그 치료방법을 택하여 알리기가 어렵다. 설사하고 장이 좋지 않아 소리가 나며 물을 토(吐)하거든 급하게 후(呼)해서 그 속을 따뜻하게 하여야 한다.

히(嘻)는 삼초(三焦)를 도와준다.

삼초(三焦)에 병이 있거든 급히 히(嘻) 하여야 한다. 옛 성인이 하신 말씀처럼 가장 좋은 의원이다. 막힌 것을 통케할 줄 알려거든 이 방법을 쓰지 않고 어디서 구하겠느냐!

계절에 따른 양생가(養生歌)

봄에 휴(噓)하면 눈이 밝아지고 간(肝)을 돕고
여름에 호(呵)하면 마음속에 있는 불이 가라앉는다.
가을에 히(呬)하면 기운을 거둬들여 안정시키고 폐(肺)가 윤택해지고
겨울에 취(吹)하는 것은 추위 속에서 편안하려는 것이다.
삼초(三焦)에 히(嘻)하면 번열(煩熱)이 없어지고
사계절 동안 길게 후(呼)하면 비장(脾臟)의 기능이 좋아져 소화기능이 좋아진다.

소리 내어 들리도록 하면 안되며, 그 효력은 보신단(保身丹)보다 훨씬 우수하다.

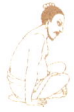 육자결(六字訣)은 도홍경(陶弘景)의 저서 『양생연명록』에 처음으로 기록된 호흡방법이다. 이 방법은 도인을 할 때 하는 양

생호흡의 일종인데 숨을 내쉴 때 여섯 가지로 소리를 내어 특정한 장기와 연관된 효과를 기대하는 방법이라 할 수 있다. 활인심방에서 소개하는 방법은 취(吹), 호(呵), 휴(噓), 히(呬), 후(呼), 히(嘻)를 소개하고 있으나 도홍경은 히(嘻)대신 희(唏)를 소개하고 있다. 그러나 이렇게 소리내는 방법은 말 그대로 그 말을 표현하는 발음이 중요한데 퇴계 선생께서 소개하는 발음은 중국어의 우리말 표현으로서 사실은 이에 대한 정확한 표현을 찾아보는 것이 중요하다 하겠다.

취(吹)의 정확한 중국 발음은 "chuei"로 취와 비슷하나 같지는 않다. 또한 글자의 뜻도 입구(口)와 하품 흠(欠)의 복합어로 하품을 하면 입김이 입 밖으로 나온다 하여 "불다"의 뜻이 담겨 있다. "가" 또는 "하"로 읽는 呵는 중국식 발음으로는 'h'로 활인심방에 표기된 "허"와 거의 일치한다. 呵는 옥편에 꾸짖을 가, 불 가로 되어 있다.

"허"로 읽는 噓는 활인심방에는 휴로 표현하고 있지만 중국식 발음은 "s"로 되어 있어 발음이 일치하고 있지 않다. 그 의미는 숨을 바깥으로 내보낸다는 뜻이 담겨 있다.

"희"로 읽는 呬는 활인심방에서 '嘻'로 되어 있으나 중국식 발음도 희로 되어 있어 일치한다 하겠다. 그 뜻은 역시 숨쉬다는 뜻이 담겨있다. "호"로 읽는 呼는 활인심방에서 "휴"로 되어 있고 중국식 발음도 'hu'로 되어 있어 거의 일치함을 알 수 있다. 그 뜻도 숨을 내쉰다는 의미이다.

"희"로 발음되는 '嘻'의 경우에는 중국식 발음으로 "si"로 되어 있어 활인심방의 "히"와는 상당한 차이가 있다. 그 의미는 기뻐서 웃는 소리가 나오는 것을 의미하고 있다고 한다.

이상의 비교는 학술적인 연구의 목적이 아니라 앞으로 설명하려는 소리에 대한 이해를 돕기 위한 것이다. 즉 소리의 모양과 활인심방에서 소개하고 있는 각 장부와의 관련성을 과학적으로 어떻게 설명할 수 있겠는가를 생각해 보기 위한 것이라 할 수 있다.

사람이 아프게 되는 경우 대개는 신음을 하게 된다. 또 놀라거나 흥분되었을 때, 또는 정신적인 쇼크가 왔을 때는 자신도 모르게 소리를 지르게 된다. 이러한 현상은 극히 자연적인 것으로 이 속에 자연적인 치료방법이 내포되었다고 할 수 있다.

물리학(物理學)에서 소리는 물체의 진동에 의해서 나타나는 에너지라고 정의하였는데 이 에너지는 그것이 비록 적다 하여도 반드시 일을 하게 된다. 즉 에너지란 어떤 것을 움직이거나 부딪치거나 끌어당길 때 생성되며 진동은 어떤 것이 스스로 움직일 때 생겨난다고 할 수 있다. 따라서 "소리=진동=에너지"란 수식이 성립되게 된다.

이러한 수치에 건강과 관계된 용어를 삽입하여 표현하면 "음성=활동=힘"이란 간단한 문구가 성립된다. 즉 그 사람의 건강정도를 알 수 있는 것은 그 사람의 목소리와 운동능력, 그리고 체력이라는 것이 고려된다는 것이다. 그런데 음파(音波)란 소리로서 느껴지는 파동을 말하는데 각각의 매질에 특유한 전파속도가 있으며 반사, 간섭, 회절 등과 같은 물리적 특성뿐만 아니라 각자의 고유한 주파수를 갖고 있으며 같은 주파수는 서로 공명현상을 일으킨다고 한다. 이러한 몇 가지 지식은 의학을 공부하는 사람에게 소리라는 것이 중요한 역할을 하고 있다고 믿게 한다. 그것은 편자가 설명하고 있는 활인심방의 육자결(六字訣)의 내용은 물론, 일반적인 호흡에서도 알 수 있기 때문이다.

활인심방에서는 육자결(六字訣)에 대한 효능으로 간, 심, 비, 폐,

신, 삼초의 기능을 도와준다고 하였다. 또한 이 호흡법을 사계절에 따라 그 효능을 밝히고 있다. 그러나 기본적인 목적은 대부분 기(氣)의 흐름과 관련된 증상에 응용된다 할 수 있다. 도홍경은 이를 다음과 같이 설명하고 있는데 "吹하는 것은 열을 제거하기 위한 방법이고, 呼하는 것은 풍(風)을 없애는 방법이 되며, 唏(활인심방에서는 嘻로 되어 있음) 하는 것은 번조감을 없애는 것이고, 呵하는 것은 하기(下氣) 시키기 위한 호흡법이며, 噓하는 것은 체한 것을 풀어주는 것이고, 呬하는 것은 극(極)한 것을 풀어준다." 라고 하였다. 이를 쉽게 설명하면 吹는 뜨거운 "기운"을 식혀주고, 呼는 바람 "기운"을 없애주며, 唏는 답답하여 생기는 불 "기운"을 제거하고, 呵는 "기운"을 아래로 내려주며, 噓는 기운이 응어리진 것을 풀어 주고, 呬는 기운이 극한 것을 풀어주는 것이다. 즉 생리적인 기(氣)의 흐름이 역행되어 나타나는 제반 증상에 간단히 기를 호흡으로 조정하는 선인의 지혜라 할 수 있다.

그러나 도홍경은 이 육자결(六字訣)의 응용을 활인심방처럼 각각의 장부와 일대일 대응을 시켰지만 심장(心臟)에 병이 있는 경우 몸이 차거나 더울 때에 吹와 呼를 함께 응용하라고 하였다.

결론적으로 육자결은 도인을 행하는데 필요한 호흡을 인체 안에 있는 장부와 결합시켜 그 장부의 기능을 극대화 하면서 일반적으로 시행하는 호흡을 양생적인 측면으로 승화시킨 양생호흡의 일종으로 그 치료 기전으로 소리의 역할을 아울러 지니고 있다고 하겠다. 앞서 언급한 각 물체의 주파수와 육자결의 응용방법은 추후에도 과학적인 한 연구 테마가 될 수 있다고 생각되며 소리에 대한 자극방법이 체계화 된다면 임상적인 활용법도 개발되리라 생각된다.

인간이 태어날 때 우는 소리(呼)와 죽을 때 숨을 거두는(吸) 것은 인생의 시작과 끝을 단적으로 보여주는 것으로 모든 세상의 구성이 소리로 되어 있음을 나타내는 것이다. 이는 불교에서 말하는 바라밀(波羅密)에 해당하는 것으로 소리를 이용한 각종 현상을 가리킨다 하겠다. 이러한 의미에서 육자결을 인간이 좀더 자연과 공명할 수 있는 자연스러운 치료법이라 할 수 있고 계승, 발전해 나갈 과제라 생각된다.

참고로 정신세계의 양계파의 하나인 요가의 호흡법을 비교하면 활인심방에서 다루고 있는 단전호흡, 도인, 그리고 양생호흡을 이해할 수 있으며 그 내용의 상당수가 일치함을 알게 된다. 간략하게 설명하기로 하겠다.

요가의 호흡법은 한의학에서 다루는 정기(精氣)를 중요시한다. 이는 호흡을 통한 산소의 공급은 물론 우주의 힘, 살아있는 정기를 흡수하는 것이 주된 목적이라 할 수 있다. 호흡을 통해서 들어온 정기(精氣)는 척추 양측을 따라 흘러 내분비선에서 머무는데 이러한 호르몬선을 정궁(精宮)이라 통칭한다.

숨을 들이쉴 때는, 오른쪽 코로 들어온 정기는 척추의 왼쪽으로 내려가고 왼쪽 코로 들어온 것은 척추의 오른쪽을 따라 내려가면서 꼬리뼈 아래에 있는 회음부(會陰部)인 최궁에서 서로 마주친다. 그 다음에는 호르몬선을 따라 순차적으로 교차되면서 위로 올라간다. 이렇게 내분비선 통로로 해서 올라온 정기는 다시 그 정궁들을 따라 밑으로 내려와 아랫배(丹田)에 집결하게 된다. 따라서 호흡을 할 때에는 의식적으로 본인의 의지에 따라 정기를 운행시킨다.

고대의 유가경(瑜伽經)에서는 요가 호흡법을 조식법(調息法)이라고 표현하고 있어 그 기본사상이 한의학과 같다는 생각을 하게 만드는데 그 족적도 비슷해 거친 호흡의 흐름을 끊고 시공(時空)을 초월하여 깊고[深], 길고[長], 섬세하게[細] 하여 번뇌의 세계를 벗어나는데 있다고 하였다.

요가 호흡법의 구성은 숨을 들이쉬고 참고, 토하고, 호흡의 흐름을 멈추는 휴식(休息)으로 되어 있으며 참는 시간을 점차로 늘려가는 것이 중심과제이다. 최초에는 5초 정도 참고 일주일 간격으로 순차적으로 숨을 멈추는 시간을 연장하는데 숨을 참고 나서는 10초정도 숨을 길게 토한다. 충분하게 숨을 내쉰 다음 아랫배가 등에 닿을 정도로 내장을 강하게 수축하고 3~5초 동안 호흡을 멈춘다. 즉 호흡 1, 지식(止息) 4, 토식(吐息) 2의 비율로 호흡을 하고 호흡의 한 주기와 다음 주기 사이의 5초 동안 휴식하는 것이다.

[완전호흡법]

앞서 설명한 호흡법에 2단계 호흡법을 거쳐야 완전호흡을 할 수 있는데 2단계 호흡법은 5초 동안 숨을 마시면서 아랫배를 의식적으로 앞으로 불러 올라오게 한다. 토할 때는 아랫배[丹田]가 등에 닿는 듯한 기분으로 끌어당긴다. 흡식과 토식의 비율은 언제나 1:2의 비율이 되게 한다. 이 복식호흡이 숙달되면 다음과 같이 완전호흡을 한다.

완전호흡은 폐 전체를 이용하여 폐활량이 5 l 이상 되는 깊은 호흡으로서 복식호흡과 흉식호흡 그리고 견식(肩式)호흡을 연결하는 3단계의 호흡이다. 숨을 들이쉬어서 아랫배를 먼저 채우고 이어서 가슴을 활짝 벌려 가슴으로 숨을 올렸다가 이어서 목으로 숨을 올린다는 생각으로 고개를 뒤로 젖히면서 어깨를 올린다. 호흡량을 아랫배 3, 가슴

2, 목 1의 비율로 배당하고 의식 집중점은 순차적으로 하단점, 가슴, 목으로 이동한다.

숨을 토할 때는 반대로 배를 먼저 수축하고 나서 가슴을 움츠리며 이어서 고개와 어깨의 순서로 본래의 자세로 돌아오면서 길게 토한다. 이 완전호흡은 육체적 통제와 정신력의 강화를 목적으로 하며 폐활량이 커지고 혈액순환이 왕성해진다. 호흡으로 얻어진 정기(精氣)는 순차적으로 아래에 위치하고 있는 호르몬선으로부터 위로 올라가고 또 반대순서로 내려가면서 내분비선의 균형을 이룬다.

[숫카푸르박]

이 호흡은 양쪽 비공(鼻孔)을 교대로 막아 호흡하는 방법이다. 우선 손의 모양을 만드는데 둘째, 셋째손가락은 구부려서 엄지손가락 뿌리에 닿게 하고 엄지손가락은 오른쪽 코를 넷째, 다섯째 손가락은 왼쪽 코를 막는다. 오른쪽 코를 열고 숨을 들이 마신 다음 양쪽 코를 막고 숨을 참는다. 그다음에 오른쪽 코를 막고 길게 숨을 내쉬고, 다시 오른쪽 코로 숨을 들이마신 다음 왼쪽 코로 숨을 내쉰다.

숨을 들이마시는 것과 내쉬는 비율은 1:2로 하고 숨을 참는 시간을 점차 늘려 4주 정도 후에 비율이 1:4:2(호흡:지식:토식)가 되게 한다. 최초에는 호흡을 10회 정도 하고 점차로 그 횟수를 20~30회로 늘려간다. 이 호흡은 비만한 사람에게 효과가 있고 피부의 영양상태를 좋게 하여 탄력과 광택을 주며 신경기능을 조절한다.

[수리아베다]

이 호흡은 왼쪽 코를 차단하고 오른쪽 코만 활용한다. 숫카푸르박과 같은 요령으로 손을 쥐고 양쪽 코를 막고 숨을 참는다. 숨을 참는 동안에는 고개를 숙여 턱을 가슴에 밀착시킨다. 이것은 몸에 있는 정기(精氣)가 밖으로 나가는 것을 방지하는 방법이다.

참는 시간을 점차 연장한다. 처음에는 5～6회 정도로 하다 20회 정도로 늘려간다. 이 호흡은 소화기장애, 눈, 코의 질환에 효과가 있고 사고력을 증진시키며 산소의 공급을 확대하여 각종 암이나 결핵, 혈액순환장애로 오는 신경통이나 류마티즘에 응용될 수 있다.

[우자이]

서서하거나 앉아서 호흡을 한다. 완전호흡을 하는 것처럼 충분히 숨을 들이 마신 다음 숨을 참는다. 참는 동안에는 턱을 가슴에 바짝 붙이고 기관수축을 한다. 능력이 되는 때까지 길게 참았다가 왼쪽 코로 토해낸다. 이 호흡은 천식, 결핵 등과 같은 호흡기질환에 응용하며 뇌의 울혈을 방지하고 미용에도 효과가 있다.

[바스트리카]

앉거나 서서하는 호흡법으로 동작을 하면서 할 수 있는 방법이다. 입을 다물고 급하게 호흡을 계속한다. 20회 정도 급하게 숨을 쉰 다음 길게 숨을 들이마셔서 배를 가득 채우고 오랫동안 참고 있다가 길게 내쉰다. 특히 편도선염이나 호흡기질환이 있을 때 물고기의 자세를 취한 다음 이 호흡을 하면 효과가 좋다. 체내의 비생리적인 물질인 담(痰)을 제거하고 기관지와 폐 등 흉부질환과 코의 이상을 치유하며 위장의 활동을 원활히 한다.

[숫카리]

입으로 하는 호흡법이다. 따라서 숨을 쉬는 기도(氣道)가 짧아져 기관을 상할 염려가 있기 때문에 너무 습하거나 건조한 곳은 피해야한다. 숨을 들이실 때는 윗니와 아랫니를 합친 다음 혀를 입 가운데 놓고 턱의 힘을 뺀다. 이렇게 하면 침샘이 자극을 받아 많이 분비되는데 이때 생기는 침은 삼켜야 한다. 숨을 내쉴 때도 역시 입으로 한다. 이 호흡은 배고픔과 갈증을 해소하고 폐를 강화하여 전신미용에 좋다.

[반다트라야]

이 호흡법은 다른 호흡법의 세부기법으로 활용되고 있는데 숨을 내쉴 때 하복부가 등에 닿을 만큼 강하게 끌어당기는 복부 수축과 숨을 참는 동안에 턱을 가슴에 붙이고 기관수축을 하며, 숨을 참거나 숨을 내쉰 후 항문을 강하게 조이는 항문수축을 겸하는 방법이다.

[요니무드라]

숨을 조용히 들이마신 다음 양손의 엄지로 귀를 막고 인지(人指)로는 양쪽 눈을, 중지(中指)로는 양쪽 코를 막는다. 윗입술은 약지(藥指)로 아랫입술은 소지(小指)로 막은 다음 숨을 길게 오래 참는다. 숨을 참는 동안에는 옴(OM), 맨트라(Mantra) 등의 주문을 암송하거나 각종 경을 외우며 명상의 경지로 들어간다.

간략하게 소개한 요가의 호흡법도 그 표현한 단어만 다르지 내용이 비슷함을 알게 된다. 이만큼 호흡은 동서양 모두 중요한 생명현상으로 인식하고 있으며 이 속에서 건강과 수명을 유지하는 방법을 찾아

왔던 것이다. 특히 동양의 사고는 소우주의 개념으로 인간을 생각하고 자연과 함께 숨쉬는 방법을 생각하였던 것으로 생각된다.

하늘(天), 땅(地), 사람(人)의 세 가지에 따라 인체 내에 정(精), 기(氣), 신(神)을 설정한 다음 이를 단련하는 방법으로 도인(기공: 양생호흡)을 만들었고 다시 그 호흡방법으로 조신(調身), 조심(調心), 조식(調息)을 강조하고 있는 것이다. 단지 숨을 폐로 쉰다는 개념이 아닌 온몸과 마음으로 호흡하여야 자연과 함께 그 수명을 유지할 수 있음을 가르쳐 주고 있는 것이다.

오장건강법(五臟健康法)

오장(五臟)과 담(膽)의 건강 체조법을 소개한 부분이며 수도하는 방법을 총괄하여 설명하고 있다. 즉 호흡방법과 고치, 건욕, 수구, 인진 들을 종합적으로 소개한 방법이다. 본 장에서 소개하는 방법이 가장 손쉬운 도인법이라 생각되고 문헌에 가장 가까운 방법이라 할 수 있다. 활인심방의 목차에는 오장건강법이 없으나 그 중요성으로 편자가 따로 장을 만들었고 오장건강법과 수도 방법을 따로 분리하였고 오장의 특성과 역할 그리고 한의학적 특성 등을 설명하기 위해 각각 분리하여 각 항을 나누어 설명하였다.

1. 心

可正坐 而兩手作拳用力 左右互相築各六度 又可正坐 以
一手按腕上 一手向下拓空如重石 又以兩手相叉 以脚踏
手中 各五六度 能去心胸間風邪諸疾 閉氣爲之 良久 閉
目三嚥 三叩齒而止

정좌해서 두 손으로 주먹을 쥐고 힘을 주어서 좌우 서로 겹치기를 각각 6회씩 하고, 정좌해서 한 손으로 팔 위쪽을 잡고 한 손으로는 아래쪽으로 허공을 치는데 무거운 돌을 내려치는 동작을 교대로 한 다음, 양손을 서로 깍지끼어 다리로 손바닥 받기를 5~6번 하면 가슴 속에 끼인 풍사(風邪)로 인한 모든 병과 막힌 기운을 제거해주는데, 다음 동작으로 눈을 감고 침 삼키길 세 번, 고치를 세 번 한 후 멈춘다.

서양에서는 심(心)을 심장으로 생각하고 있다. 심장은 보통 그 사람의 주먹만한 크기로 바닥이 둥글고 끝이 뾰족한 이른바 하트형이다. 마치 작은 가지에 복숭아가 열리듯이 대동맥(大動脈), 대정맥(大靜脈)이라는 굵은 혈관 끝에 매달려 있다. 그래서 심장이 뛸 때마다 바람에 복숭아가 앞뒤로 흔들리듯 움직여 가슴의 내벽을 두드린다. 또한 심장은 나란히 있는 두 개의 펌프로 생각할 수 있는데 고무로 만든 물총처럼 오그라들면 혈액을 짜내고 부풀 때는 빨아들인다. 오른쪽 펌프는 폐에 혈액을 순환시키기 위한 것이고 왼쪽 것은 폐 이외의 신체 각 부분에 혈액을 순환시키는 원동력이 된다. 두 개의 펌프에는 각기 두 개의 연속된 방이 있는데, 정맥에서 심장으로 돌아온 혈액을 받아들이는 심방(心房)과 동맥을 통해서 혈액을 내보내는 심실(心室)의 두 가지이다.

혈액을 심방에서 심실로, 심실에서 동맥으로 보내기 위해서는 밸브가 필요하다. 따라서 오른쪽은 심방과 심실 사이에 2개가 있는데 마치 성직자가 의식에 쓰는 모자와 모양이 같다하여 승모판이라고 한다. 심방이 정맥에서 온 혈액으로 가득 찰 때쯤 심방은 수축하고 심방과 심실 사이에서 있는 밸브가 열려 혈액이 심실로 들어가게 된다. 심실이 수축을 시작 하면 방과 실 사이의 밸브는 넓어져 통로를 막고 역류를 방지한다. 이때 심실내의 압력 때문에 밸브가 심장 쪽으로 젖혀지지 않도록 끈을 조이는 것이 유두근의 역할이다. 밸브는 그밖에 심실과 동맥 사이에도 있다.

귀를 왼쪽 젖가슴 근처에 대면 "뚝뚝" 하는 규칙적인 소리가 들린다. 잘 들으면 처음에는 아무 소리도 안 들리다가 그 다음 "뚜욱" 하는 낮고 긴 소리, 계속해서 짧고 높은 "딱" 하는 소리가 들리고 다시 아무 소리도 없다. 그 까닭은 대정맥에서 심방으로 혈액이 흘러들어 가고 이어 심방의 수축에 의해 그것이 심실로 옮겨질 때 까지는 조용하다. 처음의 긴 소리는 주로 심실의 수축에 의한 혈액의 흐름과 방실판막이 폐쇄되어 혈액을 진동시키기 때문이다. 그 다음의 짧은 소리는 대동맥판막이 급히 닫히기 때문에 발생한다.

심장은 안정시에는 한 번의 수축으로 50~60ml, 1분간에 3~5L의 혈액을 내보낸다. 그러다가 격렬한 운동때에는 10배 가량을 수송할 수 있는 능력을 가지고 있다. 심박동수는 어린이일수록 많고 어른이 되면 적어져 1분간에 60~70회 정도이다. 정신감동에 의해서도 심박동수가 늘 수 있다. 이것은 정신과 심장과의 상관성을 나타내는 것으로 한의학에서 말하는 신명(神明)의 심을 포함하는 개념이다. 한의학에서는 심장(心臟)은 양(陽)에 속하기 때문에 오장 중 윗부분에 위치하고 그 중요성으로 오장 가운데 존재한다. 활동의 원동력이 되며 정신과 육체의 흐름을 조절하는 장기라 할 수 있다. 활인심방에서도 심장의 중요성으로 첫째로 언급하고 있고 양생의 목적도 기(氣)가 막혀 풍이 침입하는 것을 풀어줌을 강조하고 있다. 즉 좌우 손을 교차하여 움직임으로 해서 가슴과 심장부근의 혈액순환을 촉진하여 심장의 기능을 원활히 하고 가슴을 허벅지와 밀착시킴으로 가슴의 울혈을 풀어주며, 양 팔을 힘껏 내리치는 동작으로 심장과 연결된 혈관의 순환을 촉진하여 심장의 부담을 덜어주는 동작이라 할 수 있다. 이후 안정하여 고치, 인진하는 것은 타액을 이용하여 진액을 보충하는 방법인데 후에 나오는 각 장부의 경우도 같으므로 뒤로는 생략하겠다. 이 동작을 그림으로 표시하면 다음과 같다.

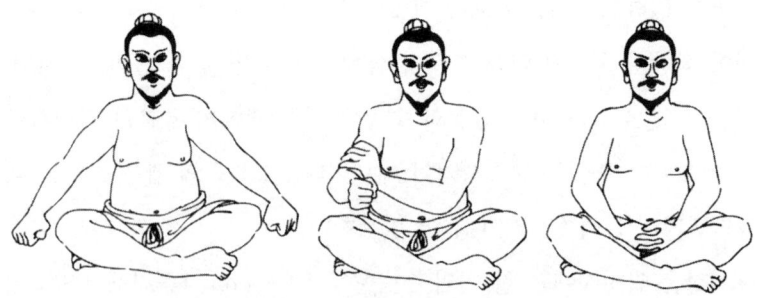

2. 肝

可正坐 以兩手相重 按䏶¹下 徐緩身左右各三五度 又可
正坐 兩手拽²相叉 翻³覆向胸三五度 此能去肝家積聚風邪
毒氣 餘如上

■ 주 ─────

1. 밥통 폐(䏶)
2. 끌 예(拽)
3. 뒤집을 번. 활인심법에서는 뒤칠 번(翻)으로 되어 있음. 같은 의미

정좌해서 명치 끝을 손으로 누르면서 서서히 몸을 늘이기를 좌우로 각각 세 번, 다섯 번씩 하고, 또 정좌하여 두 손을 서로 끼어서 가슴을 향해 반복하기를 세 번, 다섯 번 하면 간(肝)에 쌓이고 모인 풍사(風邪)나 독기(毒氣)를 제거한다. 이외에는 위〈심〉와 같이 한다.

간은 한자로 肝으로 표기하는데 이를 분석하면 月(肉)+干으로 풀이할 수 있다. 육(肉)은 말 그대로 고기 덩어리를 지칭하는 것이고 干은 방패의 의미로 외부의 침입을 막는 역할을 한다. 그래서 한의학에서는 간을 임금을 지키는 장군의 역할로 생각하고 있다.

간장은 심장처럼 박동을 하지 않고 소리도 내지 않아 침묵의 장기

라고 하는데 옛날부터 간요(肝要), 간명(肝銘) 등의 표현이 있는 것으로 보아 선조들도 중요한 장기로 인식하고 있었던 것 같다. 간장은 뱃속 오른쪽 위, 횡격막 밑에 늑골로 된 바구니에 둘러싸여 자리잡고 있다. 무게는 약 1.3kg으로서 뇌(腦)와 더불어 몸속에서 가장 무거운 장기이다. 간장의 역할은 적은 것까지 포함하여 500여 종류가 있다고 한다.

우선 간장은 하루에 1L에 가까운 쓸개즙(담즙)을 만들어 십이지장에 보내어 지방의 소화흡수를 돕는다. 황달 환자의 피부색이나 대변의 황금색은 모두 이 쓸개물 속의 색소에 유래하며 원래는 낡은 적혈구 속의 혈색소로부터 만들어진다.

장에서 영양소를 흡수한 혈액은 반드시 간장을 거쳐 전신의 혈액과 섞이게 된다. 우리가 먹는 탄수화물은 소화되어 포도당이 되고 단백질은 분해되어 아미노산으로 분해되는데, 이것이 간장으로 들어가면 각기 글리코겐으로 바뀌어져 간장 내 창고에 저장되기도 하고, 그 사람에게 맞는 특유한 단백질로 조립되기도 한다. 비타민 A, D, B2 등도 마찬가지로 간의 창고 속에 저장되어 필요에 따라 혈액 속으로 방출된다.

간장하면 생각나는 것이 술과 담배인데 알코올이나 니코틴은 간장에서 완전 산화되어 무독화(無毒化) 되며 입으로 들어간 독이나 소화과정 중에 생긴 유해물질은 간장에서 해독된다. 흔한 예로 고기를 먹었을 때 고기를 소화하는 과정 중에 발생되는 암모니아의 양은 상당한데 이 암모니아가 마음대로 몸 안에서 돌아다니면 신경을 자극하여 경련을 일으키게 되나 장에서 흡수한 암모니아가 혈액을 타고 간장을 통과하게 되면 몸에 별로 해롭지 않은 요소로 바뀌어 콩팥을 통해 배설된다. 이런 현상은 몸에 좋은 약물이나 음식물도 같은데 과잉 섭취를 하면 이것 또한 간장에 부담을 주게 된다. 재미있는 것은 영어로 살아가는 사람(liver)과 간장(liver)이 같은 단어인데 이것은 간장의 역할이 인간이 자연에 적응하여 살아갈 수 있도록 하는데 있다고 할 수 있다.

 활인심방의 간장체조 역시 이러한 간기능을 활성화시키는 방법으로 명치 끝을 누르는 것은 질병의 유무(有無)를 진단하며 동시에 자극하는 수기법이고 손깍지를 하여 가슴 쪽으로 번복하는 것은 심장과 간장의 기능을 촉진시켜 순환장애를 미연에 방지하는 동작이라 할 수 있다.

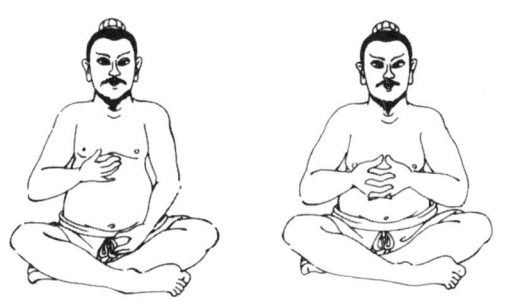

3. 膽

可平坐 令兩脚掌昂頭 以兩手挽脚 腕起搖動爲之三五度 亦可大坐 以兩手拓地擧身 努腰脊三五度 能去腎家之風邪毒氣[1]

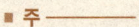

1. 활인심법에는 독사(毒邪)로 되어있음. 의미상 풍사, 독기가 간에서도 나왔기 때문에 독기(毒氣)가 맞을 것 같음. 그 의미는 같다고 할 수 있음.

편한 자세로 앉아 두 발의 장심이 머리를 보게 하고 두 손으로 발목을 잡아 일으켜 요동시키는데 세 번, 다섯 번 하고, 다리를 괴고 앉아서 두 손으로 땅을 짚고 몸을 들어 올린 다음 허리와 등에 힘을 주는데 세 번, 다섯 번 하면 능히 신장의 풍사와 독기를 제거할 수 있다.

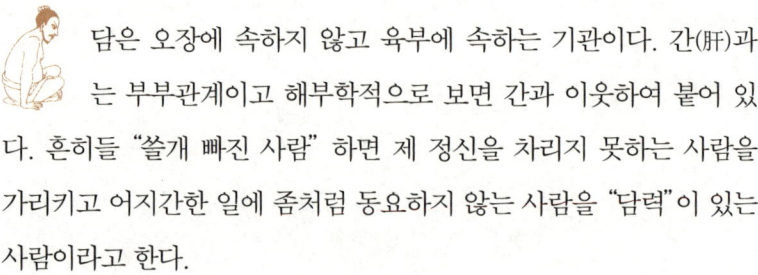

담은 오장에 속하지 않고 육부에 속하는 기관이다. 간(肝)과는 부부관계이고 해부학적으로 보면 간과 이웃하여 붙어 있다. 흔히들 "쓸개 빠진 사람" 하면 제 정신을 차리지 못하는 사람을 가리키고 어지간한 일에 좀처럼 동요하지 않는 사람을 "담력"이 있는 사람이라고 한다.

담은 한자로 膽으로 표기하고, 담 또는 첨으로 발음하는데 "족하다", "충족하다"의 뜻이 있다. 따라서 담의 성질은 항상 충족되어 다른 장기를 도와주며 그 기능을 극대화시키는데 만일 담의 기능이 약해지면 결과적으로 다른 장기에도 영향을 주며 특히 간장에 영향을 미쳐 이에 따른 간대사에 장애를 준다.

활인심방에서는 특히 신장의 풍사와 독기를 없앨 수 있다고 하였는데 이것은 간, 신, 담과의 상관관계를 지칭하는 것으로 독소배설기능과 관련된 기전을 암시하는 것이다.

일반적으로 담낭을 쓸개라고도 하는데 진한 녹색으로 길이 7~8cm, 너비가 4cm쯤의 가지모양의 주머니로 간장의 아래쪽에 붙어 있다. 간장에서 만들어진 담즙(쓸개물)은 수담관을 통하여 십이지장으로 보내지는데, 수담관 중심의 갈라진 곳에 이 주머니가 달려있다. 즉 담즙은 십이지장으로 나가 활동하기 전에 일단 담낭에 대기하는 셈이다. 간장에서 만들어지는 담즙의 양은 하루 보통 어른이 500ml~1000ml에 달하는데 하루종일 끊임없이 분비된다.

담낭조영제를 주사하여 X-ray를 촬영하면 담낭 속의 담즙이 짜지는 시기가 섭취한 지방이나 단백질이 위를 지나 십이지장 속으로 들어왔을 때란 것을 알게 된다. 특히 기름진 음식을 먹으면 곧 수축을 시작하여 고인 진한 담즙을 남김없이 짜낼 때까지 2~3시간 동안 수축을 계속한다. 따라서 담낭의 임무를 쉽게 설명하면 계절에 관계없이 묵묵히 만들어 놓은 제품을 좋은 기회가 올 때까지 진하게 저장해 두는 농축공장과 창고의 역할을 수행하는 것이다. 담낭이 수축하는 시간에 대한 정보는 매우 빠르게 소장에서 뇌로 전달된다. 이때 뇌에서 담낭에게 수축하라고 지시하는 경로는 자율신경을 통하는데 지시에 따라 담도의 문을 열어 담즙을 흘려보낸다. 따라서 담낭의 실질적인 기능은 수축과 개폐시간에 따른 공급으로 생각되어지며 이를 적절하게 조절하는 사고의 능력까지 관여된다고 할 수 있다. 만약 담즙이 담낭 속에 정체되면 담석증이 되며 결과적으로 간장의 기능에도 영향을 준다.

활인심방에서 제시하는 동작의 궁극적인 효능은 신장의 풍사와 독기제거에 있는데 담의 기능을 강화하는데 신장의 기능회복을 우선함을 알 수 있다. 신장이 병들면 신장과 함께 인체의 방어기능과 배설기능을 담당하는 간장의 무리를 초래하게 된다. 간의 무리는 정상적인 담의 역할을 수행하기 어려워 신장의 기능을 강화하는 체조법을 강조하고 있다.

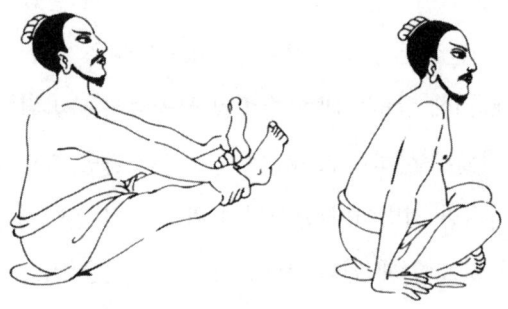

4. 脾

可大坐 伸一脚屈一脚 以兩手向後 反掣各三五度 亦可跪
坐 以兩手拒地 回顧用力 虎視各三五度 能去脾藏積聚風
邪喜食

◐

대좌해서 한 다리를 펴고 한 다리는 굽혀 두 손을 뒤로 돌려 당기기를 세 번, 다섯 번씩 하고, 또한 꿇어 앉아 두 손으로 땅을 짚고 힘을 주어 노려보기를 세 번, 다섯 번씩 하면 능히 비장에 쌓이고 모인 풍사가 제거되고 식사를 잘 하게 된다.

비장은 지라인데 한자로 표기하면 역시 고기 육(肉)과 낮을 비(卑)의 결합어라 할 수 있다. 일반적으로 비는 신분이 낮거나 저속한 것을 뜻하나 이면에는 '낮추다', '겸손하게 대하다' 라는 겸손의 의미가 담겨 있다. 한의학에서도 비는 생각하는 사고를 주관하고 있고 위를 도와 음식이 소화 흡수되도록 도와주는 역할을 담당하고 있으며 팔과 다리를 주관하고 있다. 이를 쉽게 말하면 서양의학의 비장과 췌장의 역할을 총괄하는 것으로 소화기계를 대표하는 개념이라 할 수 있다. 아직까지 지라에 대한 서양의학적인 기능은 밝혀지고 있지 않지만 췌장에 대한 연구는 활발하다.

췌장은 위(胃)의 뒤쪽에 자리잡은 길이 1.5cm, 너비 5cm, 무게

100g 정도의 가늘고 긴 장기인데 그 주요기능은 두 종류의 분비액을 만들어 그 중 하나를 십이지장에 보내고 또 하나는 직접 혈액 속으로 흘려보낸다.

췌장의 외분비액인 췌액은 강력한 소화제인데 지방 뿐만 아니라 탄수화물, 단백질도 소화하여 위액이나 타액의 역할을 도와준다.

췌장은 하루 1L 이상의 췌액을 만들어내는데 동물실험에 의하면 음식물이 위를 지나 십이지장에 들어가면 비로소 췌액이 분비되는 것을 알 수 있다. 이는 위에서의 소화가 끝나고 음식물이 십이지장으로 보내지면 음식물에 스민 위액의 염산과 십이지장의 점막과 접촉하여 췌액의 분비를 명령하는 물질이 만들어져 혈액 속으로 나간다. 이러한 작용이 결정적으로 소화에 도움을 주고 위나 입에서 충분하지 못한 소화작용을 뒤에서 묵묵히 이행하는 것이다.

췌장의 또 다른 임무는 "랑게르한스섬"에서 분비되는 인슐린의 역할이다. 0.1~0.2mm 정도의 아주 작은 조직이지만 췌장 전체에 이만 개 이상의 다수가 분포되어 있다. 이 섬조직은 인슐린이란 호르몬을 만들어 모세혈관으로 직접 내보낸다.

인슐린의 역할을 아주 쉽게 비유하여 설명하면 연료를 끊임없이 태워 활동하는 인체에 있어 음식은 연료이고 인슐린은 보일러의 바람구멍을 여는 작용을 한다고 할 수 있다. 인슐린이 결핍되면 바람구멍이 닫혀 보일러는 불완전 연소를 하여 그을음이 가득차는데 석탄(음식)을 넣으면 넣을수록 검은 연기만 나와 손을 댈 수 없게 된다. 또 인슐린의 결핍은 당뇨병을 야기하여 혈액 속의 포도당 농도가 높게 되고 지방의 불완전 연소 때문에 산성물질로 가득 차게 되어 기계가 멈추게 된다. 공기구멍을 시원하게 열어 이런 상태를 해소해 주는 것이 인슐린의 역할이라 할 수 있다.

비장체조의 핵심은 비장에 쌓인 풍사제거에 있다. 풍사는 주위 환경을 혼란케해 제 기능을 발휘하기 어렵게 만드는 특성이 있다. 정(靜)과 동(動)이 반복되는 간단한 동작으로 비장의 기능을 원활히 하려는 목적이 있다.

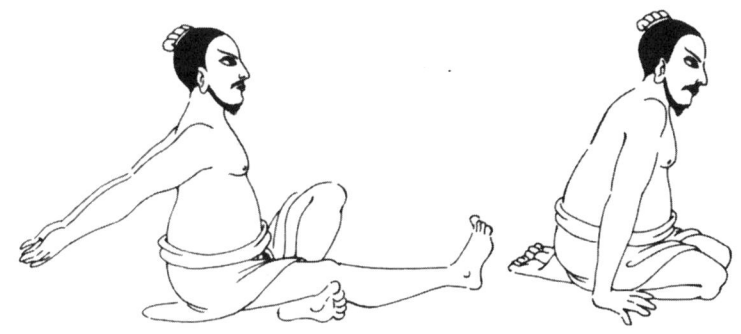

5. 肺

可正坐 而兩手據地 縮身曲脊 向上三¹擧 去肺家風邪積
勞 亦可反拳 搥脊上左右各三五度 此法 去胸臆間風毒
閉氣爲之 良久 閉目嚥液 三叩齒爲止

■ 주 ────
1. 활인심법에는 다섯 오(五)로 되어 있음

정좌해서 두 손으로 땅을 짚고 몸을 쪼그려 척주(脊柱)를 굽혀 위로 세 번 몸을 들면 폐장에 쌓인 몸의 피로가 제거되고, 손등으로 척주의 좌우를 치는데 세 번, 다섯 번씩 하면 가슴 속의 풍독과 막힌 기운이 제거된다. 이윽고 눈을 감고 침을 삼키며 이를 세 번 맞닥뜨리고 그친다.

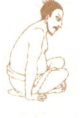

폐도 역시 肉과 市의 합성어로 市은 자전에 "무성할 발"로 되어 있다. 즉 초목이 무성한 모양을 나타내는 말로 폐 안의 모습을 표현하여 肺라 하였다.

폐장은 등뼈와 가슴뼈 사이에 펼쳐진 늑골 속에 들어 있는데 심장을 좌우로 감싸고 있다. 오른 폐에는 3개, 왼쪽 폐에는 2개의 폐엽이 붙어서 좌우 함께 끝을 위로 향한 원추형을 이루고 있다. 폐의 내부는 크고 작은 기관지와 혈관으로 구성되어 있는데 마치 말린 청어알이 작은 알의 집합인 것처럼, 폐도 무수한 폐포가 모여 형성된 것이다. 폐포의 한 알은 0.1mm 크기의 미세한 것이지만 그 수는 7억 5천만 개에 달한다고 한다. 만일 하나하나의 폐포를 펴놓으면 몸넓이의 25배에 해당된다.

이 작은 폐포하나 하나에 꼼꼼하게 거미줄처럼 가는 혈관이 붙어 있다. 이 혈관은 누에에서 나오는 실보다도 더 가늘고, 적혈구도 간신히 지나가는 미세한 통로이다.

온 몸의 혈액은 심장펌프에 눌려 2, 3분마다 폐포 주위의 이 좁은 혈관을 지나야 한다. 전신을 돌아 피로해서 검푸르게 된 혈액은 폐공장에 넣어서 신선하고 산소가 많은 공기와 접촉한다. 이때 혈액은 운반해 온 이산화탄소를 버리고 산소를 받아들인다. 이러한 가스 교환은 혈색소가 주로 담당하는 데 마치 공장을 방불케 하는 신속한 교환이 이루진다.

또한 폐에는 스프링작용을 하는 탄력섬유가 들어 있는데 스스로 작동하는 장치는 없고, 흉곽 내의 압력 증감에 따라 피동적으로 움직인다. 따라서 운동신경도, 아픔을 느끼는 지각신경도 있지 않다. 단지 자율신경의 가지가 폐포에 분포되어 있어서 폐포가 부푸는 것을 조절하고 있다. 숨을 들이마시면 폐포는 평상시의 배(倍)쯤으로 부푸는데 그때 숨을 들이마시는 것을 멈추라는 지령이 머리로 보내진다. 거꾸로 숨을 내 쉬어 폐포가 오그라들면, 멈추라는 지령이 호흡중추에 보내진다. 이처럼 폐는 우주법칙의 기본인 음양법칙과 마찬가지로 호(呼)와 흡(吸)을 하고, 좌(左), 우(右)의 개념을 가진 철학적인 장기라 할 수 있다.

활인심방에서는 운동의 기본을 소속된 장부의 위치와 그와 관련된 통로를 자극하는 것을 기본으로 하고 있는데 폐장도인도 직접적인 타법(打法)과 척주의 운동에 의한 간접적인 효과로 기능을 강화하고 있다.

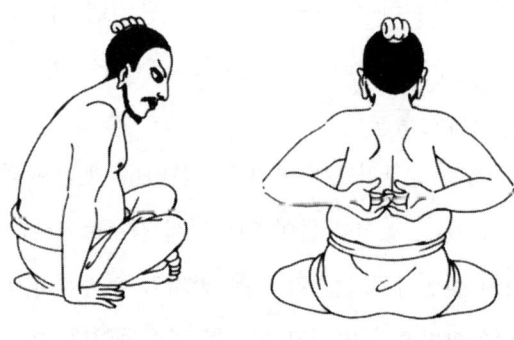

6. 腎

可正坐 以兩手上從耳左右引脇三五度 亦可反手着凍抛[1]
射 左右同援身三五度 亦可以足前後踰 左右各十數度 能
去腰 腎膀胱間風邪積聚 餘如上法

■ 주 ─────

1. 버릴 포(抛)

정좌해서 두 손을 위로 귀에서부터 좌우 옆구리까지 문지르기를 세 번, 다섯 번씩 하고, 또한 손등을 좌우쪽으로 팔을 펼쳐서 몸을 늘이기를 세 번, 다섯 번씩 하고, 또한 발을 앞뒤로 하기도 하고, 좌우로 넘기기를 각각 십수 번씩 하면 허리, 콩팥, 방광 사이에 쌓이고 모인 풍사가 제거된다. 그 이외는 위〈심〉와 같은 방법으로 한다.

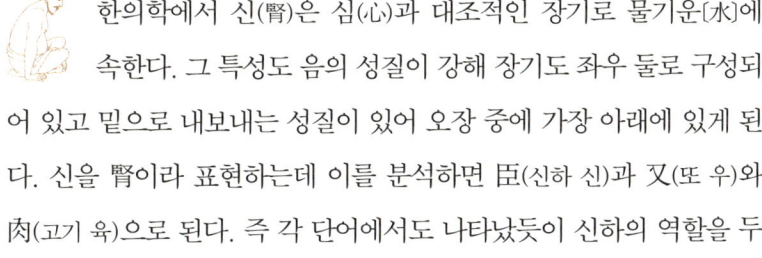

한의학에서 신(腎)은 심(心)과 대조적인 장기로 물기운〔水〕에 속한다. 그 특성도 음의 성질이 강해 장기도 좌우 둘로 구성되어 있고 밑으로 내보내는 성질이 있어 오장 중에 가장 아래에 있게 된다. 신을 腎이라 표현하는데 이를 분석하면 臣(신하 신)과 又(또 우)와 肉(고기 육)으로 된다. 즉 각 단어에서도 나타났듯이 신하의 역할을 두 개의 고깃덩어리가 한다는 의미이다. 의학적으로 설명하면 심장을 도

199

와 심장이 지나치거나 모자라는 것을 견제하고 보필하여 인체의 수분 대사를 관장하여 이와 관련된 보조기능을 수행한다고 볼 수 있다. 활인심방에서도 언급이 되었지만 신장은 방광과 부부지간이고 허리와는 밀접한 관계가 있다. 그래서 신장도인을 시행하면 이와 관련된 부위의 순환을 촉진시키고 풍사를 제거하게 된다. 신장도인도 그러하지만 모든 오장도인은 대개 부위에 대한 직접자극(주로 손으로), 관련된 손과 발을 이용한 체조, 그리고 몸 전체를 이용한 방법으로 구별된다. 이는 현대의학에서도 병소 부분을 가볍게 마사지 하거나 눌러주는 방법과 그 주위의 신경, 근육 등을 이완시켜 주는 것 모두 질병해소의 직접적인 방법으로 인식하고 있어 예방차원에서도 좋은 건강체조법이라 하겠다.

   대개 신장을 콩팥이라고 하는데 누에콩 모양의 형태를 한 주먹만한 크기의 장기로 횡격막 아래, 등뼈의 양쪽에 좌우 한 개씩 있다. 신장의 역할은 신단위라는 각기 독립된 단위가 하는 일을 통합하는 것이다. 하나의 신장에 120만 개나 되는 신단위가 포함된 것을 생각해

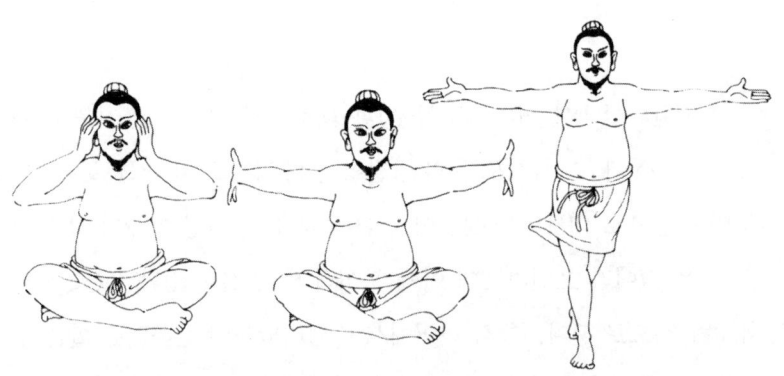

보아도 하나하나의 신단위가 얼마나 미세한 것인가를 알 수 있다.
  말하자면 하나의 신단위는 신장이라는 협동조합에 가입한 하나의 하청공장과 같은 것인데 한곳 한곳의 하청공장에서 만들어진 제품이 조합에 모여져서, 조합의 이름으로 일괄 취급되는 것과 비슷하다. 신장 한 개에는 120만 개의 하청공장이 있지만 실지로 가동되는 것은 10~20%에 불과하다. 이것은 그 업무가 힘들고 피곤하기 때문에 서로 교대로 일하라는 신의 섭리가 내포되어 있다.

7. 修養之道

凡欲修養 須淨室焚香 順溫涼之宜 明燥濕之異 每夜半後 生氣時 或五更睡覺 先呵出腹內濁氣 或一九止 或五六止 定心閉目 叩齒三十六通 以集心神 然後以大拇指背 拭目 大小九過 兼按鼻左右七過 以兩手摩令極熱 閉口鼻氣然後 摩面不以遍數 爲眞人起居法 次以舌柱上齶 漱口中內外 津液滿口 作三嚥下之 令入胃 存胃神承之 如此者之作 是 三度九嚥 庶得深漑五臟 光澤面目 極有力 不可輕忽

수양을 하려면 모름지기 방을 깨끗이 하고 향을 피우고 온도와 습도를 조절한다. 매일 야반(夜半)후 생기(生氣)일 때나 혹은 오경(五更)에 잠을 깨서 한다. 먼저 호(呵)하여 배안의 탁기(濁氣)를 내보내되 1~9번이나 5~6번으로 그친다. 마음을 안정시키고 눈을 감아 고치(叩齒)를 36번 한 다음, 심신(心神)을 집중한 뒤 엄지손가락의 등으로 눈 주위를 9번 문지르고, 아울러 코의 좌우를 7번 누른다. 두 손을 마찰하여 뜨겁게 한 다음 입과 코의 氣를 막은 후에 횟수에 관계없이 얼굴을 마찰하는 것이 진인의 기거하는 방법이다. 혀로 잇몸을 훑고 입안을 저어서 침이 입에 가득하거든 세 번에 나누어 삼켜서 위(胃) 속으로 들어가게 하니, 이렇게 하기를 세 차례에 아홉 번 삼키면 대개 오장(五臟)이 깊이 씻겨지고 얼굴에 빛이 나고 힘이 극히 세질 것이니 경솔히 해서는 안 된다.

수양의 방법을 총괄적으로 소개한 단락이다. 또한 수양하는 장소와 환경에 대한 내용을 환기시키고 있으며 고치(叩齒), 건욕(乾浴)의 효능을 재차 강조하고 있는 문구이다. 다소 그 내용이 앞서 언급한 양생호흡(養生呼吸)과 도인(導引)의 내용과 차이가 있으나 시행상 그 횟수나 동작뿐이지 원리는 같다고 하겠다.

수양(修養)의 방법으로 가장 중요한 것은 수양의 동작이나 방법이 아니라 참 마음을 갖는 정신(精神)이라 할 수 있다.

정신을 가다듬는 방법

이 장은 원래 보양정신(保養精神)으로 되어 있는데 그 내용상 위와 같이
제목을 붙였다. 정신을 가다듬는 방법은 곧 올바로 사는 방법을 말하며
올바로 사는 것은 바로 인체를 올바로 인식하고
그 구성에 대한 정확한 이해를 가져야 한다.
이 장에 수록된 내용은 바로 인체의 구성요소가 정(精), 기(氣), 신(神)으로
되어 있음을 강조하고 있고 이 정, 기, 신이 바로
건강과 양생의 중요한 인자로 작용됨을 지적하고 있으며
아울러 상호변화, 교류에 대한 한의학적인 내용을 다루고 있다.
생(生)과 사(死)에 대한 초연한 마음과 자연에 순응하는
본래의 마음을 볼 수 있는 단락이며
앞서 밝힌 각종 건강법의 기본사상이라 할 수 있다.
각박한 현실을 사는 현대인과 문명인에게
잠시 정신적인 사색을 주는 내용이라 할 수 있으며
편자의 덧붙이는 말은 한의학의 정, 기, 신에 국한하였다.

精者 神之本 氣者 神之主 形者 神之宅也 故神太用則歇
精太用則竭 氣太勞則絶 是以 人之生者神也 形之托者氣
也 若氣衰則形耗 而欲長生者未之聞也 夫有者 因無而生
焉 形須神而立焉 有者 無之館 形者 神之宅也 倘不全宅
而安生 修身以養神 則不免於氣散歸空 遊魂爲變 方之於
燭 燭盡則火不居 譬之於堤 堤壞則水不存矣 身勞則神散
氣勞則命終 形瘦則神斃¹ 神斃則精靈遊矣 已遊者 無返期
既朽者 無生理 故魂者陽也 魄者陰也 神能服氣 形能食
味 氣淸則神爽 形勞則氣濁 服氣者 千百不死 故身飛於
天 食穀者 千百皆死 故形歸於地 人之死也 故形歸於地
魂飛於天 魄落於泉水 水火分散 各歸本源 生則同體 死
則拍損 飛沈各異 稟之自然行者 譬如一根之木 以火焚之
烟則上升 灰則下沈 亦自然之理也 夫神明者 生化之本
精氣者 萬物之體 全其形則生 養其精氣 則性命長存矣

■ 주 ─────

1. 넘어질 폐(斃)

☯

정(精)은 신(神)의 근본이고 기(氣)는 신(神)의 주체이며 형(形)은 신(神)의 집이 된다. 그러므로 신을 지나치게 쓰면 마르게〔歇〕 되고, 정을 지나치게 쓰면 마르게〔渴〕 되고, 기를 지나치게 쓰면 끊어지게〔絶〕된다. 사람이 생(生)하는 것은 신(神)이고 형(形)이 의탁하는 것은 기이다. 만약에 기가 쇠약해지면 형이 소모가 되니 그러고도 오래 살았다는 자는 듣지 못하였다. 무릇 유(有)는 무(無)로 인해 생기고 형은 신을 기다려 성립되는 것이니 유는 무의 비녀장(館)이고 형은 신의 집이다. 아마 집을 온전히 해서 생을 안전하게 하고 몸을 닦아 신을 기르지 않는다면 기가 흩어져 허공으로 돌아가서 정처 없이 떠돌게 됨을 면하지 못할 것이다. 이를 촛불에 비유하면, 초가 다 녹아버리면 불이 있을 수가 없는 것이고, 둑에 비유한다면 둑이 무너지면 물이 있을 수가 없는 것이다. 몸이 수고로우면 신이 흩어지고 기가 수고로우면 수명이 끝이 나며, 형이 마르면 신이 죽고, 신이 죽으면 정령(精靈)이 떠날 것이니, 이미 떠난 것은 돌이킬 수 없고 이미 썩은 것은 살아날 수가 없다. 그러므로 혼(魂)은 양(陽)이고 백(魄)은 음(陰)이니 신(神)은 능히 복기(服氣)를 하고 형(形)은 능히 식미(食味)를 하는 것이다. 기가 맑으면 신이 상쾌해지고 형이 수고로우면 기가 탁해지니 복기하는 자는 천 년 백 년이 가도 죽지 않는다. 그리하여 몸이 하늘을 날게 된다. 곡식을 먹는 자는 천 년 백 년에 대개 죽는다. 그리하여 형이 땅으로 돌아간다. 사람은 죽기 때문에 형은 땅으로 돌아가고 혼은 하늘을 날며 백은 샘으로 떨어지니, 수화(水火)가 분산해서 각기 본원으로 돌아가는 것이다. 살아서는 한 덩어리였다가 죽으면 부서지고 없어지는 것이니 날아오르고 잠기는 것이 각각 다르다. 자연에서 운행되는 것과 비교하면, 나무를 불로 태우면 연기는 위로 올라가고 재는 아래로 잠겨버리는 것과 같은 것이니 이것이 또한 자연의 이치이다. 무릇 신명(神明)은 생화하는 근본이고 정기는 만물의 몸체이니 그 형체를 온전히 하면 생하게 되고 그 정기를 기르게 되면 성명(性命)이 오래도록 보존된다.

정(精)이라 하면 그 자전적 의미는 크게 둘로 나누어진다. 그 하나는 "쓿은쌀 정"이고 또 하나는 "굳셀 정"이다. 이를 구체적으로 설명하면 정미소라고 표할 때의 쌀을 첫째로 들 수 있고, 쌀을 쓿거나 찧다의 뜻이 포함되어 있다.『여씨춘추』에서 "用志如此 其精也"라 하여 자세하다, 면밀하다의 뜻을 갖고 있다. 또 "無以害其天 則如精"이라 하여 "곱다" "그윽하다"는 의미를 내포하고 있다. 그 외에 "오로지"와 "교묘하다"의 뜻이 있으며 "選練角材 欲其精也"라 하여 "날카롭다"는 뜻도 있다. 또한 "맑다"의 의미도 있으며,『사기(史記)』에 "天精而見景星"이라 하여 "개다(하늘이 개다)"의 뜻도 있다.『후한서(後漢書)』에 보면 "朋精粹而爲徒"라 하여 "아름답다"의 뜻과 "三精霧塞"이라 하여 "해, 달, 별"을 가리키기도 한다. 精의 가장 중요한 의미는 근본이라는 뜻인데, 인체에 있어서는 생명의 근원을 말하며 남자에 있어서는 남자의 정액을 지칭하기도 한다.『역경(易經)』에 보면 "男女構精 萬物化生"이라 하여 생명의 근본임을 강조하고 있다. 또한 자연계에서는 만물을 생성하는 음양의 기(氣)로 생각할 수 있으며, "精交接而來往"에서는 혼이나 혼백의 의미로 쓰여졌으며『한서(漢書)』에는 "各厲志竭精"이라 하여 "정성"의 뜻으로 사용되고 있음을 알 수 있다. 관자(管子)는 "中不精者 必不治"라 하여 "진실"의 뜻으로 사용하였고, 두보(杜甫)는 "雲霧晦冥方降精"이라 하여, 신(神), 신령의 의미로 사용하였다.

그 외에 "눈동자"의 뜻과 동사로 "굳세다", "강하다"의 뜻이 있다. 정은 글자 속에 쌀 미(米)가 들어가 있는데 이는 물질적인 의미가 강하다 할 수 있다. 또한 쌀이라는 것은 동양인에게는 가장 중요한 주식의 하나이며 수천 년 동안 내려온 생명유지물질이다. 따라서 이러한 쌀은 우리가 섭취하는 음식의 총칭이라 생각되며, 이를 소화 흡수시켜 여기서 나오는 각종 정미로운 물질을 모두 정(精)이라 하는 것이 타당하다. 정과 관련된 몇 가지의 단어를 예로 들면 쉽게 정에 대한 개념을 알 수 있다.

앞서 활인심방의 내용에서도 정, 기, 신의 관계는 그야말로 서로 공존하여 인체를 구성하는 중요한 요소인데 대개 표현에 있어서도 같이 혼용하여 쓰는 경우가 많다. 흔히 그 사람의 정기(精氣)가 "좋다, 안 좋다"라고 표현할 때의 정기의 의미는 "정신과 기력"을 지칭하고 있고, 정신(精神)의 혼합어는 『열자(列子)』 "精神者天之分 骨骸者地之分"이라 한 것처럼 "육체"와 반대 개념의 뜻이며, 물질적인 것을 초월한 실재(實在)를 나타내기도 한다. 또한 기력이나 근기(根氣)를 가리키기도 하며, "참된 목적", "생기가 넘쳐흐르는 일"을 뜻하기도 하며, 개념적인 뜻으로 "의의, 이념"을 지칭하기도 한다.

정신적인 영혼을 지칭할 경우는 정령(精靈), 정백(精魄), 정혼(精魂)으로 사용되며, 생식과 관련된 말로는 정세포(精細胞), 정소(精巢), 정액(精液), 정자(精子) 등이 있고 "뼈 속에 있는 골"의 뜻을 지닌 정수(精髓) 등이 있다. 또한 사람의 체력과 관련된 정력(精力)이란 말이 있는데 이는 심신의 활동력 또는 끈기나 원기(元氣)를 뜻하는 말이라 하겠다.

한의학에서는 정(精)을 인체를 구성하고 생명활동을 유지하는 기본적 물질로 인식하고 있는데, 인체를 구성하는 부분을 생식지정(生殖之精)이라 하고 생명활동을 유지하는데 필수적인 것을 수곡지정(水穀之精)이라고 한다. 전자는 생식의 기본적 물질로서 그 기능은 후대(後代)를 번식하는 것이다. 후자는 부단히 섭취한 음식물이 화생된 것으로서 생명활동을 유지하고 유기체의 신진대사에 없어서는 안 되는 물질이다. 평상시에 장부의 정기가 충분하면 신(腎)에 저장되어 있다가 생식기능이 발육, 성숙되었을 때 생식지정(生殖之精)으로 변화할 수 있다. 정기라는 것은 끊임없이 소모되며 또 음식에서 끊임없이 공급받아 이를 유지한다. 정은 한마디로 생명의 기초이다. 정이 충분하면 생명력이 강하여 주위환경 변화에 적응할 수 있어 병에 쉽게 걸리지 않는다. 정이 허약하면 생명력이 약하고 적응력이나 항병력(抗病力) 모두 감퇴하게 된다.

옛 선조의 말 중 "차라리 돈 천냥을 줄지언정 한 방울의 精을 줄 수 없다"는 말이 있다. 이는 정의 중요성을 강조한 내용으로 생식의 의미가 담겨 있고 대(代)를 반드시 이어야 한다는 강력한 의지표명이라 할 수 있다. 한의학에서는 정(精)을 보(補)하는 방법으로 맛(味)으로 하라는 말이 있는데 이는 음식의 맛을 말하는 것이 아니라 담백한 곡류와 채소를 섭취하라는 것이다. 이는 진수성찬은 입맛에 맞아 살이 찌는 데는 도움이 되지만 정(精)을 보(補)하는 데는 도움이 되질 않기 때문이다. 그 예로 비만한 사람은 양기가 적어서 대부분 일찍 죽는데 이를 경고하는 말로 "옷은 몸만 가리면 되고 음식은 배만 채우면 충분하다"라고 하였다. 또한 정(精)과 관련된 임상증상으로 루정(漏精)이라는 것이 있는데 설정(泄精)이라고도 한다. 이는 신기능이 약하여 精이 밖으로 유출되는 경우를 말하는 것으로 건강이 극도로 나빠진 경우에 나타난다.

기(氣)도 한자를 분석하면 气와 米로 되어 있는데 결국 氣도 물질적인 개념에서 시작된 에너지라고 할 수 있다. 기에 대한 자전적(字典的) 의미는 매우 많은데 이를 열거해 보면 첫째, "기운"의 뜻이 있다. 즉 기상의 변화에 따른 구름의 움직임이나, 자연의 현상 등을 나타내기도 하며 정(精)과 함께 쓰여 심신의 근원이 되는 활동력과 힘, 기세, 세력 등을 나타내기도 한다. 또는 연기나 안개 등이 끼여 있는 현상을 말하기도 하고 갑자기 피어오르는 기운을 지칭하기도 한다.『열자(列子)』는 "汝志彊而氣弱"이라 하여 "성질"이나 기질로 표현하였고,『논어(論語)』에서는 "屛氣似不息者"라 하여 숨쉴 때 나오는 기운이라 하였고,『사기』에서는 "百姓無怨氣"라 하여 마음이나 의사(意思)를 표현하고 있다.

철학적인 개념으로 우주 만물을 표현하는 물질적 시원(始原)으로 기를 보는 학파(學派)가 있는데 이는 송나라의 정이천(程伊川), 주자(朱子) 등이 주장한 설로, 만유(萬有)를 생성하는 형이상(形而上)의 원리를 리(理), 형이하(形而下)의 원리를 기라 하여 이기이원론(理氣二元論)을 주장하였다. 또 기의 뜻으로『서경(書經)』에서는 "焦氣之味"라 하여 냄새나 향기를,『예기(禮記)』에서는 "洗盥執食欲者勿氣"라 하여 "냄새를 맡다"의 뜻이 있으며 "풍취", "모양", "느낌" 등을 표현하는 데도 사용된다.

이와 같이 기에 대한 의미는 너무나 광범위하며 사실 이 분야에 관한 책들이 무수히 많다. 한의학에서는 기에 대한 기초부터 질병의 치료에까지 기와 관련되어 언급되고 있으며 자연현상과 병행되어 취급하기도 한다. 그런데 재미있는 것은 한의학을 전공하지 않고 있는 일반인도 알게 모르게 기에 대한 용어를 많이 쓰고 있다는 점이다. 사람이 실신하였을 경우 우리는 "기절(氣絶)하였다"라고 표현하고, 그 사람의 몸 상태를 표현할 때도 "기운(氣運)이 없다" 혹은 "기력(氣力)이 있다, 없다"라고 하며 상대방과 대화시 말이 안 통할 경우 "기가 막힌다"라는 표현을 자주 쓰게 된다. 이처럼 기의 진정한 의미는 모르지만 이미 일상생활에서 우리는 기를 알고 있고 또한 더불어 살고 있는 것이다.

그러면 진정한 기의 의미는 무엇일까. 이에 대한 답은 쉽지 않지만 간단히 설명하면 변화의 원동력이라 할 수 있다. 즉 하늘이 있으나 하늘의 각종 변화를 일으키는 것은 천기(天氣)이고, 땅의 변화 역시 지기(地氣)에 의한 것이다. 이처럼 천기의 조화기운이 바로 기에 의한 것이며 기가 있음으로 변화가 시작되며 이런 변화에 의하여 동물이나 인간들이 성숙하고 발전하게 되는 것이다. 따라서 인간은 알게 모르게 생활 자체에서 기에 의한 조절이 필요하게 되고 우리 몸 안에서도 자연의 기와 같은 기가 존재하여 정신과 육체를 조절하게 되는 것이다.

한의학의 고전인 『황제내경』에서는 인간의 생명력은 위(胃)에서 시작되는데 이때 위(胃)에서 받는 것을 상기(常氣)라 표현하고 있다. 이를 구체적으로 설명하면 곡식이 들어가는 곳은 바로 위(胃)이고 바로 위에서 기와 혈이 발생한다고 하여 인체를 유지하고 활동하는 원동력으로 기와 혈을 중시함을 강조하고 있다.

특히 기는 모든 활동의 주관이 되는 중요한 무형의 힘으로 현대과학적인 규명이 그리 쉽지 않다. 따라서 기의 의학이라고 할 수 있는 동양의학은 치료 대상도 생명체이고 임상실험 역시 생명이 존속하고 있는 생체에서 이루어지게 된다.

이에 반하여 서양의학의 시작은 해부학이고 실험 또한 실험실의 물질 규명이 위주가 되어 있어 생명체가 갖고 있는 원동력에 대한 인식은 부족한 실정이다. 그러므로 기질적인 질병에 대한 대처능력은 강하지만 기능적인 질환에는 좋은 치료효과를 기대하기 어렵다.

 기가 인체 내에서 작용하는 기능은 모두 다섯 가지로 나누어 생각할 수 있다.

첫째, 인체의 조직, 기관, 장부 등의 생리활동을 주관한다는 점이다. 이를 기의 추동력(推動力)이라고 하는데 가장 중요한 기능이라 할 수 있다.

둘째, 체온을 유지하고 몸을 따뜻하게 하는 온후(溫煦)기능이다. 이는 얼굴이 갑자기 화끈거리거나 몸이 후끈 달아올랐을 때의 신체상태와 유사하다고 할 수 있다.

셋째, 인체를 보호하고 외사(外邪)의 침입을 막는 방어기능이다. 이는 혈액 내에 있는 백혈구의 기능과는 또 다른 방어기능으로 흔히 기력(氣力)과 관련된다.

넷째, 노폐물을 땀과 소변으로 배출시킬 수 있는 기능으로 한의학에서는 기화(氣化)작용이라고 한다.

마지막으로 전신 각 부위를 유주하면서 인체 운동 상태의 평형을 유지해 주는 기능으로 요약될 수 있다. 이 기능은 한의학의 치료원리가 되는 경락학설(經絡學說)과도 밀접한 것으로 침, 구의 치료기전이 설명되는 기능이라 할 수 있다.

그러면 기를 가장 쉽게 느낄 수 있는 방법은 어떤 것일까. 침을 맞고 있을 때의 뻐근함, 또는 약한 전기자극과 같은 불쾌함, 저린 감 등이 우리 생활 속에서 느낄 수 있는 기의 느낌이며 창피를 당했을 때 얼굴에 열감을 느끼는 것도 기의 느낌 중 하나라 할 수 있다.

기에 대하여 과학적으로 관심을 갖다보면 우린 재미있는 몇 가지 사실을 알게 된다. 즉 모든 자연현상이나 인체에서 발생하는 생명현상이 반드시 에너지(力)의 방향성과 관련이 있고 또한 기의 성질과 연관시킬 수 있기 때문이다. 따라서 동양의학에서는 그 생명체의 수명과 질병 극복 여부도 개체 내에 있는 기의 활성도와 밀접하게 관련된다. 이러한 이유로 최근에는 기에 대한 과학적 사고의 접근이 많아지고 있고 일부에서는 공통된 접근방식이 나와 기의 본질을 찾아내는데 일익을 담당하고 있다.

그중 가장 관심을 불러일으키는 것으로 기의 활성도에 따라 체내의 각 부위의 온도변화를 관찰하는 것인데 일반적으로 기를 훈련하는 경우는 하지 않는 경우보다 말초순환의 증가로 팔과 다리부위의 온도가 상승한다는 점이다. 이를 역(逆)으로 생각하면 인체 내의 기가 장애를 받거나 소통이 안 되면 사지(四肢) 말단의 기 순환에 영향을 주어 손발이 차게 되며 따라서 전신에도 영향을 주게 되는 것이다. 또한 우리가 쉽게 이해할 수 있는 기의 활성도 측정방법은 개체의 호흡수와 호흡량(산소 소비량)으로 평가하는 방법이 있다. 이는 일반적인 운동량과 호흡과의 관계를 말하는 것이 아니라 개체에서의 기의 작용능력에 따라 달라짐을 말하는 것이다. 즉 기가 체내에서 효율적으로 작용하는 경우에는 그렇지 못한 경우보다 기초대사가 저하되고 에너지 축적력이 향상된다는 것이다.

이는 생체를 하나의 이온으로 설명하여 전자의 흡수 능력으로 해석하는 것으로 기를 단련하여 효과적으로 체내의 기를 활성화시키는 경우 산소소비력이 단련전보다 30% 감소하고 에너지 대사 역시 단련전보다 20% 감소한다는 것이다. 이를 종합하여 보면 기를 활성화시킬 경우 적은 에너지를 소비시키면서 충분하게 조직과 기관에 산소나 영양분을 공급할 수 있음을 알게 된다.

이 외에 기에 대한 과학적 사고는 교감신경과 부교감신경을 적절히 조화시킬 수 있는 능력과 기의 활성도에 대한 연구를 비롯하여 기를 단련함으로써 자기제어 작용이 강해져 대뇌신경세포의 활성화를 촉진시킴으로 정신적인 치료가 우수함을 밝혀 놓고 있다.

그러나 이러한 과학적인 해석이 아니더라도 우리는 늘상 쉽게 생활에서 기에 대한 자각을 하게 된다. 즉 중요한 일을 결정하거나, 중요한 일에 직면하였을 때 묻는 것으로 "기분이 어떠냐?"라는 말이 있다. 이 때의 기분이란 바로 자기 자신에 대한 기의 활성도를 경험적으로 표현하는 말이 되며 기분에 따라 일의 성패가 좌우되기도 한다.

다음으로 기와 관련된 생리적인 면과 특징을 한의학적으로 간략하게 소개하겠다.

『황제내경』에 "氣는 營氣와 衛氣가 있어서 위기는 하루에 몸을 여섯 길로 나누어 여섯 번 몸을 순환해서 자정에 肺로 들어간다"고 하였다. 여섯 갈래 길은 등에 두 줄, 배에 두 줄, 좌우 옆구리에 각각 한 줄씩, 모두 합해 여섯 줄로 각 줄에 여섯 번씩 순환하니 모두 36으로 전부 36회를 순환하는 셈이다. 또 『황제내경』에 "每朝寅時 肺朝百脈"이라 하여 자시(子時)에 천문(天門)이 열리고, 축시(丑時)에 지호(地戶)가 열리고, 인시(寅時)에 사람이 생기니 결국 인시에 폐가 동작을 하여 몸에 있는 모든 맥(脈)의 신(神)이 폐로 몰려 각각 기를 받아 제자리로 돌아가서 묘시(卯時)부터 일과(日課)는 시작한다고 하였다.

기의 한 종류인 영기(營氣)는 맥(脈)내를 돌아다니고 위기(衛氣)는 피부 바깥쪽을 돌아다니는데 늘 바깥기운과 다투기 쉬워(정기와 사기의 관계) 질병이 발생하게 된다. 따라서 병에 안 걸리려면 기가 충실해야 하고 기가 충실하려면 밥을 잘 먹어야 하니 밥 잘 먹는 것은 곡기(穀氣)를 보존하기 위함이다. 밥을 잘 먹는다는 것은 순전히 곡기를 흡수하라는 말이지 고량진미(膏粱珍味)와 술과 고기를 뜻하는 것이 아니다. 고량진미는 지방질이 많으므로 도리어 몸에 해롭고 술과 고기는 독성이 강하고 성질이 고약해 양생을 하는 사람에겐 적당하지 않다.

위기(衛氣)는 하루 종일 몸 전체를 50번 순환해서 새벽에 잠을 깨면 눈으로 들어가고 다시 머리로 올라가 태양맥(太陽脈)을 타고 몸 오른쪽으로 내려와 발 다섯 번째 발가락으로 들어간다 하였다. 이와 같이 기는 몸에서 쉴 사이 없이 순회하므로 혈(血)이 기를 따라서 같이 돌아다녀서 몸 전체에서 기혈이 새로워진다.

위기와 영기의 운행하는 법칙은 음양이 서로 다르므로 다니는 방법과 만나는 길이 달라서 위기는 낮에 몸 바깥쪽을 돌고 밤이면 체내로 들어와 숨는 반면, 영기는 밤이면 체내를 돌다가 낮에 바깥으로 나오므로 그 출입이 위기와 정반대이다.

기는 호흡의 근본이 된다. 사람이 한번 숨을 내쉴 때에 맥박이 두 번 뛰고 이때 기가 삼촌(三寸)을 운행하며, 한 번 들이마실 때에 맥박이 두 번 뛰고 기가 역시 三寸을 운행하여 양과 음이 하루 종일 맥(脈)의 전체 길이인 810장(丈)을 돌아다니는데 아침에 발가락 사이나 다섯째 발가락에 모인다.

오장 중에 폐(肺)가 기를 주관하는데 모든 기는 전부 폐에 속해 있다. 폐는 여섯 개의 엽(葉)으로 구성되어서 좌우 양측에 별도로 작은 귀가 붙어있고 여섯 개의 엽에 24개의 구멍이 뚫어져 있어서 24절후를 관측한다. 이런 관계로 인해 오장 중에 가장 높은 데에 앉아 있어서 안으로는 오장 중 심장의 명령을 전 장부에 전달하고 밖으로는 하늘 기운과 접해서 새것과 헌 것을 교대시켜 안을 깨끗이 하며 절기(節氣)가 다가오면 절기에 맞추어서 장기(臟氣)를 조절한다. 그러므로 천기가 들어오면 그 기운을 받아들여서 장(臟)에서부터 365골절에 이르기까지 한곳도 빠짐없이 분포한다. 그러나 폐는 여성장기로 굳세지 못하고 유약(柔弱)해서 차고 더운 것에 약해 강력한 약을 쓰면 안 되고 가볍고 달래는 약을 주로 쓴다.

기와 관련된 현상 중 체하는 것이 있다. 즉 기는 활동해야만 문제가 발생하지 않고 너무 흐름이 느리면 막히게 된다. 기가 막힌다는 것은 잘 흘러서 소통되지 아니함을 지칭하는 것으로 이는 흐르는 물과 같아 물이 오랫동안 정체해 있으면 푸른 이끼가 끼어 그 물을 썩게 하듯이 기도 항상 움직여야 기가 살지, 정지하면 쓰지 못하게 된다. 막힌다는 것은 곧 쓰지 못한다는 것을 의미하는 것으로 공기가 통하지 않는 빈 방이나 공간을 보면 먼지가 쌓여 있어서 그 먼지를 쓸어버려야 그 자리를 쓰게 되는 것과 마찬가지로 혈맥(血脈)속에는 항상 기와 혈이 유통하고 있어서 사람이 건강을 유지할 수 있게 된다. 만일 안일하게 앉아만 있으면 기혈의 활동이 둔해지게 된다.

기의 명칭에 칠기(七氣)라는 것이 있다. 그 의미가 두 가지인데 하나는 칠정(七情)에 의한 기의 상태를 말하는 것이고 다른 하나는 이로 인한 질병 원인을 말하는 것이다. 재미있는 것은 기의 흐름이나 상태가 감정의 변화와 관련이 있다는 것이다. 즉 기쁜 감정인 경우에는 기는 흩어지고, 두려우면 기가 가라앉고, 놀라게 되면 기가 도망가고, 화가 나면 기가 격해지고, 슬프면 기가 막히고, 근심하면 기가 울체되고, 생각을 하게 되면 기가 가라앉는다고 하였다. 이를 현대인의 스트레스와 비교하게 되면 직장생활로 인한 본인의 성격형성을 자연히 파악할 수 있게 된다. 음미하여 봄직한 내용이다.

　이와 비슷한 내용으로 기에는 구기(九氣)라는 것이 있다. 이는 『황제내경』에서 언급되고 있는 내용인데 이를 현대적으로 쉽게 풀면 다음과 같다.

　황제가 묻길 "성을 내면 기가 거슬러 올라가고, 기뻐하면 기가 누그러지고, 슬퍼하면 기가 사라지고, 두려워하면 기가 내려가고, 추우면 기가 거두어지고, 더우면 기가 빠져나가고, 놀라면 기가 어지러워지고, 힘을 너무 쓰면 기가 소모되고, 생각하면 기가 뭉친다는데 구기가 모두 달라서 같지 아니하니 어떤 것이 질병의 원인이 되느냐?"

　이에 신하인 기백(岐伯)이 답하길 "화를 내면 기가 거슬러 올라가 심하면 토혈(吐血)을 하거나 설사가 되므로 기가 올라가는 것이요, 기뻐하면 기가 조화를 이루어 의지가 잘 통해서 영위(榮衛)가 서로 통하여서 기가 누그러짐이요. 슬퍼하면 심장과 폐장이 급하게 움직여 가슴부분이 통하지 못하고 영위가 흩어지지 못해 열(熱)이 발생되므로 기가 소모되는 것이요, 두려워하면 정기(精氣)는 없어지고 정기가 없어지면 가슴부근이 닫히고 이로 인해 기가 제멋대로 가벼려 아랫배〔下焦〕부근에 부기(浮氣)가 발생하므로 기가 운행하지 못하고, 춥게 되면 땀구멍이 닫혀 기가 운행하지 못해 기가 수축됨이요, 더우면 땀구멍이 열리고 영위가 통해서 땀이 많이 새어 나오므로 기가 빠져나오고, 놀라면 마음이 의지할 데가 없고 정신은 갈 데가 없어서 마음을 정할 수가 없어서 기가 어지러워지고, 힘을 너무 쓰면 숨이 가쁘고 땀이 나서 안에 있던 기는 밖으로 나오고 바깥에 있는 기는 안으로 넘어 들어가서 기가 소모되고, 깊이 생각하면 마음이 일정한 곳에 있게 되고 정신도 한 곳에 있게 되니 정기가 머물러 있어 떠나지 않고 있으므로 기가 응어리지는 것입니다."

구기는 이러한 생리적 변화 외에 자연에 있는 기운을 설명하기도 하는데 ① 격기(膈氣), ② 바람 기운(風氣), ③ 찬기운(寒氣), ④ 뜨거운 기운(熱氣), ⑤ 근심하는 기운, ⑥ 즐거운 기운, ⑦ 놀라운 기운, ⑧ 성난 기운, ⑨ 산풍장기(山風瘴氣)이다. 이 아홉 가지의 기는 몸 안에서 생기는 기가 자연과 접촉하여 그 결과로 질병이 발생된다.

중풍과 대조적인 병으로 중기(中氣)라는 것이 있다. 중풍이나 중기는 모두 갑자기 쓰러져서 정신을 못 차리는 것 같으나, 중풍의 경우에는 맥박이 빠르고 힘이 있으며 몸에 열이 있고, 중기는 몸이 차고 맥박이 약하고 가라앉는 것이 다르다. 중풍은 입에서 가래나 음식물을 토하나, 중기는 입에 아무런 증상이 없다. 이때의 치료법은 중풍인 경우는 반드시 풍을 제거하는 약을 써야 하고 중기인 경우에는 기를 순환시키는 약을 써야 하는데 이를 잘못 쓰면 능히 사람을 죽일 수 있다고 하였다.

하기(下氣)는 말대로 기가 아래쪽으로 내려가는 것을 말하는데 대개의 경우 계속되는 설사로 인해 발생된다. 즉 설사를 계속함으로써 기가 점차 아래로 함께 내려가 나중에는 밖으로 빠져 나가게 되니 이렇게 되면 회복이 어렵게 된다.

반대의 개념으로 상기(上氣)라는 것이 있다. 이는 사기(邪氣)가 폐에 있으면 상기가 되는데 상기가 되면 그 증상으로 주로 토한다. 이는 내쉬는 숨은 많고 들이마시는 숨은 적어 숨쉬기가 촉박하기 때문에 발생된다.

기가 짧다는 단기(短氣)라는 것도 있다. 이는 기가 짧아 호흡이 이어지지 않는 것을 말하는데 숨이 찬 것 같으면서 숨찬 것은 아니고,

앓는 소리는 끙끙대고 아픈 데는 없는 것인데 증세로는 기침만 약간 한다. 소기(少氣)는 기가 적은 것을 말하는데 이는 기운이 없어 말이 입 밖으로 나오지 않고 입안에서 중얼거리고 마는 증세로 폐기(肺氣)가 적어서 발생된다. 폐기를 직접 보(補)하는 약이나 폐장(肺臟)의 어머니 장기인 비장(脾臟)을 도와주어 토생금(土生金)의 상생(相生)의 원리로 치료하면 낫게 된다.

기가 문제가 되어 나타나는 증상 중에 가장 흔한 것은 통증이다. 이를 한의학적으로 설명하여 보면 혈이 순환하다 막히면 뚫고 나가려고 힘을 쓰게 되고 이 때문에 그 부근에 통증이 발생된다. 또한 음식이 체내에서 막히면 그 또한 통증이 생기는데 기통(氣痛)이라 함은 기가 혈관 속을 지나다가 혈관 속이 막혀 통증이 생기는 것이니 기가 막히는 것을 방지하는 것이 무엇보다 중요하다.

앞서 말한 것과 같이 기는 형체가 없는 가벼운 성질의 에너지로 위쪽으로 항상 다니는데 만약 눌려서 위로 올라가지 못할 경우에 기통이 있게 된다. 그래서 임상적으로도 신체의 윗부분에 많지 아래에는 드물다. 그러나 칠정(七情)에 의해 움직이게 되면 전신 어느 곳이든 가게 되는데 주로 열이 많아 생기는 병은 위에서 기통이 발생되고, 차서 생기는 병은 아래에 주로 나타난다. 그 치료는 막힌 곳을 뚫어 기를 소통하는 것이니 결국 막히지 않게 평상시에 활동하는 것이 예방의 관건이라 하겠다.

기에 관한 병리적 내용으로 기역(氣逆)이라는 것이 있다. 이는 기의 흐름이 잘못되어 발생되는 것으로 한마디로 어려운 병증이라 하겠다. 대개는 몸 안에 있는 화(火)가 그 역할을 제대로 하지 못해 기의 흐름에 영향을 주어 발생한다. 삶으로 치면 법에 역행하는 것과 같은데 그 치료법도 순서를 바로 잡고 법에 따라 교정시키면 되듯이 사람의 몸 안에 있는 기도 그 흐름을 바로 할 수 있는 여건을 만드는 것이 중요하다.

기가 울체되면 기울(氣鬱)이라는 증상이 나타나는데 기울은 부종을 수반한다. 부종이라 함은 몸이 붓는 것을 뜻하는데 대개는 기와 관련되고 있지 않다. 그러나 기울에 한하여 부종이 발생된다. 기울이 중요한 이유는 오랫동안 지속되면 몸에 나쁜 기가 쌓여 결과적으로 다른 질병의 원인으로 작용할 수 있기 때문이다. 습과 담이 함께 쌓이는 경우가 많고 일단 습, 담과 함께 병발되면 회복하기 어렵게 된다.

기에 대한 마지막 내용은 기절(氣絶)이다. 말 그대로 기가 끊긴 것이다. 기가 끊겼다는 것은 곧 인간의 종말을 의미하는 것으로 오장의 기가 한꺼번에 끊어지면 눈의 위치가 바뀌면서 눈동자가 위로 몰리고 흰자위는 밑으로 몰리는데 하루 반 만에 죽게 되고 땀이 나오는데 이를 절한(絶汗)이라 한다. 절한이란 구슬같은 땀방울로 흩어지지 않고 나온 채로 붙어 있는 땀방울인데 이 땀이 만약 아침에 나면 저녁에 죽고, 저녁에 나면 그 다음 날 아침에 죽는다. 육부의 기가 끊어지면 상기(上氣)가 되면서 다리가 오므라들고 오장기가 끊어지면 물 설사를 계속해서 한다. 위급한 증세이며 강조를 위해 다소 표현에 무리가 있지만 참고할만 하다.

정과 기에 이어 인체의 중요 요소의 하나인 신(神)은 그야말로 인간과 동물을 구별하는 조물주의 선물이다. 이는 인간이 신(神)이 될 수 있음을 간접적으로 시사한 것으로 바로 인간이 신답게 살 수 있는 통로인 것이다.

신의 자전적(字典的) 의미는 대개 일곱 가지로 나눌 수 있다.

첫째, 귀신의 의미이다. 이는 하늘의 신이나 "상제(上帝)"의 뜻과 『예기』에서 "山林川谷丘陵, 能出雲, 爲風雨, 見怪物, 皆曰神"이라 말한 것과 같이 "신령"의 두 가지 뜻이다.

둘째, 불가사의한 것을 말한다. 『역경』에 보면 "陰陽不測, 之謂神"라 하여 신은 현묘하여 헤아릴 수 없으며 만물의 근원이 됨을 의미한다.

셋째, 정신 즉 혼을 뜻한다. 가장 일반적으로 알고 있는 내용이고 의학에서 다루는 신의 개념이 대부분 이에 속한다.

넷째, 마음을 가리키기도 한다. 『여씨춘추』에 "神出於忠"이라 하여 사람의 본 마음의 뜻도 포함한다.

다섯째, 덕이 극히 높은 사람을 가리키기도 한다. 주로 뒤에 사람 인(人)을 붙여 사용하는데 맹자(孟子)는 "聖而不可知之, 謂之神"이라 하여 사람의 품위와 인격의 상징으로 사용한다고 하였다.

여섯째, 지식이 두루 넓은 사람을 지칭하는데 『회남자(淮南子)』에 "知人所不知, 謂之神"이라 하여 지식이 표현으로도 사용되었다.

일곱째, 화(化)한다는 뜻도 있다. 『여씨춘추』에 "其動人心不神"라 하여 어떤 상태로 되는 것을 포함하기도 한다.

이상의 의미로 보아 신은 주로 정신과 관계되는 내용을 포함하고 있으며 또한 지식이나 학문 등과 같은 모든 분야에서 최고 의미를 갖는다고 할 수 있다. 일반적으로 사용하는 신경이란 단어는 의학적으로 "동물의 체내에 분포하여 지각, 운동, 기타 일체의 유기적 연락 관계를 맡는 기관"이라고 설명하고 있는데 이것 또한 그 기능이 다양하여 아직도 규명이 안되는 부분도 많다. 그래서 그 용어 자체를 "신기로운 통로"라 하여 신비성을 강조한 명칭이 아닌가 싶다. 이와 유관한 질병으로 "신경쇠약"이나 "신경통"이 있고 정신적으로 민감한 사람을 "신경질적이다"라고 표현하기도 한다. 정신적인 표현으로는 "신령(영혼)", "신혼(정신과 혼백)" 등이 있고 의학과 관계된 용어로는 이름있는 의사를 신의(神醫), 약을 신약(神藥), 약의 효능을 신효(神效)라고 표현한다. 한약 가운데 신곡(神曲)이라는 것이 있는데 원래는 신국(神麴)으로 한방의 중요한 소화제로 쓰이고 있다. 이밖에 중국 고대 전설에 나오는 제왕의 하나인 신농씨(神農氏)가 있는데 농사짓는 법과 약에 대한 기초를 설립하였고 주역의 64효(爻)를 만들었다고 한다.

신을 서양의학에서는 정신이라고 생각하고 있고 정신작용은 바로 "뇌"와 직결된다고 설명하고 있다. 뇌에 대한 한의학적인 사고는 따로 되어 있지만 정신작용에 대한 기전은 동, 서양 공히 같다고 할 수 있다. 그 만큼 정신세계는 인간이 추구해야할 본질이고 인간이 자연에서 홀로 우뚝 설 수 있는 핵심인 것이다.

예로부터 "몸은 늙어도 마음은 늙지 않는다"라는 말이 있다. 이는 육체보다 정신작용이 중요한 것을 말하기도 하지만 정신은 영원히 살아갈 수 있음을 내포한다고 할 수 있다. 따라서 예로부터 신선이나 신인(神人)들로 표현하여 인간의 영적인 성장을 강조하고 있는 것이다. 현대의학에서도 이제는 정신의 중요성을 강조한다. "마음의 병"이니 "정신적인 질환"이니 "신경성"등과 같은 표현은 이미 상식화 되어 있다.

확실히 정신을 느긋하게 갖고 생활하는 낙천주의자에 비해 마음이 병이 든 사람은 노화가 빨리 온다. 건전한 정신 상태는 장수와 밀접한 관계를 맺는다.

옛날에도 정신과 육체의 상관관계를 중요시 하였는데 그 일 예로 이스라엘의 다비드왕은 젊음을 되찾기 위해 주위에 항상 아름다운 소년, 소녀들을 많이 두고 시중을 받았다 한다. 젊은 사람들과 늘 어울리면 젊음을 되찾을 수 있다고 믿었던 것이다. 이 같은 생각은 계속되었고 후에 회춘(回春)의 방법으로도 사용되었다. 과학적으로 생각하면 정신자극이 뇌하수체 호르몬 분비에 영향을 주게 된다는 학설과도 통하는 점이 있다. "웃으면 젊어지고 화내면 늙는다"라는 말이 있다. 이는 정신적인 안정이 신체에 좋은 영향을 주어 결과적으로 병에서 벗어날 수 있는 몸 상태를 만들기 때문이다.

간접적인 비유지만 장수와 우리가 지닌 마음가짐과는 어떠한 관련이 있을까…. 자못 궁금해지는 말이다. 결론적으로 말하면 많은 생명과학자들이 밝힌 것처럼 정신자세가 노화에 영향을 준다. 이는 역설적으로 정신을 중요시 한다는 말인데 그 만큼 마음가짐은 장수로 가는 지름길과 통한다.

나이가 들면 다른 기관과 마찬가지로 뇌에도 여러 가지 변화가 나타난다. 뇌의 무게가 감소하고 신경세포가 위축되고 뇌혈관이 굳어져 저항을 받게 되어 결과적으로 뇌의 순환장애를 일으키게 되어 머리에 흐르는 혈액량이 줄어든다. 따라서 뇌의 기능에 바로 영향을 주게 되는데 추리력, 판단력, 이해력, 사고력 등 지적인 능력도 함께 떨어지게 된다. 그래서 새로운 것을 습득하는 것을 싫어하고 어려워한다. 감정면에서는 조그만 일에도 마음을 쓰게 되고 불안해하며 주위에서 일어나는 일에 대해 관심과 흥미를 잃게 된다. 또 의지력도 약해진다. 그러나 이러한 노쇠 현상은 적극적인 정신자세를 지닐 때 어느 정도 예방할 수 있다고 학자들은 말한다. 새로운 일에 의한 자극은 정서적으로 중추신경의 활성화를 가져다주고 이에 따라 중추신경의 간접적인 영향을 받고 있는 내장신경을 자극하게 되어 기능면에서도 젊음을 불러오게 한다. 그러나 이때의 자극은 고무적인 자극, 즐거움을 주는 자극이어야 하고 즐거움은 후회가 없어야 한다.

이상의 간단한 예는 비단 노쇠만 국한되는 것이 아니고 인체 모든 장부가 신의 영향하에 있다는 것을 나타내는 것이다. 신에 의한 정신세계는 곧 육체를 통제하는 역할이며 몸의 질병도 낫게 하는 근본적인 자세이다. 그러나 이 신(神)이 병이 들면 그것은 조물주가 아니면 고치기 어렵고 그 대가는 다시 자기 자신이 받게 된다. 결국 중요한 것은 정신이고 그 정신 안에서 형태를 갖추는 것이 정이며 그 사이를 왕래하면서 인간이 인간답게 살게 하는 것이 기라고 할 수 있다. 이것이 정, 기, 신의 관계이다.

정, 기, 신을 옛날 사람들은 삼보(三寶)라고 하였다. 즉 정이란 후천적으로 음식에서 생성된 물질로 인체활동의 물질적인 기초가 된다. 또 기는 음식의 정기와 흡수된 대기(大氣)가 합하여 생긴 운동력으로 살아있는 모든 생명체의 모든 생리작용을 주관한다. 또한 신이란 인체의 정상적인 생리현상을 총괄하는 개념이다. 앞서도 이러한 개념을 자세하게 설명하였지만, 정, 기, 신은 서로 밀접한 관계를 유지한다. 그것은 자연에서의 천, 지, 인과 같은 개념이고 위치적으로 상, 중, 하의 개념과 일치한다. 그래서 인체의 윗부분에는 정신이 깃들고 (머리가 위에 있음), 가운데에는 숨을 쉬어 대기를 들이 마시므로 기(氣)가 활동하며, 아랫부분에는 인체를 유지할 수 있는 정을 저장하고 있는 것이다.

기는 정에서 생산되며 정은 기에 의해 생성된다. 또 정과 기가 공동으로 작용하면서 신이 나타난다. 따라서 정기가 충실하면 신도 왕성하게 되고, 정기가 허약하게 되면 정신도 약해진다. 이와 같이 이들 사이는 상호 밀접한 관계가 있기 때문에 정을 과도하게 사용하면 기의 생성이 약해지고 기를 과도하게 쓰게 되면 정이 발생되는 것이 저하되고 동시에 정신활동도 어렵게 된다.

역으로 과도한 정신활동은 신을 손상하며 정과 기에 영향을 미치어 형체가 쇠약해진다. 『황제내경』에서 "과도한 공포나 초조 등은 신을 상하며, 신이 상하면 공포는 스스로 없어지나 대신 몸이 마르고 약해진다"라고 하였고, 『장씨유경(張氏類經)』에 "신은 정기에 의해서 생기지만, 모든 정기를 섭취, 지배하고 운용하는 것은 심장에 있는 신이다"라고 한 말은 바로 정, 신, 기 삼자(三者)의 상관성을 잘 설명하고 있는 구절이라 하겠다.

오래 먹어 도움되는 식품

활인심방의 원래 제목은 보양음식(保養飮食)이다.
활인심방에서는 여덟 가지만 소개하고 있지만,
활인심법에서는 이 외에 지황죽, 복령죽과 사슴,
소, 개, 돼지 등을 이용한 식품을 소개하고 있다.
각각의 음식을 이해하려면 몇 가지 음식에 대한
지식을 먼저 알아야 도움이 되는데, 편자는 이를
몇 가지로 구분하여 설명하고 그런 뒤 각각을 소개할까 한다.

【 음식에 대한 기본 지식 】

　음(飮)이라 하면 일반적으로 마시는 동작을 표현하거나, 마실 수 있는 것을 통 털어 설명하는 단어이다. 즉 건강한 보통 사람이 아무 장애 없이 마실 수 있는 것을 지칭한다. "마신다"라고 하는 의미는 『역경』에 "君子以飮食宴樂"이라 하여 물을 마신다는 뜻으로 시작하여 구양수(歐陽修)가 "太守與客來 飮于此"라고 한 술을 마신다는 의미도 있다. 음주, 음수를 비롯한 많은 용어들이 결국 마신다는 뜻을 포함하고 대개는 풍류나 예술적인 사고와 함께 내려오는 대중적인 문화의 하나라고 할 수 있다.

　식(食)은 말 그대로 밥을 지칭하는데 크게는 밥 그 자체를 가리키며 작게는 밥을 먹인다는 의미를 갖고 있다. 대개 음식에서의 식은 "밥"을 지칭하는 것으로 그 뜻이 너무나 많다.

　첫째, "밥"의 뜻으로 『주례』에 "治其糧餘其食"이라고 하였고, 『시화(詩話)』에서는 "凡可食之物曰食"이라 하여 밥, 반찬 등과 같은 먹을거리를 총칭한다고 하였다.

　둘째, "먹다"의 뜻으로 『예기』에 "弗食不知其旨"라 하여 씹어서 삼키는 것을 표현하였고, 『춘추좌씨전(春秋左氏傳)』에서는 "鼷鼠食郊牛角"이라 하여 "갉다", "깨물다"의 의미로, 『운회(韻會)』에서는 "吐而復呑曰食"이라 하여 새김질하는 뜻으로, 왕우칭(王禹稱)은 "食萬錢"으로 표현해 녹봉을 받는 의미로 사용하였다.

　셋째, "식사"의 뜻으로 밥 먹는 일을 가리킨다.

　넷째, "마시다"의 뜻으로 『한서』에 "定國食酒"라 하여 술을 마시는 것을 표현하였고, 장자(莊子)는 "適見沌子食於其死母者"라 하여 젖을 먹인다는 뜻으로 사용하였다.

다섯째, 『주례』에 "以制其食"이라 하여 녹(綠)을 의미하기도 하고,

여섯째, "今背本而趨末, 食者甚衆"이라 하여 "생활하다", "생계를 세우다"의 뜻도 있다.

일곱째, 『예기』에 "卜土之妻 大夫之妾, 使食子"라 하여 "기르다"의 뜻을 가지고 있으며,

여덟째, 『한서』에 "不食膚受之愬"으로 표현되어 "받아들이다"의 뜻으로 사용되기도 하였다.

아홉째, "불리다"의 뜻으로 『석명(釋名)』에 "食, 殖也, 所以自生殖也"라 하여 증식한다는 의미로 쓰이고 있다.

열 번째로는 관자(管子)가 "明君在上, 便僻不能食其意"라고 하여 "현혹하게 하다"라는 뜻으로 사용하였고,

열한 번째의 의미는 『춘추좌씨전』의 "我食吾言"이라 하여 "지우다, 없애다"의 뜻으로 사용하였다.

이밖에 "갈다, 경작하다"의 뜻과 "제사", 혹은 "제사를 지내다"라는 뜻을 지니고 있으며 "상서로운 조짐", 혹은 "길조"의 의미도 있다고 한다.

이상의 자전적 의미로 볼 때 음식이라는 것은 먹는 것을 총칭하고 있어 먹는 문화를 생각해도 좋을 것 같다. 예로부터 음식에 대한 생리적인 현상을 성욕과 비교해서 설명하고 있는데 『예기』에 보면 "飮食男女人之大欲存焉, 死亡貧苦, 人之大惡存焉"이라 하여 식욕과 성욕은 인간의 크나큰 욕정(欲情)이므로 애써 삼가야 한다고 하였다. 이렇듯 음식도 성욕과 마찬가지로 절제가 필요하며, 좋은 음식과 나쁜 음식을 가려야 하며, 건강을 위한 절도 있는 음식법도가 있어야 함을 알게 된다.

【식품과 영양】

　음식을 우리는 흔히 식품(食品)이라고 표현하는데 식품에는 반드시 영양(營養)이 있고 영양소가 포함되어 있다. 영양이라 하면 생물이 살기 위해 소모되는 에너지를 끊임없이 보충하기 위해 필요한 것이다. 심장의 움직임으로 혈액이 순환되고 호흡으로 산소를 섭취하고 탄산가스, 기타의 체내의 나쁜 기운을 배출한다. 그 결과 혈액정화가 유지되며 식품을 섭취, 소화, 흡수하여 영양소를 보급함으로써 생명이 존속된다. 또 소화의 잔유물은 배설되고 휴식, 수면, 성장 등의 과정이 이어진다. 그러므로 식량은 생명의 원천이 되고 식량이 없는 곳에서는 생명체가 존속할 수 없게 된다. 필요한 공기, 수분, 태양, 염분, 기타의 무기물질, 비타민 등을 외부에서 획득하여 그것을 이용하여 생명체의 신진대사를 계속한다. 이 같은 에너지원을 영양이라고 말하며 외부에서 얻어 보급하는 각종의 영양성분을 영양소라고 한다.

　영양은 그 소요 목적에 적합한가, 부적합한가에 의하여 좋은 것인가, 좋지 않은 것인가, 혹은 해가 되는가를 판정한다. 그 판정의 표준을 연구하는 학문을 보통 영양학이라 한다. 영양에 대한 과학적인 연구를 의미한다고 할 수 있다.

　영양의 주목적은,

① 생체에 영양의 결함이 없이 공급되어야 한다.

② 몸과 두뇌활동이 충실하여 항상 힘차게 움직이고 일할 수 있어야 한다.

③ 영양 효과가 충분해야 한다.

④ 발육기의 생체가 충분히 발육할 수 있어야 한다.

⑤ 각종 성인병이 발생되지 않고 또 예방도 할 수 있어야 한다.

⑥ 장수하고 노년기의 정신활동이 활발하여 항상 몸에 젊음이 가득 차야 한다.

흔히 알려진 영양소의 종류는 다음과 같다.
① 탄수화물 : 함수탄소, 즉 당질을 의미한다. 곡물, 구근, 설탕 등이 이에 속한다.
② 지방 : 동물성 지방과 식물성 지방으로 구별된다. 동물성 지방에는 포화지방산이 대부분인데 콜레스테롤, 팔미틴산 등이 많고, 식물성 지방에는 리놀산, 올레인산 등과 같은 불포화지방산이 많다.
③ 단백질 : 우유, 생선, 달걀 등과 같은 식품에 많이 함유되고 있다. 그러나 자연식을 하는 경우에는 쌀, 옥수수, 콩 등의 단백질을 섭취하기도 한다.
④ 무기질 : 일명 미네랄이라고 하는데 나트륨, 포타슘, 칼슘, 마그네슘, 아연, 인, 철, 코발트, 세렌 등이 이에 속한다. 주로 자연 상태의 음식물이나 천연지하수에 많이 포함되어 있다.

다음으로 우리가 흔히 먹는 음식에 포함되어 있는 영양소에 대해 알아보기로 한다.

시금치, 호박, 파, 당근, 미나리, 상치 등과 같이 녹색 또는 황색류 야채에는 비교적 단백질이 많이 함유되어 있고 비타민 A, C, D 등이 풍부하여 신체의 발육과 저항력 증진을 촉진시켜 주는 작용을 한다. 특히 비타민 A는 눈과 안구의 질환을 예방하며 신체의 발육이나 상피의 보호, 감염증에 대한 저항력 증진 등에 좋다고 하는데 특히 간유(肝油)에 다량 포함되어 있다.

이 밖의 야채와 과일에는 비타민 C, B와 무기질 등이 함유되어 있는데 치아, 골격의 조성 및 근육을 강하게 한다. 식품으로는 무우, 배추, 토마토, 사과, 감, 귤, 배, 딸기 등이 해당된다.

콩, 어패류, 달걀, 육류 등의 식품은 주로 단백질, 비타민 B 등이 많이 함유되어 있어 우리 몸의 주 영양소가 된다. 특히 두부, 쇠고기, 닭고기, 돼지고기, 조개, 고등어, 청어 등이 이에 속하고 발효한 콩장이나 된장, 호콩 등에 많이 포함되어 있다.

현미 쌀, 보리쌀, 메밀, 밀, 율무, 감자류에는 비타민 B1 이나 B2, 기타 탄수화물이 풍부하게 함유되어 있으며 체력과 체온의 영양소원이 되고 있나. 식품으로는 쌀, 보리, 밀 등의 배아, 밀국수, 빵, 감자, 고구마, 설탕, 과자류, 엿, 벌꿀 등에 많이 함유되어 있는데 특히 탄수화물은 소화관 내에서 각종의 소화효소에 의해 분해되어 포도당, 과당 및 락토스 등의 형태로 흡수되어 문맥(門脈)을 통해 간장에 도달한다. 탄수화물은 신체의 에너지 대사에 제일 먼저 사용되고 있는데 당질을 과다하게 섭취하게 되면 간장내의 당원, 즉 글리코겐 형성력의 약화를 초래하여 결국 당의 순화과정이 쇠퇴하면서 당뇨병과 같은 질병을 유발하게 된다.

생선이나 해초류, 우유 등은 비타민 B2, 칼슘 등의 원천이 되며 치아, 골격 형성의 영양소가 된다. 또한 발육 및 건강 유지에도 중요한 역할을 하고 있는데 해초류에는 비타민 A와 칼슘 등이 풍부하고 유제품에는 단백질이 다량 함유되어 있다. 어패류를 먹을 때 잔고기를 먹는 것은 일반적으로 칼슘 및 단백질의 보충은 물론 완전한 개체로서의 전영양(全營養)을 섭취한다는 의미에서 대단히 중요한 것으로 채소에도 해당된다. 해당 식품으로는 멸치, 잔 새우, 미역, 김, 다시마 등이며 우유, 치즈 등에도 많이 포함되어 있다.

마아가린, 버터, 간유 등에는 비타민 A와 D, 지방 등의 영양소가 함유되어 있으며 이는 생체의 활동력과 보온력을 뒷받침하고 있다.

이상의 식품들은 우리들이 늘상 섭취하는 식품으로 그 섭취량은 다소 개인차가 있지만, 건강을 유지하고 생활을 영위하는 기본적인 에너지가 되고 있다. 따라서 어떤 환경에 있다 하더라도 각 영양소가 골고루 배합된 균형 있는 음식을 섭취하는 식생활이 필요하며 절대로 편식을 하지 말아야 한다.

그런데 아무리 좋은 식품이라고 해도 보통 하루에 권장하는 양이 있다. 물론 개개인의 체질, 특성, 직업, 환경 등에 따라 차이가 있지만 일정한 기준을 소개해 보면 다음과 같다.

① 육류군 : 육류는 하루에 30~80g, 어패류 30~70g, 콩장, 청국장 10~15g, 두부 50g, 된장 10~20g 정도이다.

② 우유 및 각종 유제품 : 우유 또는 두유는 하루 180g, 계란 50g(1알), 치즈와 버터는 20~30g 정도 섭취가 적당하다.

③ 야채군 : 김치, 깍두기 30~50g, 감자 50g, 과실 100~300g 정도이다.

④ 곡물군 : 쌀밥, 보리밥 등 기타의 잡곡식을 매일 300~500g, 유지류 20~30g, 설탕 20~30g, 식빵 또는 밀가루 30~200g 정도가 적당하다.

우리가 하루에 섭취하는 열량은 대략 1,800~3,000CAL 정도이다. 만약 하루에 섭취되는 칼로리의 수치를 1,700~2,600 정도라고 보면 이중 단백질이 약 60~80g, 지방질이 20~30g, 탄수화물이 300~540g, 기타 칼슘이 0.5~1.0g, 철분이 10mg, 비타민 B1 이

1.2mg, 비타민 B2가 1.2mg, 니코틴산이 12mg, 비타민 C가 60mg, 비타민 A가 1,900 IU, 비타민 D가 400IU, 염분 15~20g, 물 1,500 ~ 2,000cc를 각각 섭취한다고 볼 수 있다.

이는 영양 기준치(성인)의 칼로리 섭취량으로 충분하다. 그러나 최근 자연식을 연구하는 단체에서는 구미식의 칼로리에 대한 수치를 별로 중요하게 생각하지 않는다. 이들의 이론을 소개하면,

첫째, 백미(白米)를 배격하고 완전한 생명력을 가진 배아가 있는 현미식을 한다.

둘째, 생선을 밥반찬으로 먹을 때도 생선 한 토막보다는 잔고기 전체를 먹는다. 즉 전 생명체를 섭취하여 영양이 고루 갖춘 식사를 한다.

셋째, 동물성 단백질을 배격하고 밭에서 나는 콩을 중심으로 식물성 단백질을 섭취한다.

넷째, 지방질도 가급적 식물성 지방으로 섭취한다.

다섯째, 비타민, 미네랄이 풍부한 신선한 야채, 해초, 과실을 먹는다.

여섯째, 식품이나 건강에 도움이 되는 건강 보조식품을 아울러 곁들이며 양질의 지하수를 먹도록 권장하고 있다.

이같이 자연의 위력이나 생명력이 풍부한 음식을 먹고 매일 적당한 운동을 하고 스트레스를 극복할 수 있는 마음가짐을 가짐으로써 건강을 유지하는 것이 자연식을 연구하는 학자들이 추구하는 방법이다.

한의학에서도 건강하게 오래 사는 방법으로 소식, 조식, 잡식을 권하고 있는데 소식은 최소의 음식으로 생명력을 유지하는 방법을 말하는데 최소의 음식이란 다시 말하면 필요 없는 음식은 먹지 말라고 하는 것이다. "필요 없다"라는 말은 몸에서 필요 없는 것이지 입맛이나

정신적인 면에서 요구되는 것은 아니다. 조식(粗食)은 말 그대로 거친 음식을 말하는데 약(藥)이 입에 쓰듯이 좋은 음식은 입맛에 맞지 않는 것이 많다. 따라서 입맛대로 먹게 되면 그것은 자기 정해진 수명을 자기 스스로 깎는다고 할 수 있다. 또한 잡식(雜食)도 중요한데 이는 무엇이든지 골고루 잘 먹으라는 것이다. 세계의 장수촌의 공통된 점은 바로 이런 소식과 조식이며 그 지방에 맞는 고유의 음식이 있어 오래 살 수 있는 방법이 되고 있으며 이것이 영양학의 또 다른 연구과제가 된다.

식품은 그 성질에 따라 음양과 같이 산성 식품과 알칼리 식품으로 구분된다. 사람이 건강을 지탱하려면 체내 세포의 영양을 공급하고 있는 혈액 및 체액 등이 항상 중성, 또는 약알칼리성을 유지하는 것이 바람직하다. 산성이나 강한 알칼리성은 건강의 적이며 체액 전해물질의 불균형을 가져온다.

체액의 수소이온농도는 pH 7.3~7.4 사이가 가장 알맞다. pH란 산성과 알칼리를 구분하는 단위를 말하는데 7이면 중성이고 그 이상이면 알칼리, 그 이하면 산성이다.

음식을 섭취하면 앞서 말한 것과 같이 체내에서 소화, 흡수되며 그 신진대사 과정에서 분해되는데 이때 산성이 되는 종류의 식품을 산성 식품이라고 한다. 쌀, 보리, 메밀, 옥수수 등의 곡류와 아스파라거스, 파, 호도 등의 식품이 해당되며, 치즈, 달걀노른자, 명란젓, 멸치, 새우 살, 청어, 굴, 전복, 뱀장어, 고등어, 잉어, 오징어, 문어, 말린 김, 오징어포 등의 생선류와 설탕, 식용유, 각종 튀김, 술 등의 식품이 이에 속한다.

반면 알칼리성 식품이란 체내에서 알칼리성을 유발시키는 식품을 말한다. 이에 해당하는 식품으로는 고구마, 시금치, 양배추, 무우, 당근, 우엉, 양파, 토마토, 콩, 팥, 버섯, 호박, 배, 오이, 귤, 수박, 참외, 바나나, 파인애플, 사과, 딸기, 감, 포도, 뽕나무의 열매, 무화과, 다시마, 미역, 해조, 두부, 우유, 모유, 커피, 달걀 흰자위 등이 있다.

산성 식품인 육류, 동물성 기름 등은 일반적으로 칼로리가 높으며 체내의 신진대사 과정에서 유산, 요산, 탄산가스 등을 배출하여 체액을 산성화시킨다.

산성이 과다하게 나타나면 몸의 피로감이 증가된다. 그런데 감기나 몸살, 고혈압증, 동맥경화, 뇌일혈, 위궤양, 간장병, 신장병 등의 질병에 걸리면 대개 체액의 산성도는 높아진다.

그 반면 알칼리성 식품에는 무기염류가 많이 함유되어 있는데 나트륨, 칼슘, 마그네슘 등의 염류를 생산함으로써 체액을 알칼리성으로 변화시키는 것이다. 만약 우리 몸에 알칼리가 과잉이 되면 전신에 경련이 발생된다. 따라서 우리들이 식품을 선택할 때는 항상 영양에 유의하되 산성과 알칼리를 구별할 필요가 있다. 산성 또는 알칼리성 식품을 잘 배합하여 식생활을 올바르게 꾸려 간다는 것은 건강을 유지하는데 필수적이기 때문이다. 일반적으로 동물성 육류나 곡물은 산성 식품이고, 야채, 과일 등은 알칼리성 식품에 속한다.

우리의 전통 식품인 김치, 된장찌개, 두부 등은 대단히 좋은 알칼리성 식품으로 효소도 풍부하게 들어 있어 산성식품의 피해를 막아주는 효능이 있다.

【음식과 약물】

『논어』의 「향당편(鄕黨篇)」에는 음식에 대한 다음과 같은 공자의 말씀이 있다.

"쉰밥이나 살이 뭉크러진 생선은 먹지 말라, 색깔이 나쁜 것은 먹지 말라, 냄새가 나쁜 것은 먹지 말라, 제철이 아닌 것은 먹지 말라, 반듯이 잘라지지 않은 것은 먹지 말라, 간이 맞지 않은 음식은 먹지 말라, 고기는 비록 많다해도 식욕이 나는 대로 먹지 말라, 몸가짐이 흐트러질 만큼 술을 마시지 말라, 생강을 반드시 먹을 것이며 많이 먹지는 말라, 제사를 지낼 때는 고기를 묵히지 말라, 제사에 쓴 고기는 사흘을 넘기지 말며 사흘이 넘으면 먹지 말라, 먹을 때 말하지 말라, 반드시 이와 같이 하라."고 하여 음식문화에 대한 기본적인 생각을 밝히고 있다.

예로부터 동양에서는 음식의 중요성을 인식해 식의(食醫)를 두어 건강을 관리하였다.

『주례』의 「천관(天官)」에 보면 식의(食醫)제도가 정해져 있었는데, 식의란 "왕의 육식(六食), 육음(六飮), 육선(六膳), 백수(百羞), 백장(百醬), 팔진(八珍) 등을 담당하는 사람"이라 하여 왕의 영양관리를 맡은 책임자임을 알 수 있는데 요즘으로 생각하면 고급 영양사에 해당된다. 그런데 식의는 그 당시 다른 의사, 즉 질의(疾醫: 내과의사), 양의(瘍醫: 외과의사), 수의(獸醫)등보다 더 높은 대우를 받았는데 이를 보면 먹는 것에 대한 중요성을 벌써부터 인식하고 있었던 것 같다. 음식과 약은 그 기원이 같은데 이를 식약동원(食藥同源)이라고 한다.

따라서 음식도 약과 마찬가지로 금기해야 될 경우나, 계절, 오장과 오미의 관계 등을 식생활에 적용시켜 왔고 단순히 맛있는 음식을 탐하는 관점이 아니라, 어떻게 하면 심신(心身)을 최고의 상태로 유지하여 건강하게 장수할 수 있는가 하는 점에 토대를 두고 있다. 쉽게 말하면 병에 걸린 뒤 약을 먹고 치료하는 것이 아니라 병에 걸리지 않는 식사 방법을 첫째로 삼았던 것이다.

음식과 성미(性味)가 같은 약도 그 성질과 효능에 따라 상, 중, 하로 구별하는데 신농씨(神農氏)가 지었다는 『신농본초경(神農本草經)』에 보면 다음과 같이 약을 구분하여 설명하고 있다.

"상약(上藥)은 120가지이다. 사람 수명을 늘려주는 것으로 하늘에 응(應)한다. 독이 없고, 오랫동안 많이 복용해도 사람을 상하지 않는다. 몸을 가볍게 하고, 정력을 왕성케 한다. 무릇 불로장수를 바라는 경우에 상약(上藥)을 기본으로 하여야 한다."

"중약(中藥)은 120가지이다. 이것을 신(臣)이라 한다. 성(性)을 주로 기르는데 사람에 응한다. 독이 없는 것도 있고, 있는 것도 있다. 그 적절함을 심사숙고해야 한다. 병을 막고 허약한 체질을 보강하고 싶은 사람은 중약(中藥)을 기본으로 한다."

"하약(下藥)은 125가지이다. 이것을 사(使)라 한다. 병의 치료를 주 목적으로 하며 땅에 응한다. 독이 많으므로 오래 복용하면 안 된다. 추위와 더위의 사기를 제거하고, 뱃속의 덩어리를 없앤다. 병을 낫고자 하는 경우는 하약(下藥)을 기본으로 한다."

음식도 약과 같이 그 성질과 맛이 있어 그 성질과 맛의 특성과 강도에 따라 적절히 활용되어야 한다.

신농본초경의 上, 中, 下 개념이나 음양(산성, 알칼리) 개념 모두 체질을 고려해 적절히 활용하는 요령이 필요하다.

【선인이 되는 식사와 음식물】

특별히 이렇게 제목을 붙인 것은 그 목적이 신선이 되는 방법을 소개하는 것이 아니라 옛날 사람들이 오래 살기위해 어떤 종류의 음식과 약을 먹었는지 자료를 통해 알아보고자 하는 것이다. 그래야만 앞으로 소개할 활인심방의 좋은 음식들과의 비교나 그 이론적 배경을 간접적으로 알아 볼 수 있기 때문이다.

『식경(食經)』이란 중국 문헌을 보게 되면 이러한 선인의 식사나 신선이 되는 음식을 과장되어 설명하고 있는데 재미도 있고 참고할만한 내용도 있어 소개할까 한다.

『도서팔제경(道書八帝經)』에 이르기를 추위를 이기려거든 천문동(天門冬)과 복령(茯笭)을 가루로 만들어 복용하라 하였다. 이를 매일 꾸준히 복용하면 대한(大寒)에도 땀이 나고, 홑옷만 입어도 춥지 않다고 하였다.

『포박자』에서는 두자미(杜紫微)의 경우를 소개하고 있는데 두자미는 천문동을 매일 먹는다. 80명의 첩을 거느리고 자식이 140명에 이르고 하루에 3백리를 걷는다고 다소 과장되게 소개하고 있다.

『열선자(列仙子)』에서는 적송자(赤松子)의 경우를 설명하고 있는데 적송자 역시 천문동을 먹었더니 빠졌던 이빨이 다시 나고, 빠진 머리카락이 다시 난다고 하였다.

또한, 『신선전(神仙傳)』에서는 태원(太原)의 감시(甘始)라는 사람을 소개하고 있는데 천문동을 복용하여 3백년을 살았다고 전하고 있다.

천문동에 대한 설명으로 『수진비지(修眞秘旨)』에서는 "신선은 천문동을 먹는다. 백일 후에 부드럽고 온화한 얼굴이 되고, 마르고 허약했던 사람도 강해진다. 3백일이 지나면 몸이 가벼워지고, 3년이 지나면 달리는 것이 마치 나는 것과 같다."라고 하였다.

또한, 『포박자』에서는 지황(地黃)에 대해 언급하기를 초문자(楚文子)

는 지황을 8년간 복용하였더니 밤에도 빛이 있는 듯이 보고, 달리는 수레에 올라 활을 쏜다고 하였다. 또한 남양문씨(南陽文氏)는 전쟁을 만나 호산(壺山)으로 도망쳐 굶주렸는데, 어떤 사람을 만나 출(朮)을 먹는 것을 배웠다고 한다. 그 후 굶주리지 않았고 수년이 지나 마을 돌아오는데 안색이 젊어지고 기력이 왕성하였다고 한다.

『약경(藥經)』에는 장수의 비결로 산정(山精)을 먹어야 한다고 하였는데 산정은 창출(蒼朮)을 말한다고 하였다.

『포박자』에서는 임계자(任季子)의 양생법을 소개하고 있는데 임계자는 복령을 18년간 복용하였는데 선녀들이 따르게 되었고, 자유자재로 숨고 나타날 수 있었으며, 곡식을 먹지 않아도 얼굴에 화색이 돌았다고 전한다.

또한 『손진인침(孫眞人枕)』에서는 복령에 대해 설명하길 "복령을 오래 먹으면 백일 후에 백가지 병이 없어진다. 2백일 동안 밤낮으로 두 번 복용하면 능히 귀신을 부릴 수 있게 되고, 4년 후에는 선녀들이 와서 시중을 들었다"라고 설명하고 있다.

『포박자』에는 또한 능양중자(陵陽仲子)의 경우를 소개하고 있는데 능양중자는 원지(遠志)를 복용하길 20년 동안 자식이 30명이고, 책을 열면 보이는 곳마다 곧 기억하여 잊지 않았다고 하고,

『동아진인자석경(東華眞人煮石經)』에서는 순(舜)의 말을 인용하여 "금옥향초(金玉香草)란 곧 오가피(五加皮)이다. 이것을 먹으면 수명이 연장된다. 고로 한 다발의 오가(五加)를 얻으면 수레에 가득한 금은보화도 필요없고, 1근의 오이풀을 얻으면 명월(明月)의 보주(寶珠) 따위가 모든 소용이 있겠는가. 옛날 노(魯)나라 정공(定公)의 어머니는 오가피주(五加皮酒)만 복용하고도 장수를 누렸다. 장자성(張子聲), 양시

건(楊始建), 왕숙재(王叔才), 우세언(于世彦) 등과 같은 옛 사람들은 오가피주를 복용하여 방사(房事)를 계속하고도 모두 3백세의 장수를 누렸으며, 자식이 수십 명에 이르렀다. 오가피주를 복용하여 장수를 누린 자는 대단히 많다."고 하여 오가피와 오가피주의 효능을 강조하고 있다.

또한 『포박자』에는 조타자(趙他子)의 경우를 들어 계(桂)를 20년간 복용하였더니 발밑에 털이 나고 하루에 5백리를 가며, 천근의 무게를 능히 들어 올렸다고 소개하고 있으며, 『열선전(列仙傳)』에는 악전(偓佺)이 송자(松子)를 먹고 능히 날아다니고, 말처럼 달렸다고 믿기 어려운 내용을 소개하고 있다.

『신선전』에서는 송자(松子)에 대해 자세히 설명하고 있는데 "송자의 크기에 관계없이 갈아서 으깨어 공복에 따뜻한 술에 한 숟갈씩 타서 마신다. 하루에 세 번 복용하면 곧 배고픔과 갈증을 잊게 되고 오래 복용하면 하루에 5백리를 갈 수 있고, 몸이 가벼워지고 튼튼해진다."라 하였고 계속해서 "송절(松節)로 술을 빚어 복용하면 관절통과 오래된 중풍의 다리 마비를 치료할 수 있다"고 하였고, 괴(槐)열매를 쇠간 속에 백일 동안 담가두고 그늘에 말려 매일 하나씩 먹으면 열흘이 지나면 몸이 가벼워지고, 20일이 지나면 백발이 다시 검어지고 백일이 지나면 신기한 효력이 나타난다고 하였다.

『식료(食療)』에서는 구기의 잎에 대하여 설명하고 있는데 구기의 잎은 능히 사람의 근골을 튼튼하게 하고, 중풍을 치료하고, 허약하고 피곤함을 제거하고, 성기능을 향상시켜 준다고 하였다. 또한 봄, 여름, 가을에 잎을 따고 겨울에 씨를 따서 오랫동안 먹어야 한다고 하였다.

『대청제본초(大淸諸本草)』에서는 늙지 않는 방법으로 7월 7일에 연꽃 7푼을 따고, 8월 8일에 연근 8푼을 따고, 9월 9일 연씨 9푼을 그늘에 말려 먹으면 늙지 않는다고 하였다.

또한, 『식료』에서는 신장이 허약할 때 날밤을 따서 바람에 말려 매일 빈속에 35개씩 잘게 씹어 천천히 삼키라고 하였다.

황정(黃精)에 대한 효능은 거짓말 같은 표현으로 설명하고 있는데 결론적으로 말하면 일반사람은 신선이 되고, 신선은 지선(地仙)이 된다고 하였다. 황정에 대한 재미있는 이야기를 소개하면 옛날에 임천(臨川)에 어떤 선비가 살고 있었다. 사람들이 그 선비의 노비를 학대하여 노비는 산속으로 도망갔는데. 산속에 먹을 것이 없어 산에 있는 야초(野草)의 지엽(枝葉)이 아름다워 이것을 먹어보니 맛이 있었다. 그리하여 그 노비는 항상 이것을 먹었다. 계속 먹으니 굶주림도 못 느끼고 몸이 건강해지고 가벼워졌다. 밤에 큰 나무 밑에서 쉬는데 풀이 움직이는 소리를 듣고 호랑이가 나타난 것을 알고 두려워 나무 위로 올라가 피했다. 새벽에 땅으로 내려왔는데 그 몸이 가벼워 하늘을 훨훨 나는 듯하였다. 마치 산꼭대기에서 날아가는 새 같았다. 수년 후 선비의 하인이 나무를 하다가 이것을 보고 주인에게 말했더니, 잡아오라고 하여 잡으려 하였으나 소용이 없었다. 하루는 절벽 밑에 그물을 치고, 세 방향에서 포위했다. 그러나 노비는 산꼭대기에 올라가 버리고 말았다. 선비가 이를 이상히 여겨 말하길 그 노비에게 무슨 신선의 품격이 있겠느냐 영약(靈藥)을 먹은 것이 틀림없다고 생각한 다음 맛있는 음식과 술, 향기로운 냄새를 풍기는 음식을 사람이 다니는 길에 놓았더니 과연 노비가 와서 먹었다. 그러자 곧 멀리 갈 수 없게 되어 사로 잡혔는데 이 사실을 물어 본 즉 노비가 그 풀을 가르쳐주었다. 이 풀이 곧 황정(黃精)인데 위 내용을 토대로 생각하면 황정은 사람의 정력을 왕성하게 하고 오장을 보하고, 피부를 곱게 하고, 골체를 충실히 하며, 근골을 튼튼히 하고, 수명을 연장하여 늙지 않게 하고, 안색을 선명히 하고, 백발을 다시 검게 하고, 빠진 이빨도 다시 나게 하는 장수식품의 요건을 갖추고 있는 것 같다.

"아홉 마디가 있는 창포(菖蒲)를 찾아 온도와 습도가 일정한 방안에 백일 동안 말려, 가루로 빻아 하루에 세 번 먹는다. 오랫동안 먹으면 눈과 귀가 밝아지고 수명이 연장된다."고 하였다.

"신선의 음식은 호마(胡麻)이다. 이것을 먹으면 능히 일체의 고질스러운 병이 없어지고 오랫동안 복용하면 장수와 건강을 누리며 늙지 않는다."

『포박자』에서는 한취의 예를 들어 설명하기를 "한취(韓聚)는 창포를 복용하기 13년, 몸에 털이 나고, 하루에 만 마디 말을 큰 소리로 왼다. 겨울에는 옷을 벗어도 추운 줄을 모른다. 모름지기 돌 위에 나는 창포를 구해야만 한다. 1촌(寸)에 아홉 마디가 있는 보라색 꽃이 가장 좋다."고 하였다.

『식의심경(食醫心經)』에서는 우(藕)의 열매 맛은 달짝지근하고 녹이 없으며, 속을 보하고 기를 충실히 하며, 정신을 맑게 하고 백 가지 병을 없앤다. 오랫동안 먹으면 갈증이 사라지고 얼굴이 윤택하여진다고 하였다.

『일화자(日華子)』에서는 연(蓮)에 대한 효능을 상세히 밝히고 있는데 연(蓮)의 열매나 석련(石蓮)의 씨를 제거하여 이것을 오랫동안 먹으면 사람의 마음을 기쁘게 하고, 기를 왕성하게 하고, 갈증을 없애고, 요통, 조루증과 설사를 낫게 한다고 하였고 연꽃의 꽃술을 오랫동안 먹으면 마음을 진정시키고 안색을 좋게 하고, 젊은 안색을 유지하여

243

언제까지나 늙지 않게 하고, 몸을 가볍게 한다고 하였다. 또한 하수오(何首烏)에 대해 "하수오의 맛은 달콤하고 독이 없다. 오랫동안 먹으면 근골을 튼튼히 하고 정수(精髓)를 왕성하게 하며, 수염과 머리카락을 검게 하고 아이까지 낳게 한다."라고 설명하고 있다.

이상의 내용으로 보아 장기간 먹을 수 있는 약재는 대부분 음식과 같이 독이 없으며 몸에 이로운 작용을 함을 알 수 있다. 그러나 소개한 내용 중 내용이 황당무계하고 과학적으로 설명이 어려운 것도 많은데 효능의 표현이 과장되었기 때문이다. 그러나 이러한 표현들이 후손을 기만하고 속이려는 것이 아니라 건강을 회복하고 유지하는 것은 우리 가까이 있는 음식을 꾸준히 절제있게 먹으라는 선조들의 바램으로 해석하는 것이 좋을 듯 싶다.

【음식의 성미】

성미(性味)는 약과 같이 음식의 각각의 성질과 맛을 지칭하는데, 그 맛으로 인체의 오장육부를 도와준다. 성질은 4가지로 따뜻하고[溫], 뜨겁고[熱], 서늘하고[凉], 찬[寒] 것을 의미하며 그 맛은 다섯 가지로 시큼하고[酸], 쓰고[苦], 달고[甘], 맵고[辛], 짠[鹽] 것으로 되어 있다. 그리고 입안에서 느끼는 성미(性味)를 뜻하는 것이 아니라 체내에 흡수됐을 때의 효능을 성미(性味)라 한다.

한, 열, 온, 량은 체질과 관계가 있고, 오미는 오장이나 질병과 관계를 지을 수 있다. 즉 차가운 체질인 경우에 식품자체도 뜨거운 음식을 먹어 항상 평형을 유지하도록 하고, 더운 체질인 경우에는 반대로 하여야 한다. 또한 질병이 발생하였을 때도 고려되어야 하는데 병이 발생하여 증상이 열을 동반한 경우는 음식도 찬 성질을 가진 음식으로 조절하고, 반대인 경우는 더운 음식으로 조절한다. 물론 이런 방식이 다 적용되는 것은 아닌데 이를 위해선 반드시 음식의 성미를 아는 사람과 상의하여야 한다.

또한 오미가 인체에 미치는 영향을 간단히 소개하면,

매운맛은 기(氣)로 가므로 기병(氣病)에는 매운 것을 너무 먹지 말고, 짠맛은 혈(血)로 가므로 혈병(血病)에는 짠 것을 너무 많이 먹지 말며, 쓴맛은 골(骨)로 가므로 골병(骨病)에는 쓴 것을 너무 많이 먹지 말고, 단맛은 육(肉)으로 가므로 육병(肉病)에는 단 것을 너무 많이 먹지 말며, 신맛은 근(筋)으로 가므로 근병(筋病)에는 신 것을 너무 많이 먹지 말라고 하였다.

또, 간장병에는 매운 것을 먹으면 안 된다. 모름지기 맵쌀이나 쇠고기, 아욱, 대추 등을 먹어야 한다. 심장병에는 짠 것을 먹으면 안 된다. 모름지기 팥이나 개고기나 자두나 부추 등을 먹어야 한다. 비장병(소화기 질환)에는 신 것을 먹으면 안 된다. 모름지기 콩이나 돼지고기, 밤, 콩잎 등을 먹어야 한다. 폐병에는 쓴 것을 먹으면 안 된다. 모름지기 소맥이나 양고기, 은행, 부추 등을 먹어야 한다. 신장병에는 단 것을 먹으면 안 된다. 모름지기 황서(黃黍), 닭고기, 복숭아, 파 등을 먹어야 한다고 설명하고 있다.

이상의 내용은 결국 음식이나 약 모두 필요 이상 사용되는 것을 원칙적으로 금한 내용이며, 가능하면 체질과 병의 상태를 파악한 다음 이에 맞는 음식을 선택하여 먹는 것이 양생의 핵심임을 시사하는 것이라 하겠다.

1. 측백탕(柏湯)

栢味苦微溫 主吐血衄血痢血崩血 久服 輕身益氣 耐寒暑 去濕止飢 採取嫩葉 線繫垂挂¹ 一大甕²中 紙糊其口 經月 視之 如未乾 更閉之 至乾取爲末 如不用甕 只密室中亦 可 但不及甕中者靑翠 若見風則黃矣 此湯可以代茶 夜話 飮之 尤醒睡 飮茶多 卽傷人 耗精氣害脾胃 柏湯甚有益 尤助幽尙 如太苦 則加少山芋 尤妙

■ 주 ──
1. 활인심법에는 걸 괘(掛)으로 되어 있음.
2. 활인심법에는 항아리 옹(瓮)으로 되어 있음.

측백나무 잎은 맛이 쓰고 따뜻한 성질이 있어 피를 토하거나 코피가 날 때, 이질로 인한 출혈이나 부인들의 자궁출혈 등의 병을 주로 다스 린다. 오래 복용하면 몸이 가벼워지고 기운을 도와주어 추위나 더위 를 타지 않고, 습기를 제거하며 배고픔을 없애준다. 봄철에 새로 나온 잎을 따서 큰 옹기독 속에 실을 묶어 매달고 그 입구를 종이로 밀봉하 여 한 달쯤 봐서 아직 덜 말랐으면 다시 밀폐해서 완전히 건조된 뒤에 가루로 만든다. 만약 큰 옹기독이 없으면 밀실 속도 되지만 옹기에 담 아 두지 않으면 푸르던 것이 만약 바람을 쐬면 누런 빛깔로 변해 버린 다. 이 백탕은 차로도 대용할 수 있으니 밤에 얘기할 때 마시면 잠이

깬다. 차를 많이 마시면 사람을 상하게 해서 정기가 소모되고, 비위(脾胃)를 해치나, 백탕은 대단히 유익하며 모르는 사이에 더욱 도움을 준다. 만약 너무 쓴 맛이 나면 토란을 조금 넣으면 더욱 좋다.

측백엽은 측백나무과에 속한 상록침엽교목인 측백나무의 잎이다. 잎은 비늘모양으로 가운데는 마름모꼴이고 측면은 둥근 모양이며 끝은 날카로우며 잎 안에 선체(腺體)가 있다. 꽃은 암, 수 같이 있고 꽃의 이삭은 작은 공모양이다. 4월에 꽃이 피고 과실은 공과 같이 둥근 과일로 9~10월에 성숙한다. 줄기는 가지가 많고 나무모양은 짧은 원추형의 모습을 하고 있다. 대략적인 모양이 전나무와 같고 옆으로 누운 모양을 하여 마치 손바닥모양과 같은 겉모습으로 측백이라고 하였다.

중국이 원산지이며 주로 관상용으로 정원이나 촌락부근에 많이 있고 우리나라 각지에 분포한다. 맛은 본문의 내용처럼 쓰나 성질은 차갑다[寒]. 본초학에서는 오행(五行)의 기(氣) 중 금기(金氣)를 타고 났다고 하였는데 음에 속한다. 그 성격은 위로 올라가기도 하고 아래로 내려가기도 하며, 그 약성이 차고 서늘해서 수렴작용이 강하여 지혈제(止血劑)로 많이 쓴다. 또한 소변을 잘 보게 해주는 작용이 함께 있어 일체의 혈(血)과 관계있는 질환에 쓰인다. 그리고 효능이 음(陰)을 도와주고 폐의 기능을 충실하게 하여 비위에 있는 습기를 제거한다. 따라서 위(胃)의 분비를 촉진하고 동시에 과량의 발효를 저지하고 장에 들어가 장의 수렴기능을 도와주며 혈중(血中)에도 영향을 주어 혈관도 수축하여 적혈구를 응고시키는 효능이 있기 때문에 일체의 혈병(血病)에 도움을 주게 된다. 응고된 혈액을 풀어주면서 지혈을 할 경우 그대로 쓰고 강력하게 지혈할 경우는 검게 볶아서 사용한다.

그러나 원기가 너무 허약한 경우나 대변이 말라 굳은 경우에는 사용할 때 조심을 하여야 하며 피가 모자란 경우에는 사용하지 말아야 한다.

백탕과 함께 넣어 먹으면 더욱 좋다고 한 토란(山芋)은 맛이 맵고 약간 떫으며 독이 있는데 위장과 대장을 느슨하게 하여 변비를 해소시키고 피부를 충실하게 하여 희게 만든다. 또한 토란에 있는 약산의 녹(毒)은 나쁜 피가 머물고 있는 상태를 제거하고 죽은 조직 등을 없애는 작용이 있어 염증이나 부종에 효능이 있고 통증을 제거하는 작용이 있어 예로부터 민간에서 토란을 이용한 찜질을 이용하여 관절염, 타박상, 복통, 초기의 맹장염으로 열이 심할 때에 응용하였고, 뜨거운 물에 화상을 입었거나 사마귀, 기타의 종기(腫氣)에 응용되어 왔는데 최근 밝혀진 토란의 항암효과는 이를 뒷받침하고 있다.

생토란의 경우 독이 있으나, 익힌 것은 오히려 비장(脾臟)의 기를 보(補)하고 신정(腎精)을 보충하여 오래된 병으로 생기는 식욕부진이나 쇠약한 경우에 활용된다. 특히 오래된 이질의 출혈(出血), 열이 많아 입이 마르면서 변비가 있는 경우에 이를 해소할 수 있는 식품으로 알려져 있으며 토란 안에 있는 영양소도 전분 외에 많은 영양소가 함유되어 부식으로 뿐만 아니라 주식(主食)으로도 활용되기도 하지만 독이 강한 야우(野芋)는 거의 식용으로 사용되지 않고 있다.

이런 사실로 보아 백탕 단독으로 사용하는 것보다 토란을 함께 사용하라는 언급은 측백엽의 단점을 보완해 그 효과를 높일 수 있는 방안을 제시한 것이라 하겠다.

〈측백탕제 조법〉

① 봄에 나온 측백잎을 딴다.

② 용기나 바람이 통하지 않는 그늘에 바싹 말린다.

③ 건조한 다음 가루로 만든다.

④ 끓여 그 물을 수시로 먹든지 수시로 복용한다.

⑤ 토란으로 맛과 효능을 보완한다.

2. 마로 만든 술〔薯蕷酒〕

薯蕷 即山藥 一名山芋 味甘溫無毒 補虛勞羸瘦 充五臟
煩熱 強陰 久服 耳目聰明 輕身不飢延年 山薯蒸熟去皮
一斤 酥¹三兩 同研 丸如鷄子大 投沸酒中 一枚用酒半升
薯山生者佳 取曝十餘日 皮皺可用之 書云 薯涼補於狗
大有益於補養

■ 주 ─────
1. 연유 수(酥)
2. 주름 추(皺)

서여(薯蕷)는 산약(山藥)이니 일명 산우(山芋)이다. 맛이 달고 성질이 따뜻하면서 독이 없다. 허약하고 수척함을 도와주고 오장의 번열(煩熱)을 제거하며, 음(陰)을 강하게 한다. 오래 먹으면 귀와 눈이 밝아지고 몸이 가벼워져 배고픔을 몰라 오래 살게 된다. 산약을 쪄서 껍질 벗긴 것 한 근(斤)과 타락죽 세 량(兩)을 함께 반죽해서 달걀만한 환(丸)을 만들어 끓는 술에 넣는데 술 반 되〔升〕에 환 한 개를 쓴다. 서(薯)는 산에서 캔 것이 좋으며 10여일을 햇빛에 말려 껍질이 쪼그라든 것을 사용한다. 『의서(醫書)』에 이르기를 서(薯)는 성질이 량(涼)해서 개〔狗〕보다 더 보(補)하여 보양에 크게 유익하다 하였다.

산약은 산서(山薯), 산여(山蕷), 서여(薯蕷) 또는 서약(薯藥) 등의 이명(異名)을 갖고 있으며 마과에 속한 다년생 만성(蔓性) 초본인 마의 뿌리를 채취하여 껍질을 제거하여 건조 또는 쪄서 말린 것이다. 활인심방에서 산우(山芋)라고 표현한 것은 잘못된 것으로 그 성질도 처음 따뜻하다고 설명하고 있으나 책을 인용한 뒷부분에서는 서늘하다고 하여 내용 자체가 일관성이 없다.

본초학 문헌을 보게 되면 산약의 성질은 평(平)범하다고 설명하였는데 약간 따뜻한 성질을 띤다. 독은 없으며 폐, 비, 신, 등의 장기에 도움을 준다. 산약의 뿌리는 그 모양이 둥근모양이나 곤봉과 같은 모양으로 길이가 1m가량이며 그 안의 내용은 해마다 교체되고 부드러우며 백색을 띤다. 줄기는 가늘고 길며 성기게 가지가 갈라졌고 방형(方形)이며 대개 보라색을 띤 잎이 있다. 꽃은 수술, 암술이 있으며 마름모 모양이며 6~7월에 흰 꽃이 핀다. 시중에서 쓰이는 한약재로는 길이가 10~15cm, 굵기 2~3cm로 절단되어 사용되고 있다. 겉모양은 백색이나 황갈색 등을 띠고 있으며 내부는 가루상태나 풀모양으로 되어 있어 각질(角質)이 되어 단단하다.

참마는 전국 각지의 산록지대에서 있으며, 마는 각지에서 재배하는데 특히 경기도 용인, 충남 공주가 유명하다.

산약은 오행 중 흙(土)의 성질을 지니고 양(陽)에 속한다. 성질이 위로 올라가기도 하고 아래로 내려가기도 하며 맛이 달아 비장에 들어간다. 폐와 신에도 작용하는데 폐를 맑게 하고 신장기능을 도와주어 자양(滋養), 생진(生津), 지사(止瀉)의 효능이 있다. 따라서 산약은 허약하여 마르는데 좋고 식욕감퇴를 치료하고 설사를 멈추게 하며 건망증과 유정(遺精), 도한(盜汗) 등을 치료한다. 또한 소아의 발열이나 몸이 약한 사람, 기운이 없어 기침을 하거나 담(痰)이 많은 경우에 응용할 수 있고 당뇨병에 장기간 복용하면 좋다고 할 수 있다. 또한 외용으로 종기나 옹창 등에 활용된다.

〈서여주 만드는 법〉

① 산에서 캔 산약을 10여 일간 햇빛에 말린다.
② 산약을 쪄서 껍질을 벗긴다.
③ 벗긴 산약 한 근과 타락죽 세 량을 같이 반죽하여 달걀만한 환을 만든다.
④ 끓는 술 반 되에 산약 환 한 개를 넣고 먹는다.

3. 지황으로 만든 술[地黃酒]

地黃 味甘苦凉無毒 久服 輕身不老 一名地髓 補五臟內
傷不足 通血脈 益氣力 利耳目 每米一斗 生地黃三斤 同
蒸 用白麯[1]拌之 後熟任意用之 大能和血住[2]顔

■ 주 ─────
1. 누룩 국(麯)
2. 활인심법에는 붉어질 치(駐)로 되어 있음.

지황은 맛이 달고 성질이 서늘하며 독이 없다. 오래 먹으면 몸이 가벼워지며 늙지 않는다. 일명 지수(地髓)라 한다. 오장의 내상(內傷)과 부족함을 보하며 혈맥을 통하게 하고 기력을 도와주며 귀와 눈을 이롭게 한다. 살 한 말(斗)에 생지황 세 근(斤)을 넣어 쪄서 누룩으로 반죽해 술이 익은 뒤에 마음대로 먹으면 크게 혈(血)을 조화하여 안색이 좋게 된다.

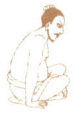

지황은 하(芐), 기(苄), 지정(地精), 파(芭), 양정(陽精), 지수(地髓) 등의 이명이 있는데 현삼과(玄蔘科)에 속한 다년생 초본인 지황의 뿌리, 줄기로 날로 사용하면 생지황이라 하고, 뿌리를 햇빛에 말린 것은 건지황(乾地黃), 이를 다시 아홉 번 쪄서 말린 것을 숙지황

(熟地黃)이라 한다.

생지황, 건지황, 숙지황 각각 그 맛과 성질이 다른데 생지황은 성질이 차고 독이 없으며 맛은 달면서 약간 쓰고, 건지황은 생지황과 성질이 같으나 맛이 달다. 또한 숙지황은 성질이 약간 따뜻하지만 역시 서늘한 성질이 있다고 생각하여야 하며 맛은 달면서 쓴맛이 난다. 생지황은 피를 맑게 하고 피 속의 열기를 식히는 작용을 하여 지혈의 효과가 있으며, 건지황은 생지황의 효과에 피를 만들고 조화하는 기능이 더 있으며, 숙지황은 음(陰)을 보해주고 도와주어 피를 잘 소통시켜 신장과 관련있는 귀, 눈 등을 이롭게 하고 머리카락의 성장에도 관여한다.

따라서 임상에서는 주로 생지황을 교통사고나 타박상 등으로 기인된 각종 어혈(瘀血)을 풀어 주면서 동시에 혈(血)의 기능을 원활히 하는 목적으로 사용하고, 건지황은 만성으로 오는 혈액성 질환에 다용하며, 숙지황은 몸을 보하여 피를 생성케 하는 작용으로 쓰고 있다. 흔히 몸을 보하는 처방으로 일반이 알고 있는 십전대보탕, 육미지황탕, 사물탕에는 반드시 숙지황이 들어가 있고 그 양 또한 많아 몸을 보하는 중요한 약재임을 알 수 있다.

활인심방에 언급한 지황의 성미(性味)는 건지황을 지칭하는 것 같고, 그 효능은 세 가지 지황의 효능을 포괄하여 설명한 것으로 생각되며, 술을 만들 때 사용하는 것은 생지황을 사용하라 하였는데 이는 발효할 때 지황의 즙을 충분히 활용하려는 의도에서 생지황을 사용한 것이 아닌가 생각된다.

〈지황술 제조법〉

① 쌀 한 말을 잘 씻는다.

② 생지황 세 근을 깨끗이 물로 씻는다.

③ 쌀 한 말과 생지황 세 근을 넣고 찐다.

④ 누룩으로 반죽하여 술이 익은 뒤 먹는다.

4. 무술주(戊戌酒)

每糯米三斗蒸熟 用犬[1]一雙 煮一伏時候 極爛搗爲泥 連汁 與飯同拌要勻 方下白麴 候熟 但空心只飮一盃 勝飮常酒一瓶 極能補養元氣 老人飮之尤佳
然酒本能和血 痛飮不過三杯 多則傷五臟 亂性發狂 尤宜忌之

■ 주 ─────

1. 활인심법에 개 견(犬)으로 되어 있음. 아마 犬의 誤記인 듯 싶음.

찹쌀 3말에 개 한 마리를 넣어 끓이는데, 한참동안 끓이다가 푹 익거든 찧어서 반죽을 만들고 그 국물(汁)을 부어 쌀밥에 버무린 뒤 누룩을 넣는다. 술이 익은 후 공복에 한 잔씩 마시면 보통 술 한 병 마시는 것보다 낫다. 대단히 많이 원기를 보하는데 노인이 마시면 더욱 좋다.

술은 본래 혈액을 순환시키고 통증을 완화시키는 작용이 있으나 마셔도 석 잔을 넘기지 않아야 한다. 많이 마시면 오장을 상하게 하고 성품을 어지럽혀 광증(狂症)을 나타내게 하니 더욱 조심해야 할 것이다.

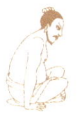 무술주의 무(戊)와 술(戌)은 십간(十干)과 십이지(十二支)에 속한 字로 일반적으로 무(戊)는 오행 중 흙(土)에 속한다.

활인심법의 무술주는 그 기본적인 재료가 찹쌀과 개인데 찹쌀은 오행중 土에 속하고 개는 십이지(十二支) 중 술(戌)에 해당된다. 따라서 무술주는 찹쌀과 개로 만든 술을 지칭하는 것으로 생각할 수 있다.

본초학적으로 찹쌀(糯米)은 비장과 위장을 따뜻하게 하고 비장과 폐장의 허약해진 기운을 도와주며, 허로로 인한 설사를 멈추게 한다. 또한 기운을 북돋아주어 노인의 허약성 빈뇨(頻尿)를 조절하며 대변을 굳게 하는 작용이 있으며, 임신한 부인의 태동복통(胎動腹痛)으로 인한 소량 출혈에 효과가 있다. 기혈을 보하는 약과 함께 섞어 먹으면 더욱 약효를 높여주며 피부의 종기나 상처, 또는 독으로 인한 질환에 찹쌀을 까맣게 볶아 그 가루를 물에 개어 붙이면 낫는다. 또 민간에서 코피가 멈추지 않을 때 누렇게 볶아서 먹으면 효과가 있다고 하였다. 그러나 문헌에는 장기간 먹는 것을 피하라고 하였는데 그 이유는 풍이 발생하여 경락(經絡)을 막아 기의 흐름을 방해하여 팔, 다리가 자유롭지 못하고 잠이 많게 되어 다리가 약해 오랫동안 걷지 못하고 힘이 약해지기 때문이라고 설명하고 있다. 이것은 찹쌀의 질이 점체(粘滯)하여 비위(脾胃)기능이 허약한 사람이 먹으면 소화장애가 발생하여 몸안에 습열(濕熱)이 발생하여 경락의 순환을 방해해 이로 인한 순환장애를 초래하기 때문이 아닌가 한다. 개고기에 대한 설명은 뒤에 다시 설명하기로 하겠다.

활인심방에는 약술(藥酒)로 서여주, 지황주, 무술주 세 가지를 소개하고 있는데 이른바 약주는 약 혹은 음식을 발효시켜 만드는 것이 가장 기본적인 방법이다. 이는 『황제내경』 「탕약교례」편에서도 질병의 치료로 발효시킨 술을 사용한다고 하였고 효능이 있음을 강조하고 있다. 일반적으로 알려진 약술은 흔히 한약을 소주에 담근 후 일정시간이 지난 다음 복용하는 것으로 알려졌으나 이는 기본적으로 사용되는 소주가 화학주이기 때문에 자연적으로 발효되는 발효주에 비해 독소를 갖고 있어 술의 일반적인 부작용을 가중시키는 요인으로 작용된다. 따라서 활인심방에 제시하는 건강 약주를 평소에 활용하여 본다면, 술의 혈액순환 촉진과 약의 효능이 결합되어진 복합적인 효능을 기대할 수 있어 술을 좋아하는 현대인의 건강에 도움이 될 수도 있을 것으로 생각된다.

활인심방에서는 약술을 소개하면서 재차 술의 절제를 요구하고 있는데 이는 건강을 유지하는 방법으로 술이 적합하지 않음을 시사한다고 할 수 있다.

〈무술주 제조법〉
① 찹쌀 세 말을 깨끗이 씻는다.
② 개 한 마리를 뼈를 추린 다음 고기만 깨끗이 씻는다.
③ 찹쌀 세 말과 개고기를 같이 끓인다.
④ 완전히 익은 다음 찧어서 반죽을 만들고 그 국물을 따로 둔다.
⑤ 그 국물을 쌀밥에 버무려 누룩을 넣어 술이 익은 다음 먹는다.

5. 우유죽(乳粥)

牛乳 味甘無毒 生微寒 熟補虛贏 止煩渴除風熱 潤皮膚 養心肺 解諸熱風毒 用黃牛乳 水牛不用 凡煮粥半熟 去米湯下牛乳 代米湯煮之 候熟挹置椀中 每椀下眞酥半兩 置粥上 鎔如油 遍覆粥上 食時旋攪 甘美無比 大助元氣

우유는 맛이 달고 독이 없다. 날 것은 성질이 조금 차고, 익힌 것은 허약하여 여윈 것을 보(補)하고 번갈(煩渴)을 그치게 하며 풍열을 제거하고 피부를 윤택하게 하며 심폐를 건강하게 하고 여러 열과 풍독을 풀어준다. 누런 소의 젖을 쓰고 물소의 젖은 못쓴다. 죽은 끓이다가 반쯤 익었으면 쌀물을 떠내고 우유를 넣어 쌀물을 대신해서 끓인다. 끓으면 대접에 떠 놓는데 한 대접에 타락죽 반 량(兩)을 죽 위에 놓으면 기름처럼 녹아서 죽을 모두 덮을 것이니 먹으면 단맛이 비길 데 없이 좋고 크게 원기를 돕는다.

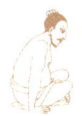

활인심방에서 제시하고 있는 우유죽은 크게 세 가지로 요약될 수 있다.

첫째, 누런 소 즉 한우의 젖을 사용하라는 것이다.
둘째, 쌀과 함께 죽을 만들라고 하였고,
셋째, 타락죽을 함께 넣어 먹도록 하였다.

물론 한의학의 본초학에서는 『본초강목(本草綱目)』을 비롯한 많은 문헌에서 우유의 효능을 설명하고 있다. 그 설명도 대개는 일치하고 있는데 그중 허약하여 야윈 경우와 갈증에 많이 사용한다고 하였다. 이 외에도 본문의 내용처럼 끓여서 먹게 되면 그 효능이 다양하게 나타남을 지적하고 있다.

서양에서도 우유에 대한 이용은 기원전 400여년에 이미 히포크라테스가 건강에 좋다고 한 이래로 꾸준히 인간의 보조 건강식품으로 애용(愛用)되어 왔다. 우유에 대한 영양학적인 우수성은 이미 잘 알려져 있는데 이 중 중요한 것을 살펴보면,

첫째, 여러 가지 영양소가 골고루 들어 있다는 점이다.

이는 우유 속에 흔히 알려진 칼슘, 리보플라빈, 단백질 등의 건강증진 영양소가 많은 것은 물론, 각 영양소가 균형있게 함유되어 있어서 합리적으로 영양을 섭취할 수 있다.

둘째, 소화흡수가 잘 된다는 점이다.

우유는 소화흡수가 잘 되어 위(胃)의 부담을 주지 않고 다른 식품의 부족한 영양소를 보완해 주어 합리적인 영양을 섭취토록 해준다. 우유 및 유제품 내에 균형있게 들어 있는 각종 영양소는 거의 100% 소화되어 이용될 수 있기 때문이다.

셋째, 균형된 영양을 공급한다는 점이다.

첫째의 내용과 비슷하지만 우유는 에너지의 과다한 섭취를 억제하면서 균형된 영양을 취할 수 있는 좋은 식품이며, 단백질, 에너지, 광물질 등의 공급 비율도 어느 다른 식품보다 균형 잡혀있다.

넷째, 위(胃)의 건강을 도와준다.

우유는 위액분비를 촉진하지 않고 오히려 위산을 중화시켜 주며 완

충제의 역할을 하고 위점막을 보호하는 역할을 하므로 위궤양 환자에게도 좋은 식품이다.

다섯째, 젖산균의 성장을 도와 건강을 유지시킨다.

이는 우유를 섭취함으로 장 내에 젖산균의 성장이 촉진되고 장 내 용물이 산성으로 됨에 따라 무기물의 섭취가 자연히 촉진되고 유해 미생물의 성장이 억제됨을 말하는 것으로, 특히 젖산균의 장 내에서의 정상적인 번식은 사람의 장기 건강에 영향을 미치기 때문에 무척 중요한 영양 식품이라 하겠다.

여섯째, 우유는 순환기 질병에 영향을 주지 않는다는 점이다.

우유를 많이 섭취하는 미국의 예를 들면, 미국인의 주된 심장병의 원인은 동맥경화인데 이는 콜레스테롤이 혈관 벽에 침착되어 일어나는 것으로 흔히들 식품의 콜레스테롤 섭취로 동맥경화가 발생된다고 믿고 있고 우유에 콜레스테롤이 다량 포함되어 있다고 생각하지만 우유속의 콜레스테롤 양은 그리 많지 않다.

마지막 일곱번째로 생산, 가공, 소비의 과정이 위생적으로 처리된 다는 점이다.

이는 최근에 거론되고 있는 멸균의 방법이나 품질의 평가방법을 정확하게 뒷받침할 수는 없으나 다른 식품에 비해 비교적 쉽게 이루어질 수 있기 때문이다.

그런데 우유가 앞서 언급한 내용처럼 완벽한 식품일까?

여기에 대해 편자는 몇 가지 사견을 갖고 있다. 우유는 흔히 어린이 성장발육에 좋다고들 한다. 그런데 우유는 말 그대로 "소의 젖"이기 때문에 소의 성장발육에 좋게 영양소가 구비되어 있다. 즉 송아지가 소로 되기 위한 기본적인 물질로 구성되어 있다. 소는 그 역할이 인간에게 복종하며 살도록 되어 있는 동물이다. 따라서 송아지나 소의 뇌는 실지로 머리만 커지지 뇌의 내용물이 성장되는 것은 아니다. 다시 말하면 소의 젖은 머리의 발육이나 정신적인 성장에 도움이 되지 않는 것이다. 그래서 한의학에서는 우유를 대개 노인들의 허약함이나 갈증을 해소하는데 사용하였지 아이들 성장에 이용하라는 내용은 없다.

아이들이 겉으로 커지고 발육이 좋다고 하여 부모들은 좋아하였다. 그러나 최근의 이러한 변화가 결국 어린이의 성인병 유발을 촉진시키는 인자가 되었고 그 당사자가 우유라고 편자는 믿고 있다.

또 하나의 문제는 우유제품의 획일화이다. 활인심방에서도 언급하였듯이 우유는 누런 소(한우)를 사용하라 하였는데 지금의 현실은 어떠한가! 더군다나 각 젖소의 우유를 취합하여 일정한 공식에 의해 처리한 후 누가 먹든 간에 똑같은 영양소를 공급한다고 낙농업자들은 강조한다. 그런데 여기서 우리가 다시 한 번 깊게 생각할 부분이 있다. 즉 신토불이(身土不二)사상이다. 그 땅에서 자란 모든 생명체는 서로 이득을 주는 것이지 토양과 지질이 다른 음식물이 결코 우리의 몸을 이롭게 하지 않는다는 사상이다. 우유도 오행의 성격과 같이 황색인종은 황우의 젖을 먹도록 되어 있는 것이다.

동·서양의 개념을 떠나서도 우유는 역시 재정립될 부분이 많다고 하겠다. 근본적인 단백질 섭취를 소들은 식물로 부터 하는데 인간의 경우 어떠한가! 인간이 직접적인 단백질섭취로 바뀔 수 있음을 말하고 싶은 것이다. 그래서 자연식을 주장하는 사람들은 "땅위의 단백질 보고"인 콩을 먹자고 주장한다.

편자는 한의학 문헌을 근거로 우유의 기본적인 문제점을 제시하였지만 그것은 객관적인 내용이지 먹는 사람의 주관적인 관점은 배제하고 말한 것이다. 많은 환자들은 우유의 선택에서 고민을 하는 것 같다. 따라서 답변하는 의사들도 함께 고민하는 것이 적지 않다. 그래서 요즈음 손쉬운 말로 불편하지 않으면 드시라고 권한다. 이는 모든 식품에 대한 공통적이 답이 될 수 있고 결과적으로 자료에 의한 효능을 그렇게 중요하게 생각하지 않는다는 뜻이다.

그래서 옛 선조들은 모든 음식을 보아도 그 내용에 무엇무엇이 들어있는 것보다 그 음식 자체의 성질이 어떠냐에 더 관심을 가졌던 것 같다. 많은 영양소가 골고루 들어 있다고 해서 바로 우리 몸에 흡수된다는 생각은 정말 큰 착오다. 더군다나 이와 같은 영양소를 인위적으로 만들어 투여하려는 생각은 너무 단순한 발상이다. 그것은 자연을 떠나서 살 수 있는 방법을 제시하는 것과 같은데 과연 인간이 자연을 떠나서 살 수 있을까?

활인심방의 우유죽은 단순한 우유의 영양학적 효능을 우리에게 제시한 것이 아니다. 쌀과 함께 끓여먹는, 그래서 가장 몸이 섭취하기 쉬운 상태로 만들고 우유의 좋은 점을 취합한 그러한 선인들의 사고가 깃든 음식임을 알아야 한다.

〈우유죽 제조법〉

① 밥으로 죽을 만든다.
② 죽이 반쯤 익었으면 쌀물을 떠낸다.
③ 쌀물 대신 같은 양의 우유를 넣어 다시 끓인다.
④ 완전히 끓인 것을 대접에 떠놓는다.
⑤ 한 대접에 타락죽 반 량을 타서 먹는다.

6. 지황과 복령으로 만든 죽

切地黃二合候 湯沸與米同下罐¹中 先用酥二合蜜一合同
炒 令香熟候 粥熟時乃下同煮 取熟食之 大能和血主精
茯苓粥治法 與地黃粥同 但不用酥蜜 專補心氣

■ 주
1. 두레박 관(罐)

지황 이 합(合)을 자른 다음 물이 끓을 때 쌀과 함께 용기에 넣고 끓이는데, 먼저 타락죽 이 합(合)과 꿀 일 합을 향기가 충분할 정도로 함께 볶아 놓고 죽이 익었을 때에 함께 넣어 다려서 익은 것을 먹는데 크게 혈(血)을 도와주고 정(精)을 주관한다.

복령죽의 방법은 지황죽과 같으나 단지 타락죽과 꿀을 사용하지 않으니 오로지 심기(心氣)만을 보(補)한다.

구선활인심법에 있는 내용을 편자가 추가 삽입한 부분이다. 퇴계 선생께서 왜 지황죽과 복령죽을 뺏는지는 알 수 없으나 참고가 될 것 같아 삽입하였다.

지황은 앞서 지황죽에서 이미 설명하였으므로 생략하고 복령에 대해 설명하기로 한다.

복령은 소나무를 벌채한 후 3~8년을 경과한 흙속의 소나무 뿌리에 기생하는 일정한 모양이 없는 균체(菌體)이다. 크기가 주먹만한 것에서부터 어린이 머리만한 것까지 있으며 겉모양은 검정 갈색을 띠고 겉이 거칠며 단단하다. 안은 육질모양의 과립상태이고 그 색은 백색이나 담홍색을 띠며 신선한 것은 냄새도 난다.

일반적으로 복령은 발생 후 4~5년이 경과한 것이 좋은 것인데 년수가 적은 것은 무게가 무겁고 속이 백색 또는 담황색이나 점차 담홍색으로 변하고 견고해지는데 후에 백색을 띠며 가볍고 치밀해진다. 이런 것을 모두 총괄하여 복령이라 하는데 이 중 백색이고 질이 견실한 것을 백복령이라 하고 그 효능도 상품에 속하고, 반면 담홍색이며 질이 가볍고 허한 것을 적복령이라고 하는데 하품에 속한다. 그리고 소나무 뿌리를 포함한 것을 복신(茯神)이라고 하는데 정신질환에 많이 응용되고 있다. 국내에서는 전국 각지에서 생산되나 경기도 양평, 포천 등과 강원도 홍천, 인제, 양양 등에서 많이 나며 그 품질도 우수한 편이다.

복령의 맛은 달고 떫으며, 성질이 평(平)하며 독이 없다. 주로 심(心)으로 약효가 들어가는데 백복령은 신체의 윗부분인 폐, 비, 위 등에 함께 들어가고 적복령은 소장, 신 등에 주로 들어간다. 그 효능도 백복령은 정신질환과 관련되는 질환에 다양하게 사용되고 있으며 적복령은 소변이나 장의 습이나 열을 제거하여 부종이나 설사를 치료하는 효능이 있다. 따라서 적복령이나 백복령은 공히 정신적인 요인을 해소하여 이에 따라 발생되는 각종 증상을 완화시킬 수 있는데 백복령은 상체의 증상을, 적복령은 하체의 증상에 응용될 수 있다 하겠다.

사용할 때는 백복령, 적복령 공히 갈아서 분말로 만든 다음 수비(水

飛)하여 복(腹)을 제거하고 햇빛에 말려 사용한다.

〈지황죽 제조법〉

① 지황 이 합을 자른다.

② 쌀과 함께 용기에 넣고 끓인다.

③ 죽이 익을 때 향료를 넣어 먹는다.

* 향료는 타락죽 이 합과 꿀 이 합을 함께 볶아 미리 준비한다.
* 복령죽은 같은 제조법인데 향료를 넣지 않는다.

7. 녹각죽[鹿角粥]

鹿角 味甘無毒 消痺益氣力 補精髓強陰 用新鹿角一具寸
截 流水內浸三日 刷洗去腥穢 以河水入砂罐內 以桑葉塞
口 勿令漏氣 猛炭火猛煮 時時看候 如湯耗 旋添熱湯煮
一日 候角爛似熟芋 搯得酥軟即止 未軟更煮 愼勿漏氣[1]
漏氣即難熟 取出曝乾爲粉 其汁澄濾 候淸冷以綿濾 作膠
片[2] 椀盛 風中吹乾 謂之鹿角膠 可入藥 每粥一椀 入角粉
五錢鹽一匙 同攪溫服 大能補腦髓益精血 尤固元氣

■ 주 ─────

1. 활인심법에는 漏氣가 없음. 이퇴계 선생께서 문맥상 새로이 추가한 듯 함.
2. 활인심법에는 井으로 되어 있음.

녹각은 맛이 달고 독이 없으며 마비를 없애주고 기력을 더하며 정수(精髓)를 보하고 음(陰)을 강하게 한다. 신선한 녹각 하나를 일 촌(寸)으로 끊어서 흐르는 물 속에 3일간 담그었다가 씻어서 더러운 것을 제거한다. 그리고 냇물을 사관(砂罐)에 붓고 뽕잎으로 입구를 막아 기운이 새지 않도록 하여 숯불로 거세게 끓이는데 때때로 보아 탕이 졸아들거든 더운 물을 더 부어가며 하루동안 달여 녹각이 익어 삶은 고구마처럼 되면 타락죽을 넣어, 연하거든 그만 끓이고 연하지 않거든 다시 달이되 김이 새지 않도록 조심한다. 김이 새게 되면 잘 익지 않는다. 익으면 꺼내어 말려서 가루를 만든다. 그 물은 말갛게 되는데 맑아지거든 면으로 걸러 교편(膠片)을 만들어 대접에 담아 바람에 말린 것을 녹각교라고 한다. 매번 죽 한 대접에다 녹각 가루 5돈(錢)과 소금 한 숟갈을 넣어 저어서 따뜻하게 먹으면 뇌수(腦髓)를 보하고 정혈(精血)을 도와주며 더욱 원기를 굳게 한다.

녹각은 사슴과에 속한 사슴의 뿔로서 모양이 긴 나뭇가지 형상으로 질은 단단하고 실(實)하며 길이가 90㎝에 달한다. 겉면은 윤택한데 백색 혹은 담갈색을 띠우고 있으며 도처에 혹 모양의 돌기가 있고 아래 자른 면은 무수한 작은 구멍이 있어 각질 속에 혈맥(血脈)이 통과한 흔적을 나타내고 있다. 맛은 본문에서도 언급한 것과 같이 달고 약간 짠맛이 있으며 성질은 따뜻하며 독이 없다. 관련된 장기로는 신, 간, 심, 심포 등이며 먹는 방법에 따라 그 효능이 다르다. 즉 본문과 같이 녹각교로 하여 죽처럼 하면 대개 보하는 작용이 있어 본문의 내용처럼 순환이 안되어 발생되는 저린 증상이나 기운이 없는 경우, 특히 뼈가 약하여 체력이 딸리는 경우에 좋으나 만약 날 것을 그대로 먹으면 열을 제거하여 피의 기능을 원활히 하는 효능이 있다. 또한 익혀서 복용하면 보(補)하는 작용이 있어 혈(血)을 잘 다스릴 수 있다.

일반적으로 만성적인 질환의 체력보강에 응용되며 녹용보다는 그 효능이 떨어진다. 활인심방의 녹각죽은 녹각교와 녹각상을 만드는 방법이며, 그 효능으로 보아 노년기의 골다공증이나 퇴행성으로 오는 각종 질병의 보조 건강식품으로 적당하다 하겠다.

〈녹각죽 제조법〉

① 녹각을 일 촌 길이로 자른다.

② 흐르는 물에 3일간 담가둔다.

③ 씻어서 더러운 것을 깨끗이 한다.

④ 용기에 녹각을 넣고 물을 넣은 다음 뽕잎으로 덮어 김이 새지 않게 한다.

⑤ 물을 더 부어가며 하루종일 달여 삶은 고구마처럼 되거든 타락죽을 넣고 완전히 익을 때까지 달인다.

⑥ 익으면 꺼내어 말려 가루로 만든다.

⑦ 물은 면으로 걸러 교편을 만든다.(녹각교)

⑧ 죽 한 대접에 녹각가루 5돈과 소금을 한 숟가락 넣어 따뜻하게 먹는다.

8. 산서죽(山薯粥)

山薯 山生者佳 圃種者無味 取去皮 搗研爲泥粉 每椀粥用
二合 蜜二匙 同炒令凝 以匙揉碎 候粥熟 投攪令勻 乃服

■ 주―――
1. 활인심법에는 後로 되어 있음.

산서(산약)는 산에서 난 것이 좋고 재배한 것은 맛이 없다. 껍질을 벗기고 찧어서 가루를 만들어 매번 죽 한 그릇에 산서가루 2합(合)을 넣는데 꿀 두 숟갈과 함께 볶아 엉키게 하고는 숟갈로 부수어 죽에다 타 저어서 고르게 섞은 다음 먹는다.

활인심방에는 죽을 이용한 식품으로 우유죽, 녹각죽, 산서죽을 소개하고 있다. 일반적으로 죽이라 하면 입으로 음식물을 씹지 못하는 경우 소화를 돕기 위해 음식물을 변형하여 먹기 좋은 상태로 만드는 식품의 한 형태인데 흔히 병자나 허약자 또는 노인이나 어린이의 음식물을 죽의 형태로 섭취하는 경우가 많다. 이는 죽의 상태가 일정한 온도와 각 영양소가 잘 배합되어진 상태이므로 위(胃)에서의 흡수가 용이하고 소화에 부담을 주지 않아서 비위의 기능이 대체로 허약한 노인이나 병자들의 식사 형태로 적합하기 때문이다. 또한 소아의 치아 성숙이 미숙하여 음식물의 영양분을 충분히 섭취하지 못할 때 적극적으로 응용하는 방법이라 할 수 있다. 그러나 죽은 이러한 장점 외에 몇 가지 주식으로 문제점이 있는데 첫째는 입에서 씹는 작용이 필요없어 이로 인해 침의 분비가 적어져 각종 소화 효소의 불균형을 초래하게 된다는 점이다. 또한 음식의 상태를 죽으로 먹게 되면 먹기 쉬운 반면 위나 장에서 거의 모두 흡수되어 변(便)형성에 문제를 초래하기 때문에 장내운동에 장애를 초래하게 된다. 때문에 일시적인 경우나 주식을 먹는 시간 외에 부담을 주지 않으면서 영양을 공급할 때 응용하는 것이 바람직하다.

일반적으로 죽을 만들 때 꿀을 넣는데 꿀은 맛 뿐만 아니라 그 효능에 대해서도 이미 영양학적으로 인정되고 있다. 활인심방에서는 꿀을 첨가하는 정도로만 소개하고 있지만 꿀의 효능이 다양하며 건강을 지키는 중요한 식품으로 생각되어 몇 가지 내용을 나열하겠다.

꿀이란 꿀벌이 꽃이 분비한 꿀(화밀)을 모아서 벌집에 운반해 와 농축 저장한 것으로 단맛이 많은 식품이다.

벌꿀의 종류는 꽃의 종류에 따라 다양해지며 색깔, 향미, 성분 등에 차이가 있다. 자운영, 아카시아, 피나무, 클로버, 호박, 유채꽃의 꿀은 빛깔이 담황색이고 귤, 싸리, 감꽃의 꿀은 황금색이며 메밀, 밤, 잡초꽃의 꿀은 암갈색이다.

벌꿀의 품질은 그 색깔, 맛, 냄새에 따라 달라 색이 엷은 꿀은 맛이 담백하면서 냄새가 부드럽고, 색이 짙은 꿀은 맛이 강하며 냄새가 진해 일반적으로 상품적 가치가 떨어진다고 할 수 있다. 그러나 색깔이 짙은 꿀은 일반 성분의 함량이 풍부하여 약용으로는 그 가치가 크다 하겠다.

벌꿀의 성분은 포도당, 과당 등의 전화당(轉化糖)이 주인데 전체의 약 70%를 차지하고 있으며 그밖에 수분, 호정, 회분, 자당, 비타민 등이 미량 포함되어 있다. 벌꿀의 가장 큰 진가는 역시 영양식품으로서 뛰어난 점이라 할 수 있는데 일본의 타쿠마(詫摩) 박사는 젖먹이를 대상으로 벌꿀의 효능을 관찰하였는데 영양적 효과를 다음과 같이 지적하고 있다.

첫째, 체중 증가에 있어 우유에 벌꿀을 첨가하였을 때, 설탕 첨가에 비해 훨씬 좋았다.

둘째, 신장, 흉위 피하지방의 발육이 표준 증가와 같았다.

셋째, 피부의 색조도 좋았는데 장기 복용시 혈색이 더욱 좋아졌다.

넷째, 설사가 적었다.

다섯째, 혈색소 양 및 적혈구 수가 증가하였다.

이를 종합해도 꿀은 일반적인 영양의 개선 뿐만 아니라 장내 세균 감염에 대한 저항력을 강화시키며 아울러 장내 유산균 발육에 도움을 줌을 알 수 있다. 한의학에서도 꿀에 대한 효능은 『본초강목』에서 각종효과를 밝히고 있으며 최근에는 실험적인 자료들이 뒷받침되어 꿀의 효과를 증명하고 있다. 그 내용을 간략하게 요약하여 소개하면 다음과 같다.

첫째, 소화기 질환.

위궤양, 위암에 대한 예방효과, 변비의 완화제, 또는 지사제, 간장병의 보조 치료제, 숙취제거.

둘째, 순환기 질환.

심장병, 고혈압의 예방효과.

셋째, 성의 활력소.

넷째, 기침이나 인후염과 같은 호흡기 질환.

다섯째, 벌침의 독으로 신경통이나 류마티즘의 보조적인 통증 완화제로 사용한다.

여섯째, 살균효과와 외용약으로 민간에서 응용되고 있으며 구충제로도 응용된다.

이상을 보면 꿀이 마치 만병통치의 효능이 있는 것으로 생각되기 쉬우나 이는 앞서 말한 성분등에 의해 인체에 이롭게 작용할 경우에 나타나는 효능을 가리키는 것이다. 우유와 마찬가지로 흡수에 문제가 있거나 입맛에 맞지 않는다면 역시 지금 소개한 좋은 효과를 기대하기 힘들다고 하겠다. 꿀을 단독으로 먹는 것보다는 꿀을 이용한 음식물의 폭을 넓혀 각 음식이 갖고 있는 효능을 더욱 높여주는 것이 보다 더 바람직하다.

〈산서죽 제조법〉

① 껍질을 벗긴 다음 말린다.
② 찧어서 가루로 만든다.
③ 일반 죽을 만들어 그때마다 죽 한 그릇에 산서가루 이 합을 넣는다.
④ 산서가루를 넣기 전에 꿀과 함께 볶아서 같이 넣는다.
⑤ 죽에 넣어 골고루 저어 먹는다.

9. 산서로 만든 국수〔山薯麪〕

取山薯 去皮薄切 日中曝乾 籨¹中挼爲粉篩² 如常麪食之 加酥蜜爲醇麪 尤精

■ 주 ─────
1. 까부를 파(籨)
2. 체 사(篩)

산서를 껍질을 벗기고 얇게 썰어서 햇볕에 말리고 비벼서 까불어 가지고 가루를 만들어 체로 쳐서 국수를 지어 먹는데, 타락죽이나 꿀을 넣어 순면(醇麪)으로 만들면 더욱 좋다.

 면에 대한 내용은 활인심방에서는 유일한 내용이다. 음식에 관한 문헌으로 『거가필용사류전집(居家必用事類全集)』이란 것이 있는데 일종의 가정에 관한 백과사전이다. 그중 면을 만들거나 면을 이용한 조리방법을 소개하고 있는데 참고가 될 것 같아 소개한다.

수활면(水滑麪)

제일좋은 밀가루를 사용한다. 봄, 여름, 가을에는 새로 길은 물에 기름과 소금을 넣고 잘 섞은 다음, 밀가루를 휘저으면서 천천히 물을 부어 부드럽게 반죽한다. 손으로 밀가루 반죽을 작은 덩어리로 떼어 다시 기름물을 붓는다. 반죽이 부드러워지면 손으로 백 번 내지 2백 번쯤 주무른다. 이렇게 서너 번 되풀이하여 떡반죽처럼 부드러워지면 대 위에 올려놓고 꽈배기 막대기로 백 번쯤 친다. 만약 꽈배기 막대기가 없으면, 손으로 열심히 수백 번 주무른다. 잘 반죽하여 촉촉해지면 밤톨만한 크기로 떼어 깨끗한 냉수에 2시간쯤 담가둔다. 면이 다 된 것을 가늠하여 냄비에 넣는다. 겨울에는 따뜻한 물에 담가 둔다.

경대면(經帶麵)

제일 좋은 하얀 밀가루 2근(斤)을 준비한다. 고운 소금 2냥(兩)을 밀가루에 섞어 새로 길은 물로 잘 반죽한다. 면제를 반죽할 때보다 조금 더 묽게 하여 꽈배기 막대기로 백여 번 친다. 한 시간쯤 두었다가 다시 백여 번 친 후 반죽이 아주 얇아지면 질대처럼 넓적하게 자른다. 이것을 끓는 물에 넣어 익으면 냉수에 담갔다가 건져서 물기를 뺀다.

취루면(翠縷麵)

연한 회화나무 잎을 따서 즙을 짜내어 그것으로 밀가루를 반죽한다. 반죽을 아주 가늘게 잘라 끓는 물에 넣는다. 익으면 물에 살짝 담갔다가 건져서 먹는다. 식성에 따라 즙에 비린 것을 넣어도 좋다. 표고버섯을 넣으면 더욱 감칠맛이 나고 색은 초록색이 된다.

영롱발어(玲瓏撥魚)

하얀 밀가루 1근(斤)을 걸쭉한 풀처럼 쑨다. 살찐 소나 양의 고기 반근을 잘게 다져 콩처럼 작게 빚는다. 이것을 풀에 섞어 잘 휘저은 다음, 숟가락으로 떠서 끓는 물속에 뚝뚝 떨어뜨리면 면은 부풀어 오르고 고기는 오그라든다. 익으면 면은 떠오르고, 고기는 가라앉아 옥처럼 영롱해진다. 여기에 소금과 간장 후추와 식초를 넣어 간을 맞추어 먹으면 무척 맛이 있다.

구면(勾麵)

무 한 근을 가늘게 채썰어 물에 삶는다. 3번쯤 끓어오르면 소주(韶州)에서 나는 백분을 한 숟가락 넣어 잘 휘젓는다. 다 익으면 꺼내어 으깬다. 헝겊으로 꽉 짜서 찌꺼기를 제거하고, 밀가루 1근을 넣어 반죽한다. 이것을 적당한 크기로 자른다.

〈산서면 제조법〉

① 산서를 깨끗이 씻어 말린다.
② 껍질을 벗긴다.
③ 얇게 썰어서 햇볕에 말린다.
④ 비벼서 까불어 가루로 만든다.
⑤ 다시 체로 펴서 국수로 지어 먹는다.

* 타락죽이나 꿀을 넣어 순면을 만들면 더욱 좋다.

10. 녹갱(鹿羹)

味甘無毒 經云獸肉雖多 惟鹿最可食 性溫補益氣力助五
臟强陰 盖食靈草異其衆也 頭肉又治煩悶多夢 蹄治脚膝
疼 血治肺痿吐血及崩帶下 每用肉不拘多少 洗淨控乾 先
以鹽 酒多醋少浴過用 椒蒔蘿茴香紅豆桂皮俱爲細末 量
肉多少下之 却將酒醋油醬拌勻 加葱白數莖入銀器內或瓦
器 亦可蜜封其口 用重湯慢火 煮熟侯軟爛方可食

🌀

맛은 달고 독이 없다. 의서에 이르길 짐승의 고기가 비록 많으나 오로지 사슴이 가장 좋은 것이니 그 성질이 따뜻하여 기력을 보해서 더해주고 오장을 도와주며 음(陰)을 강하게 해주니 이는 대개 사슴이 영험한 풀을 먹기 때문에 다른 동물들과 다른 까닭이다. 사슴의 머리고기는 마음이 답답하고 피곤함과 꿈이 많은 것을 치료하며, 발굽은 무릎이나 다리의 산(疝)증을 치료하며, 사슴의 피는 폐가 위축하여 일어나는 토혈(吐血)이나 여성의 자궁출혈 및 대하(帶下)를 치료한다.

사슴의 고기를 사용할 때에는 많고 적은 것과 관계없이 깨끗이 씻고 마른 곳에 놓고 먼저 소금으로 간을 하고 다음으로 술과 식초로 골고루 바르는데 술은 많이 식초는 적게 한다. 후추, 시라, 회향, 붉은 콩, 계피 등을 같이 가루로 만들어 사슴고기의 양이 많고 적음을 헤아려 넣은 다음 술, 식초, 기름, 장 등을 균등하게 넣고 흰 파 몇 뿌리를 은그릇이나 질그릇에 넣은 다음 그 입구를 꿀로 막고 재차 끓은 물과 은근한 불을 이용하여 익을 때까지 다리는데 연하여 물러질 때 먹는다.

앞으로 설명하는 녹갱(사슴고기 국), 우갱(소고기 국), 호견(개고기로 만든 풀), 조증저두(돼지고기 밥통 요리)는 이퇴계 선생의 활인심방에는 들어 있지 않는 부분이다. 원본인 구선활인심법에 기록되어 있는 동물성 식품에 대한 효능이다. 왜 퇴계 선생께서 이 부분들을 누락시켰는지는 모르나 현재 많이 먹는 소, 돼지, 개의 고기에 대한 요리법과 함께 건강을 유지할 수 있는 좋은 식품으로 구선은 추천하고 있는데 편자도 이에 동감하고 있다. 물론 내용에 있어 현실과 요리법이 다르고 위생상 여러 가지 문제점도 있지만 선인이 생각하는 근본 취지에 공감하고 그 정신을 승계한다면 능히 건강을 유지할 수 있으리라 확신한다.

명나라 때 나온 이시진의 『본초강목』이라는 책을 보면 사슴에 대해 각 부위별 효능을 자세하게 기록하고 있다. 대개 고기, 머리고기, 발굽고기, 사슴의 지방질과 골수 등으로 구분하여 설명하고 있는데 일반적인 고기는 활인심법과 같이 맛이 달고 독이 없으며 성질이 따뜻하여 능히 비위를 보하고 기력을 더해주고 오장의 기능을 강하게 한다고 하였고 허약하여 마르거나 병이 들어 약한 사람을 보해주며, 혈맥을 조절한다고 되어 있다. 또한 피를 만드는 작용을 도와주어 부인의 산후에 오는 풍질환에 좋다고 하였다.

사슴의 머리고기는 그 성질이 평(平)한데 소갈(消渴)이나 정신적인 불안증을 치료한다고 하였는데 특히 노인들의 소갈에 좋다고 하였다.

사슴의 발굽고기는 성질이 역시 평(平)하며 풍으로 인한 다리나 무릎 뼈 사이의 통증을 없애주고, 사슴의 지방질은 풍과 관련된 제 증상을 도와주는 역할을 한다고 하였고, 사슴의 골수는 맛이 역시 달고 성질이 따뜻하고 독이 없어 남자나 여자의 색욕으로 인한 질환과 근육의 굳어져서 오는 통증, 기침 등에 술과 같이 복용하면 좋다고 하였다.

이 외에 녹각죽에서 언급하였지만 녹각은 사슴의 성숙된 뿔이고 녹용은 어린 사슴의 뿔인 것처럼 사슴의 모든 부분은 약으로 오래전부터 사용되고 있음을 알 수 있다. 또한 최근에는 사슴을 많이 기르기 때문에 녹용이나 녹각 뿐만 아니라 사슴의 피를 먹는 사례가 많은데 활인심법에 언급한 것처럼 그 효능은 혈(血)을 보하는 기능이 강하여 몸이 약한 경우, 상처로 인한 실혈(失血), 코피, 토혈(吐血) 등의 출혈과 여자의 자궁출혈과 이로 인한 대하증에 좋다고 권하고 있다. 그러나 본문에서 언급하고 있는 것처럼 사슴 자체가 신비의 약초들과 깨끗한 이슬만 먹고 자라는 습성 때문에 사슴이 그토록 각종 효능을 지니고 있는 것이지, 사람이 인위적으로 사료와 일반 물을 주어 사육한 경우는 좀 다르다고 할 수 있다. 따라서 무조건 사슴의 효능만을 믿고 마구 먹는 것은 음식으로 인한 각종 부작용을 감수하여야 한다.

〈녹갱 제조법〉

① 사슴고기를 깨끗이 씻고 마른 곳에 놓는다.
② 먼저 소금으로 간을 하고 술과 식초를 골고루 바른다.
③ 양념을 넣는다.(후추, 시라, 회향, 붉은 콩, 계피)
④ 술, 식초, 기름, 장 등을 균등하게 넣고 흰파 뿌리를 함께 넣는다.
⑤ 입구를 꿀로 막고 은근한 불로 달여 연하게 물러질 때 먹는다.

11. 우갱(牛羹)

味甘平無毒 止吐泄 安中益氣 養脾胃 心主虛忘 肝主明
目 腎主補腎氣益精 胃主消渴風眩 補五臟 髓主補虛填髓
久食增年安五臟平三焦溫骨髓補中續絕 和味食之 水牛
肉不用 黃牛肉不可多少 用活動肥嫩之肉洗淨 其製法與
鹿肉同 但心肝肚不必重湯 只可就鍋中煮糜爛食之 惟腎
可批開剝去內外皮膜 用鹽 酒多醋少浴浸一時入 香油椒
料打拌勻 燒沸湯搞¹食 惟髓取出 以蔥花椒末 同下在酒中

■ 주
1. 선택할 택(擇)자의 오자인 듯함.

맛은 달고 성질은 평(平)하며 독이 없다. 구토와 설사를 멈추게 하고 속을 편안하게 하고 기운을 돋아주며, 비위의 기능을 길러준다. 소의 심장은 허약해서 오는 건망증을 치료하고, 소의 간은 눈을 밝게 하며, 소의 콩팥은 신기(腎氣)를 보하고 정(精)을 더해주며, 소의 위는 소갈이나 어지러움을 없애주고 오장을 보해주며, 소의 골수는 허약함을 보해주고 골수를 보충해주니 오랫동안 먹으면 수명이 늘어나고 오장이 편안해지며, 삼초(三焦)의 기능이 고르게 되고 사람의 골수를 따뜻하게 해주어 빈틈없이 연결해주니 오미(소의 심장, 간, 콩팥, 위, 골수를 가리킴)와 조화해서 먹는다.

물소는 사용하지 못하고 누런 소의 고기를 양의 많고 적음과 관계없이 활동적인 살찐 어린 고기를 깨끗이 씻는데, 그 만드는 방법은 녹갱과 같다. 단지 소의 심장, 간, 위 등은 중탕이 필요없다. 바로 냄비 속에 넣어 달여서 물러 헤지거든 먹는다. 오직 소의 콩팥은 헤쳐 열어 안과 밖에 있는 피막을 제거한 다음 소금을 사용하고 술은 많고 식초는 조금 사용하여 1시간 동안 잠겨 놓고서 향유, 후추 등을 넣고 골고루 버무린 다음 불에 익히거나, 뜨거운 물에 익혀 먹는다. 오로지 소의 골수는 빼내어 파 꽃과 후추가루를 함께 술에 담근다.

소고기는 비위를 보하는 대표적인 육류식품으로 본초학적으로 성질이 평(平)하여 비장을 보하고 기력을 더해주는 작용과 담(痰)을 조절하여 풍(風)을 삭혀주는 작용이 있다. 특히 익힌 소고기는 기운을 도와주고 몸을 건강하게 하는데 누런 소의 고기는 흙(土)의 색깔을 띠고 있어 비위를 도와주는 작용이 크다. 예로부터 소고기의 이와 같은 효능은 한약재 중 황기(黃耆)와 비견되는데 이것은 바로 소고기가 비위를 보해주는데 보편적이고 우수한 자양강장 식품임을 의미하는 것이라 할 수 있다.

특히 문헌에 나타난 소고기의 효능은 매우 많은데 일반적으로 병후에 허약해져 마른 경우와 음식을 적게 먹는 경우, 허리나 무릎이 시큰거리면서 약한 경우, 갈증이 날 때(消渴), 몸이 부은 경우, 비위의 기능이 오랫동안 약한 경우, 담이나 혈이 적체되어 오는 증상 등에 좋다고 하였고, 소고기를 하루정도 삶아 울거낸 국물은 질병의 회복단계에 있는 환자에게 좋다고 하였다. 그러나 감기가 아직 낫지 않고 감기로 인한 기침이 낫지 않은 경우는 조심해서 복용하여야 하며, 위장에 습열이 있어서 생기는 설사나 변이 묽은 경우는 먹지 말라고 하였다.

영양학적으로는 각각의 부위에 대한 성분이 차이가 나는데 일반적으로 고기에는 수분이 72.9%, 열량이 133cal이며 단백질이 가장 많고 비타민류나 효소, 무기질 등이 풍부하게 들어 있다. 활인심법에서 제시한 오미, 즉 소의 염통, 간, 밥통, 콩팥, 골수에 대한 내용은 그 효능상 현대인이 참고할 만하다 하겠다.

〈우갱 제조법〉
① 녹갱과 제조법이 동일하다.
② 단 소고기는 활동적인 살찐 어린고기가 좋고 누런소를 사용하여야 한다.
③ 소의 염통, 간, 위 등은 중탕하지 말고 바로 냄비 속에 넣고 끓인 다음 먹는다.
④ 소의 콩팥은 막을 제거하고 소금, 술, 식초 등을 사용하여 1시간 동안 담가논 다음 향유, 식초를 넣어 골고루 버무린다.
⑤ 불에 익히거나 물에 익혀 먹는다.
⑥ 소의 골수는 파꽃과 후추가루를 넣어 함께 술에 담근다.

12. 호견

味鹹酸溫無毒 主安五臟 補絕傷 益陽事 輕身益氣 黃者大補 黑者次之 餘色者又次之 莫與蒜同食 能損人 用犬一雙退¹淨剔去骨 鹽酒醋浴 過入冬瓜內煨取佳 每肉一斤用醇酒一盞醋一盞白鹽半兩油醬少許前料量下拌勻 右用冬瓜一箇 切去蓋取出穰 將肉盛於內 仍用蓋合了 又用竹簽 竹簽定紙 封固不令漏氣 又用稻草紐成鬆要子 將冬瓜纏定 又用鹽泥固濟却 用稻糠²火燒 半着却將冬瓜埋 在火中不用大火 煨過一宿至 次日割開任意食之 其冬瓜亦可食也 如無冬瓜 只用沙鍋瓦罐煮之

■ 주 ─────

1. 허벅다리 퇴(腿)를 뜻하는 것 같음.
2. 겨 강(糠)

🌀

맛은 짜면서 시큼하고 성질은 따뜻하고 독이 없다. 오장을 편안하게 해주며 절상(絕傷)을 보해주고 양기를 더해주며, 몸을 가볍게 하고 기운을 북돋아 준다. 누런 것이 크게 보하며, 검은 것이 다음이며 기타의 색의 개는 또 그 다음이다. 마늘과 함께 먹지 말아야 하는데 이는 능히 사람에게 손상을 미칠 수 있기 때문이다. 개 한 마리의 다리를 뼈를 바른 다음 소금, 술, 식초 등에 담갔다가 동과(冬瓜) 속에 넣고 굽는데 좋은 것을 취한다. 고기 한 근(斤)을 순수한 술 한 잔, 식초 한 잔, 흰 소금 반 량(兩) 등과 함께 기름과 장은 조금 넣는데 고기의 양에 따라 조절하여 넣은 다음 고르게 섞는다. 앞서 설명한 동과 한 개를 잘라 내는데 뚜껑을 꺼내어 놓고 그 안을 개고기로 채운 다음 다시 뚜껑을 덮는다. 또한 죽첨으로 고정시킨 다음 종이로 고정하여 기운이 나가지 않게 한다. 또한 고정하는 방법으로 볏짚을 사용하여 엇갈려 동과를 묶어서 고정시키거나 또는 소금과 진흙을 사용하여 고정시켜 왕겨를 사용하여 불을 지피는데 반쯤 탔을 때 동과를 불 속에 묻는다. 이때 불은 강한 불을 사용하지 말고 하루 밤 정도 구운 다음, 다음 날 나누어 쪼개어 임의로 먹는다. 이때 동과를 먹어도 된다. 만약 동과가 없으면 사기그릇이나 질그릇을 사용하여 끓인다.

『예기』「월령(月令)」에는 음력 7월에 천자(天子)가 개고기를 먹는다고 설명하고 있는데 이는 역사적으로도 개고기를 인간의 건강을 위하여 섭취하고 있음을 보여주는 단적인 예로, 예로부터 동양에서는 개고기를 먹어 왔다.

『주례』의 「곡례(曲禮)」에 보면 개를 종묘제사에 사용하고 있으며 『논어』에서도 제사에 반드시 개고기를 쓴다고 하였다. 그 뒤 한(漢)대에서는 개만을 전문적으로 잡는 구도(狗屠)란 직업이 있을 정도로 개고기 먹는 것이 성행되었다. 그러나 그 뒤로는 개가 의(義)로운 동물로 취급되어 당(唐)대 이후에는 약용 이외에는 거의 개고기를 먹지 않았다. 그러나 이것은 중국의 모든 지방에서 그렇다는 것이 아니라 유교의 영향을 받은 일부 지역에 국한된 것인데 대개 화북지방의 경우라 할 수 있다. 이와는 달리 우리나라는 예부터 개고기를 즐겨 먹었다. 조선조의 요리책인 『규합총서』, 『산림경제』, 『음식지미방』 등을 보면 개고기의 삶는 법, 찌는 법, 굽는 법 등 독특한 요리법을 소개하고 있는데 특히 구장(狗醬)은 신분의 고하(高下)를 막론하고 먹었다고 한다. 『동국세시기(東國歲時記)』의 6월 삼복조(三伏條)에 의하면 개를 삶아 파를 넣고 푹 끓인 것을 구장(狗醬)이라 하였는데 닭이나 죽순을 넣으면 좋고 규장국에 고춧가루, 생강으로 양념하여 끓여서 먹고 땀을 흘리면 더위를 물리치고 허한 것을 보한다고 하였고 시중에서도 만들어 팔았다고 전한다.

또한 『농가월령가』 8월령에 의하면 음력 8월에도 개고기를 먹었다고 한다. 개고기는 중국과는 달리 한국에서 전통적으로 즐겨 먹었던 식품으로 생각되어지는데 이는 유교의 영향을 받지 않아서가 아니라 이미 경험적으로 개고기의 효능을 알게 되어 건강 보조식품으로 응용되어 왔음을 추측하게 한다. 활인심법에서는 개고기에 대한 몇가지 요점만 기록하고 있는데 첫째가 독이 없고 성질이 따뜻하다는 것이다. 이는 식품의 조건인 장기간 복용에 전혀 문제점이 없는 것을 의미하는 것으로 소고기의 대용으로 응용할 수 있는 것이다.

둘째, 정력에 좋다고 하였다. 이 구절 때문에 개고기를 먹고 나서 정력이 좋아졌다느니 하는 속설이 생겨난 듯 싶다.

셋째, 개고기는 누런 개가 좋다고 하였다. 그 이유에 대해선 구체적인 설명이 없지만 철학적인 내용으로 오행(五行)중 '土'에 속한 것이기 때문에 비위에 영향을 주기 때문이 아닌가 생각된다.

넷째, 마늘과 함께 먹지 말라고 경고한다. 지금은 거의 개고기를 먹을 때 마늘을 즐겨 먹는데 이는 고려해봐야 할 것으로 생각된다. 실험적인 규명도 필요하지만 개고기를 즐겨먹는 각자가 한번쯤 비교하면서 먹어 보는 것이 바람직하다 하겠다.

일반적으로 한의학에서는 일반인이 가장 효과를 얻을 수 있는 것으로 누런털을 가진 살찐 개가 양기를 보하는데 가장 좋다고 한다. 그 구체적인 효능은 기력을 도와주고 골수를 온전하게 하며, 허리와 무릎과 같은 관절을 따뜻하게 하는데, 성질이 따뜻하기 때문에 너무 많이 먹게 되면 입이 마르고 건조해지고, 너무 오랫동안 먹게 되면 소갈(消渴)이 발생된다고 경고하고 있다. 또한 조심해서 먹어야 할 경우를 소개하고 있는데 위나 장이 약해 흡수하기 힘든 경우, 체온이 높은 경우, 감기 등으로 목이 아프거나 기침을 하는 경우, 안에 열이 있는 경우는 조심해서 먹어야 한다고 했으며 기운이 너무 세어 안에 화(火)가 있는 자는 먹지 말라고 하였다. 이외에 흰 개나 검은 개는 주로 약으로만 쓰인다고 하였으며 다른 음식이나 양념을 같이 먹을 경우 매운 성질을 지닌 마늘은 되도록 피하라고 하였다. 이는 마늘의 매운 성질이 개고기의 따뜻한 성질을 더욱 뜨겁게 만들어 열로 인한 부작용을 경고한 것이라고 생각된다. 이밖에 임산부가 먹게 되면 자식이 벙어리가 된다고 하였고 열병에 먹으면 죽는다고 하였으나 이는 실지로 그렇게 된다는 것이 아니라 이만큼 임산부와 열이 심한 사람은 개고기의 일반적인 효능과 부합되지 않음을 강조한 내용이라고 할 수 있다.

활인심법의 호견은 그 제법이 일반 개고기와는 다른데 특히 한약재인 동과를 사용한다는 점이다.

동과는 동과자를 말하는 것으로 박과에 속한 일년생 만초(蔓草)인 동아의 종자이다. 이명(異名)으로 백과(白瓜), 수지(水芝), 지지(地芝)

등의 명칭이 있는데 과실은 크고 겉에 털이 나 있으며 처음에는 녹색이나 익으면 겉면에 백랍과 같은 것을 분비한다. 동과자의 성질은 약간 차면서 독이 없으며 맛은 달다. 주로 위, 비, 대장, 소장에 들어가 열을 제거하거나 습을 없애준다. 따라서 한방에서는 소갈(消渴)이나 열독을 풀어주는 목적으로 이용하는데 활인심법에서 응용하는 것은 개고기의 성질을 보다 순하게 하여 가능한 문헌에서 제시한 부작용을 최소화한 것으로 생각된다. 이밖에 동과가 없을 때는 개고기와 양념을 일반 용기에 끓여 먹도록 되어 있는데 이것 또한 개고기국으로 풀처럼 만든다 하여 호견이라고 한 것 같다.

　최근에 일반들이 알고 있는 개고기의 이용방법으로 개소주라는 것이 있다. 이것은 개고기의 특성과 특정 약물과의 혼합을 이용하여 각종 질병의 보조 치료로서 알려져 왔는데 이 기회에 소개하고자 한다.

　『음식지미방』을 보게 되면 경북 영양 지방에서 시행한 누런개 찌는 법이 소개되어 있다. 이 내용을 살펴보면 개에게 누런 닭 한 마리를 먹여 5~6일 지난 다음 그 개를 잡아 뼈를 제거한 다음 고기를 여러 번 깨끗이 씻어 청장 한 사발, 참기름 다섯 국자를 타서 작은 항아리에 넣고 항아리를 김이 새지 않도록 봉하여 중탕(重湯)하되 무르익게 찌거나 아침부터 낮이 될 때까지 쪄서 초장에 파를 넣어 먹는다고 하였다. 이는 요즈음의 개소주 만드는 방법과 비슷한데 지금과 다른 것은 그 당시는 개를 익혀서 먹는데 그 목적이 있다고 할 수 있다.

　개소주라 하면 일반적인 술을 지칭하는 것이 아니라 소주를 만들 때처럼 개고기를 증숙(蒸熟)하여 얻은 진액이라 하여 "개소주"란 명칭이 되었다. 일반 가정에서 만드는 재래식 방법은 도살한 개를 해체하고 솥 바닥에는 청죽(靑竹)을 가로 세로 깔고 그 위에다 개의 머리를 복판에, 주위에 사지(四肢)를 늘어놓은 다음 그 위에 마늘 50개와 생강, 대추를 깔고 참기름 5홉을 끼얹는다. 이와 같이 하여 솥뚜껑을 젖혀 덮고 그 위에 물을 부은 후 헝겊으로 틈을 막아 김이 새지 않게 하여 24시간을 계속 가열한다. 그 동안에 솥뚜껑의 냉각수를 계속 갈아주어야 한다. 24시간쯤 지나면 뼈가 하얗게 드러나고 근육은 완전히 뭉개지며 솥바닥에는 진액이 한 되쯤 괸다. 근육에 물을 조금 끼얹어 짜낸 즙을 섞어 주면 1되 5홉의 개소주가 얻어진다.

그러나 시중에서 보편적으로 하는 것은 약을 달이는 것과 같은 방법으로 누런 개 한 마리(20~29㎏)를 적당히 토막 낸 것과 밤 한 되, 대추 반 되, 들깨 반 되, 생강 한 되, 감초 400g, 율무 800g, 구기자 400g, 진피 400g 등을 넣어 기계가 짜내어 개소주를 얻는다.

보통 복용하는 방법은 반 컵씩 공복에 먹다가 차차로 그 양을 늘려 가는데 보통 한 컵씩 하루에 세 번씩 먹는다. 그러나 요즈음은 1회용으로 포장되어 나오므로 먹기가 편하다. 개소주의 장점은 개고기와 달리 약효가 빠르다는 것이다. 이는 개고기의 특성 뿐만 아니라 약의 효능도 함께 기대할 수 있기 때문이다. 그러나 약의 처방은 엄연히 의사의 진단에 의해 구성되는 것으로 잘못되면 개고기의 효능은 커녕 오히려 부작용을 초래하기 쉽다. 일반적인 효능으로는 위장이 튼튼해지고 식욕이 나며 건강해진다. 또한 갱년기 이후에 정력이 왕성해지고 간장기능을 도우며 만성피로를 없애주고 수술이나 큰 병을 앓고 난 뒤에 먹으면 그 회복이 빠르게 된다. 또한 폐결핵과 같은 저항력이 떨어진 병에도 효과를 발휘하는데 남자보다는 여자에게 유리

한 식품이라 하겠다. 이것은 개자체가 따뜻한 것으로 대체로 음(陰)을 보하는 식품이기 때문에 남자보다는 여자에게 더욱 효과가 있다고 할 수 있으며 체질로 보아도 양적(陽的)인 체질보다는 음적(陰的)인 체질에 적합하다 하겠다. 그러나 앞서도 말한 바와 같이 단지 개고기만 먹는 경우는 말 그대로 건강식품으로 먹을 수 있지만 약을 함께 넣어 먹는 개소주는 주의를 요한다. 특히 소화 흡수력이 떨어져 있는 체질과 만성적인 장염등과 같은 질병이 있는 경우 주의하여야 한다.

개고기 하면 생각나는 것이 보신탕이다. 누가 보신탕이라고 이름을 지었는지는 확실하지 않지만 편자의 생각으로는 보신탕이 그만큼 인기가 있는 이유가 바로 이 이름 때문이 아닌가 싶다. 만약 보신탕을 한자로 쓰라고 하면 어떻게 표기할까….

평소 몸이 허약하고 기운이 없는 사람이라면 분명 "補身湯"이라고 쓸 것이다. 그러나 몸의 상태는 좋은데 단지 성기능이 약하다면 또 성기능이 강하길 바라는 사람은 "補腎湯"이라 할 것이다. 또 이와는 달리 정신적인 스트레스나 긴장 등으로 인해 정신적으로 허약해진 사람은 "補神湯"이라고 생각하면서 먹을 것이다. 이도 저도 아닌 즉 건강을 유지하려고 먹는 사람인 경우는 "保身湯"이라 주장할지도 모른다.

이렇듯 보신탕은 여러 계층에 있는 사람의 몸과 마음을 위해 내려온 전통적인 음식임에 틀림없다. 그리고 다양한 효능은 먹는 사람으로 하여금 기대케 하는 식품이다. 保身이든 補身이든 補腎이든 補神이든 우리의 건강을 유지하여 온 것이 사실이라면 이를 적절하게 응용할 수 있고 이에 따른 과학적, 위생적 처리가 따라 진정 국민의 건강을 유지할 수 있는 식품으로 승화되었으면 하는 바램이다.

〈호견 제조법〉

① 개고기 한 근을 술, 식초, 소금, 기름, 장으로 섞어 간이 배게 한다.
② 동과 속에 양념한 고기를 넣고 뚜껑을 닫는다.
③ 닫은 상태가 고정되도록 꼬챙이, 지푸라기, 소금, 진흙 등을 사용한다.
④ 왕겨로 불을 만들어 반쯤 탄 상태에서 동과를 넣는다.
⑤ 하루 밤 정도 익힌다.
⑥ 동과와 함께 먹든지 고기만을 먹는다.

13. 조증저두(糟蒸猪肚: 왕겨를 이용한 찐 돼지 밥통)

猪肚一箇洗淨 將黃耆地黃洗淨挼[1]碎 裝入肚內 令竹簽[2]住
用醇糟包肚放 在罐內重湯 以文武火蒸熟爲度 常服健脾
胃進飮食 補中益氣 治諸虛弱

■ 주 ―――――

1. 칠 추(挼)
2. 농 첨(簽)

돼지 밥통 한 개를 깨끗이 씻은 다음 황기와 지황을 깨끗이 씻어 쳐서 부순 것을 돼지 밥통 안에 넣은 후 죽첨으로 세운 다음 순수한 왕겨로 밥통을 싸 두레박 안에 넣고 중탕(重湯)을 하는데 은은한 불로 증숙(蒸熟)하는 방법이다. 늘 먹게 되면 비위를 튼튼하게 하고 음식을 잘 먹게 되어 속을 보하고 기운을 돋우는 효능이 있는데 모두 허약함을 치료한다.

쉽게 보는 활인심방의 마지막 장이다. 또한 늘 먹어서 건강에 도움이 되는 식품의 마지막이기도 하는데 활인심법의 결론은 비위를 보하여 후천의 기를 보강하는 방법을 중요하게 다루고 있다. 조증저두의 재료는 대체로 네 가지인데 돼지 밥통, 황기, 지황, 왕겨이다. 이 중 왕겨는 소들이 즐겨 먹는 것으로 각종 효소의 보고로 알려져 있는데 이를 활용한 것도 왕겨에 있는 각종 소화효소를 돼지 밥통에 흡수시켜 돼지 밥통이 갖고 있는 소화기능을 촉진한 것이 아닌가 싶다. 한약재인 지황과 황기는 달여서 먹기도 하지만 쪄서 먹는 대표적인 약재도 되는데 이런 점을 감안하여 구성한 특이한 식품이라 하겠다. 그 기원에 대해선 뚜렷이 밝히기 힘들지만 구성 약물과 음식이 인체의 구성요소인 기와 혈을 보하는 약재로 구성되었고 이를 잘 소화 흡수시켜 그 효능을 충분히 발휘하도록 구성된 것이 놀랍다. 지황은 이미 지황죽에서 소개하였으므로 생략하고 황기에 대해 설명하겠다.

황기는 黃芪, 黃耆, 黃蓍, 黃蓍(황저) 등으로 표현되며 콩과에 속하는 다년생초본인 단너삼의 땅밑 줄기이다. 황기는 가늘고 긴 원추형 또는 원주형을 이루고 있으며 길이가 10~80cm, 직경은 10~15mm인데 흔히 분지되었고 머리 부분에 줄기의 잔재가 있다. 겉모양은 담백색을 띠며 회갈색 부분과 콜크층이 군데군데 있다. 질은 단단하고 섬유성으로 되어있다. 자른 면은 백색이고 속은 약간 황색을 띠고 있다. 성질은 약간 따뜻하고 독이 없으며 맛은 달다. 대개 폐와 비장에 주로 들어간다. 사용 방법에 따라 각각 다른 효능이 나타나는데 생(生)으로 사용하면 주로 땀과 관련된 효능을 발휘하여 땀이 많이 나는 경우는 땀을 제거하고 땀이 나지 않는 경우에는 땀이 나도록 도와준다. 이것은 모두 폐기능과 연관된 것으로 피부의 땀구멍과 폐는 한의학적으로 밀접한 관계이다. 또한 황기를 불에 굽거나 찌면 대개 원기를 보해주는 작용이 있는데 이때는 주로 약효가 비위로 들어가 비위와 관련된 소화기능을 도와주고 기운을 유지케 하는 작용이 있다. 활인심법에서는 바로 황기의 후자를 이용한 방법이라 할 수 있으며 가히 적절한 방법이라고 하겠다.

활인심법에는 이상하게도 돼지고기와 닭에 대한 언급이 없다. 단지 돼지 밥통을 이용한 "조증저두"만을 소개하고 있을 뿐이다. 일반적으로 본초학에서는 돼지나 닭에 대한 효능을 자세하게 언급하고 있으며 돼지에 대한 것은 각 부위별로 각기 효능을 기록하고 있다. 그런데 돼지고기는 성질이 매우 차기 때문에 그 찬 성질로 인해 각종 질환에 부적합한 경우가 많은데 이런 것이 한약을 복용할 때 금기하는 이유 중 하나가 된다. 또한 닭고기도 이와 비슷한 이유로 금기시 하는데 닭은 그 성질이 잘 변하는 풍과 유사한 점이 있다. 따라서 돼지고기나 닭고기는 병약자가 약을 사용할 때 신중하게 검토한 후 먹도록 하고 반드시 체질을 파악해야 한다.

이른바 돼지고기 체질이라는 것이 있다. 그야말로 열이 많은 체질이고 그 열로 항상 답답하면서 체중이 마르고 몸이 약해지는 경우가 해당된다. 이런 경우에는 돼지고기처럼 좋은 식품이 없다. 흔히 돼지고기를 먹을 때 반드시 삶거나 구어야 하는데 만약 덜 익거나 날 것으로 먹으면 반드시 설사를 하게 된다.

활인심법에서 제시하고 있는 돼지의 밥통은 돼지고기에 비해 지방이나 단백질이 적은 대신 각종 효소나 비타민 등이 다량 함유되어 있다. 그 까닭에 돼지고기의 일반적 부작용과는 관계없이 속을 보하여 기운을 더해주는 식품으로 활용될 수 있다. 이처럼 식품은 각기 성질이 있어, 그 성질을 적절히 이용하는 것에 따라 건강을 유지하는 열쇠가 된다. 이런 점으로 보아 왕겨를 이용한 돼지 밥통은 선인의 지혜가 번득이는 음식 중 하나라고 여겨진다.

〈조증저주 제조법〉

① 돼지 밥통 한 개를 깨끗이 씻는다.

② 황기와 지황을 깨끗이 씻는다.

③ 황기와 지황을 잘게 부순 다음 돼지 밥통 안에 넣는다.

④ 왕겨로 돼지 밥통을 덮은 다음 두레박 안에 넣고 중탕한다.

⑤ 수증기로 찐다.

책을 다시 엮고 나서

활인심방에서 가장 크게 다루는 것은 정신세계이다.

정신세계란 과연 무엇일까!

인간이 태어나고 자라서 어른이 되고 늙어 병이 들면 죽게 되는데 이 과정에 정신은 무엇을 하는 것일까…

물론 앞서 소개한 정(精)과 신(神)의 개념은 이에 대한 학문적, 의학적 해답이 될지도 모르나 그렇게 간단하게 표현하는 것은 되려 깊은 내면의 세계를 무시한다고 할 수 있다.

'로즈마리 브라운'이란 영국의 유명한 영매(靈媒)가 있다. 그녀는 『미완성 교향곡』이란 책을 통해 무수한 정신세계를 소개하고 있는데 그 핵심은 윤회와 인간과 신과의 공존을 시사하고 있다. 즉 인간이 볼 수 없는 수많은 것도 사실은 보지 못하는 것뿐이지 우주적인 질서에 의해 전개되고 있는 것이다. 또한 역사적으로 유명하였던 음악가 — 쇼팽, 베토벤, 리스트, 모차르트 등의 영혼과의 대화는 흔히 의학에서 생각하는 정신의 기능과는 전혀 다른 세계를 보여주고 있다. 미국의 대 예언가로 소련이나 중국이 민주화 된다는 사실을 이미 70년 전에 밝힌 '에드가 케이시'는 이런 정신적인 세계를 일반인에게 다가와 알기 쉽게 전해준 인물이라고 생각된다.

그의 수많은 영독(靈讀)은 본인을 위한 작업이 아니라 인류에게 희망의 빛을 던져준 것인데 역시 환생과 윤회를 기본적으로 인정하고 있다. 환생이나 윤회의 개념은 동양적인 철학적 내용의 하나이고 이것은 동양의 모든 의, 식, 주를 지배하여온 정신세계로 서양의 예언가에 의해 더욱 확실해진 개념이라고 할 수 있다. 의학에서는 전적으로 부정되고 있는 문제이지만 의학으로 모든 인간의 고뇌와 고민을 해결하지 못하고 있는 현실로 볼 때 의학적인 비판이나 폄하는 받아들이기 어렵다.

윤회나 환생은 우주적 차원의 내용으로 누구나 자신있게 언급하길 꺼려한다. 편자도 이 부분에는 많은 잡다한 생각을 갖고 있지만 대중적인 공감 용어로 표현하기에는 어렵다고 할 수 있다. 그러나 결국 환생이나 윤회는 삶과 죽음의 문제이기 때문에 결국은 의학적인 설명이 반드시 들어가야만 한다. 이런 사실은 인간이 병원에서 출생하고 병원에서 죽는 것만을 뜻하는 것이 아니라 탄생과 죽음 모두 의사의 출생증명이나 사망진단에 의해 이루어짐을 생각하면 보다 쉽게 이해하게 된다. 그런데 탄생이나 죽음은 의사의 증명서로 가능할까… 한마디로 반쪽의 증명이라 할 수 있다. 신체적인 기능 활동의 시작과 끝만을 알리는 형식적인 사실기록에 불과하다. 결국 정신에 대한 관여는 전혀 할 수 없음을 알게 된다.

그래서 인간은 사후(死後)에 대한 두려움과 공포 때문에 현실에 대한 욕망이나 기대를 저버리지 못하고 보이는 부분인 자신의 몸에 대한 집착을 하게 된다.

앞서 소개한 '로즈마리 브라운'이나 '에드가 케이시'는 정신세계의 배경으로 종교를 갖고 있다. 이것은 정신과 종교는 중요한 관계를 맺고 있고 종교가 정신세계를 이끄는 역할을 하고 있다고 믿어진다. 비록 활인심방의 내용에는 정신과 종교에 대한 내용은 언급하고 있지 않지만 그 기본적인 사고로 동양철학의 음양오행설을 따르고 있다. 음양오행이란 우주의 법칙인데 이는 곧 조물주의 법칙이라 할 수 있다. 그러므로 조물주는 바로 우주를 지배하는 신(神)을 뜻하는 것인데 이는 일반적인 종교에서 믿고 있는 인간화한 형상의 신과는 다소 차이가 있다.

결국 신의 조화로 나타나는 숨겨진 법칙을 알아내어 그것을 인간의 의, 식, 주와 모든 생명체의 생명활동에 적응시키려는 것이라 할 수 있다.

활인심방에서는 이러한 음양오행의 이론을 곧 인간의 마음을 조절하는 원동력이라 생각하고 있으며 이러한 자연의 순리(順理)를 따르라고 강조하고 있다. 그래서 자연적으로 발생되는 본연의 마음을 찾고 그 마음을 간직하여 남을 위한 최대한의 배려로 마음의 병을 없애야 신체적인 건강을 누릴 수 있음을 강조하고 있다. 그래서 현실에 나타나고 있는 육체적인 고통은 깊게는 본인이 쌓아온 전생의 문제로 생각하며 그 해결방법에 대한 내용으로 마음 다스림[治心]을 소개하고 있는 것이다.

활인심방은 결국 인간의 마음을 다스려 올바르게 살게 하는 방법을 제시한 책으로 이는 자연에 순응하여 살아가는 인간의 모습을 간절히 바랬던 선조의 표현이라 하겠다.

정신세계와 달리 객관적이고 구체적이며 접촉에 대한 결과가 민감한 것은 우리의 몸이다. 그래서 정신과는 달리 일정한 수명을 갖고 태어난다. 수명이란 개체가 갖고 있는 살 수 있는 능력을 년(年) 단위로 표현한 것으로 인간이면 누구나 집착을 보이는 부분이다. 과연 집착은 무엇에 대한 집착일까?

『황제내경』을 보게 되면 인간에 대한 수명 이야기가 나온다. 그 핵심은 왜 지금의 인간이 옛날 사람보다 오래 못 사느냐이다. 그 이유에 대해 많은 설명도 함께 하고 있지만 역시 인간에 있어 수명에 대한 관심은 대단한 것이라 아니 할 수 없다.

대개 수명은 의학적으로 각 개채의 성장기의 5배를 잡는데 인간이 20~25세라고 가정할 때 100~125세 까지는 가능하다 하겠다. 그러나 현실은(과거에도 그랬지만) 이와 반대로 최상의 나이로 생각하고 있다. 그러면 과연 무엇이 이러한 차이점을 만들었을까? "몸은 늙어도 마음은 청춘"이라는 우리네 격언이 있다. 이는 마음과 몸이 일치되지 않는 삶을 가리키는 것이다. 결국 인간의 몸은 썩어 한줌의 흙으로 돌아가고 이를 정신이 막지 못하는 것이다. 이와는 달리 '정신연령' 이란 것이 있다. 이것은 정신의 성숙도를 흔히 나이로 표시한 것이다. 그런데 정신연령은 계속 높아만 가지 정신연령이 없어지는 법은 없다. 이와는 반대로 신체는 반드시 죽게 되는 모순을 반복하고 있는 것이다. 결국 이러한 모순이 신체적인 징후(徵候)로 나타나고 그 결과 인간은 고통을 받으며 인생을 살게 된다. 이는 자연현상으로 볼 때 그 속에서 생존하는 인간 역시 자연의 섭리에 따라 생물학적 과정을 밟게 되는 것이다. 그러므로 자연이 변(變)하지 않는 한 인간의 모습은 달라질 수 없는 것이라 결국 숙명적인 삶이라 하겠다. 이러한 대원칙 하에 어떻게, 누가, 어떤 방법으로 인생을 살아야 질병없이 그 천수(天壽)를 다하는 것인가 하는 것은 인간의 조그마한 소망이라 할 수 있고 조물주의 뜻에 따르는 것이라 하겠다.

이러한 몸을 유지하기 위해선 반드시 먹게 되며 또한 먹기 위해 표현을 하게 된다. 그러나 이보다 더 중요한 것은 기본적인 호흡을 위해 숨을 쉬어야 한다. 이 모든 것은 우리의 몸 중 입(口)을 통하여 가능하다. 입은 그 기능의 다양성으로 인간이 동물과는 다른 생명체로 성장할 수 있게 되었고 입을 통한 각종 문화를 만들고 있다. 의학적으로도 단지 호흡이나 음식을 섭취하고 말을 하는 기능 이외에 피부의 일부로 감각이나 마음을 표현하는 중요한 도구가 된다. 또한 노래를 한다거나 병에 걸려 신음을 하는 것 모두 입과 밀접한 관계가 있다.

이러한 입의 기능은 의, 식, 주 모두에서 필요한 것이고 의학에서도 중요하게 다루고 있다. 활인심방에서는 입 뿐만 아니라 입안에서 하는 몇 가지의 방법으로 건강을 지킬 수 있다고 설명하고 있다. 입술을 꽉 무는 것은 자기의 결심을 확인하려는 표현이고, 굳게 다문 입술은 그 사람의 의지나 생각을 엿볼 수 있으며, 입술의 색은 건강의 정도를 알게 한다. 입을 다물고 있기만 해도 우리는 입 속에 침이 고이는 것을 느낀다. 침이란 한마디로 입안의 모든 기능을 도와주는 물질로 음식물의 소화 뿐만 아니라 간단한 살균작용을 하는 중요한 역할을 담당하고 있음은 잘 알려져 있는 사실이다. 이러한 침의 생성과 공급의 방법으로 활인심방에서는 고치(叩齒)를 제시하고 있다. 고치는 치아를 서로 부딪치는 간단한 동작인데 그 동작에 비해 나타나는 효능은 무척 다양하다. 치아를 두드리면 우선 치아의 건강상태를 체크할 수 있게 된다. 썩은 치아나 잇몸이 약한 경우에는 반드시 통증을 느끼거나 시큰함을 경험하게 된다. 또한 턱관절의 훈련이다. 턱은 그 해부학적 구조로 보아 다른 관절에 비해 불완전한 구조로 되어 있는데 이를 방지하기 위해 각종 힘줄과 근육으로 쌓여 있다. 결국 이런 구조는 평상시에 훈련을 하지 않게 되면 턱의 이상을 초래하게 되며 잘못하면 입이 돌아가거나, 입이 잘 벌려지지 않는 병에 걸리게 된다. 이런 병의 요인으로 현대의학에서는 신경적 요인을 중요시하는데 그 주인(主因)으로 스트레스를 가장 먼저 들고 있다. 그러나 스트레스 뿐만아니라 현대인이 먹고 마시는 음식의 패턴을 보게되면 치아를 사용하지 않고도 간단하게 섭취할 수 있는 방향으로 가고 있으며 이로 인하여 치아의 건강이 나빠지게 된다. 따라서 치아의 운동은 극히 중요하며 그 방법으로 활인심방에서 소개하는 고치는 좋은 방법이라 하겠다. 고치를 하게되면 반드시 침이 생기는데 이는 몸 안에 있는 진액이 유출되는 것으로 매우 중요한 물질이다. 이때 생긴 침은 반드시 삼켜야 하는데 이를 인진(咽津)이라 표현하고 있고 그 삼키는 방법에 대해도 구체적으로 설명하고 있다. 물론 이러한 방법은 추후 과학적으로 규명하여 구체적인 효능에 대한 검토가 이루어져야 하지만 경험적으로 전해 내려온 방법으로 볼 때 일반 대중이 활용하는데 큰 문제는 없다고 본다.

  입의 또 하나의 큰 역할은 음식을 씹어 삼키는 것이다. 음식의 종류에 따라 그 씹는 정도가 다르지만 대개 딱딱하고 거친 음식은 오래 씹고 부드럽고 연한 음식은 간단한 저작으로 충분하다. 이는 음식에 포함되어 있는 성분과도 관련이 있으며 음식의 종류와도 관련이 있다. 활인심방에서 언급하고 있는 음식은 대체로 식물성 식품을 주로 다루고 있으며 약으로는 산약을 많이 언급하고 있다. 그 복용방법으로 죽, 술, 면 등 다양하며 우리가 늘상 먹는 방법으로 응용이 가능하다. 또한 구선이 지은 활인심법에서는 이외에 고기류인 동물성 식품에 대해서도 언급하고 있다. 그 대표적인 것으로 사슴, 개, 소 등을 언급하고 있어 그 중요성을 옛날부터 인식하고 있었던 것으로 생각된다.

　음식이 인체에 중요한 이유는 우리 몸이 완전한 성인이 될 때까지 성장시켜주는 원동력이 되고 그 뒤에는 몸의 기능과 역할을 다 하도록 유지시켜 주기 때문이다. 따라서 음식은 크게 연령에 따라 달라져야 한다. 한의학에서는 연령에 따라 약을 사용하는데 원칙이 있다. 그것은 인체가 소아에서부터 성인을 지나 노인에 이르기까지 다름을 인식하는 것인데 양(陽)에서 음(陰)으로 바뀌는 대원칙과 수분의 변화에 따른 체질변화로 요약된다. 따라서 흔히 일반이 알고 있는 녹용이나 인삼의 예를 들면 녹용은 노인보다 아이들에게 좋고 인삼은 아이보다 노인들에게 좋다고 할 수 있다. 이는 녹용이 음(陰)을 보하는 대표적인 약이며 인삼은 양(陽)을 보하는 대표적인 약이 되기 때문에 음이 항상 부족하기 쉬운 어린이에게는 음을 보하는 녹용을, 양이 항상 모자라는 노년기에는 인삼을 권하는 이유가 되는 것이다.

　수분변화도 인간의 신체변화에 큰 영향을 미치게 되는데 이것은 인간이 나이를 먹으면 먹을수록 인체 내의 수분 함유량이 점차 감소하여 생리적인 기능에 장애를 주는 것이 실험적으로 밝혀지고 있다. 여하튼 음식이란 약물과 같이 한의학에서는 그 성질과 맛을 중요시하며 이런 성질과 맛은 곧 그 사람의 체질과 연관되므로 음식이야말로 후천의 기(氣)를 만드는 중요한 인자라 할 수 있다. 결국 음식은 건강을 유지하는 면과 이와 반대로 건강을 해치는 양면성을 갖고 있기 때문에 인간의 사고와 의지에 따라 그 결과가 달라진다. 대체로 활인심방에서 권하고 있는 식품은 주로 성질이 따뜻하고 평범(平範)하여 꾸준하게 복용할 수 있는 것이 많고 독이 없어 식품으로서의 역할을 다할 수 있는 것이 주가 되고 있다. 또한 음식 중 차와 술에 대한 내용이 포함되어 기호식품에 대한 올바른 섭취방법을 제시하고 있어 현대인의 생활 패턴에 경종을 울려주고 있다.

활인심방의 내용은 사람이 살 수 있는 방법을 생활주변에서 찾는 방법이라 할 수 있는데, 활인(活人)이라는 의미가 바로 그 대상이 되고 심방(心方)은 그 처방이 된다고 하겠다. 활인심방의 '활(活)'은 물(水)과 혀(舌)의 복합어로 곧 인간과 음식에 대한 상징적인 표현이다. 그 대상이 음식이고 그 주체가 사람의 입이 되지만 그것을 조종하는 것은 인간의 마음에 달려 있다고 강조한다. 퇴계 선생께서 구선의 활인심법을 활인심방이라 한 것도 활인심법이란 사람을 살게 하는 원칙에 가깝지만 '方'이란 그 구체적인 표현이기 때문에 내용으로 보아도 활인심방이 타당하다고 생각된다.

퇴계 선생이 활인심방을 어떤 마음으로 후세에 전했을까?

요즘 관심이 되는 건강한 장수를 위한 것은 아닌가! 건강한 장수는 예나 지금이나 인간의 바램이기 때문이다.

그러면 건강한 장수로 가는 가장 핵심적인 길은 무엇일까?

장수의 조건을 제시하는 문헌의 수는 너무나 많다. 그리고 인간이 생각할 수 있는 모든 것이 집약된 것도 '오래 사는 방법'일 것이다. 그러기 위해 의학에서는 가장 중요시 하는 것이 건강을 첫째로 꼽는다. 이것은 모든 조건이나 환경에서 인간이 인간으로서 생리적인 기능을 발휘하면서 생활하는 것을 지칭하는 것으로 그야말로 완전한 건강을 요구하는 것이다. 그러나 지금의 현실은 어떠한가.

늘어만 가는 곳은 의료기관이고 늘어만 가는 것은 각종 질병인 것이다. 특히 최근에 발생되고 있는 질병의 양상은 인간이 더 이상 어떻게 해볼 수 있는 질병이 아니라 자칫 인간의 말로를 볼 수 있는 질병

패턴이라 하겠다. 인체의 안에서는 암이나 각종 바이러스에 의한 고질적 질환들이 꿈틀거리고, 올바르지 못한 식생활로 각종 성인병이 나타나고, 잘못된 남녀관계로 면역기능이 파괴되는 신종의 질병 등이 만연되고 있다. 또한 인체의 바깥으로는 인간이 만든 각종 기계 — 자동차, 비행기, 산업용 기기 등 —에 의한 각종 재난을 야기하고 있다. 이러한 양자의 피해에 대해선 너무나 잘 알려져 있는 것이므로 생략하지만 그 결과는 인간의 일생을 좌우하는 결정적 요인으로 작용하고 있는 것이다. 앞으로의 의학은 이러한 신종의 질병을 해결하기에는 그 사고의 범주가 너무나 빈약하며 원리적인 면을 무시하는 경향이 짙다. 이러한 환경에서 우리가 취해야 할 것은 인간 스스로 할 수 있는 자각의 방법이며 구체적인 것으로 양생에 대한 기본 생각이라 할 수 있다. 편자가 재차 강조하고 있는 자기 자신에 대한 자각은 결국 다른 존재에 대한 자각이 되며 이러한 구체적인 작업은 인간의 마음을 연결하는 중요한 요소로 작용된다. 인간이 인간을 신뢰하고 이해할 때만이 그 인간의 질병을 보살펴 줄 수 있는 것이지 그렇지 않는 경우는 단지 인간을 인체로만 보는 것으로 인간이 동물을 치료하는 것과 다르지 않다. 의사라고 해서 아프지 않는 것도 아니고 또한 의사라고 해서 죽지 않는 것은 아니다. 의사의 역할은 봉사의 정신이고 봉사의 정신은 곧 남을 위을 희생이라고 할 수 있다. 이것은 전생에 대한 자기 반성이며 비약하면 자기 수련과정이라 할 수 있다. 활인심방 보양정신에서 이러한 내용을 다루고 있지만 중요한 것은 이를 받아들이는 사람에 달려있다 하겠다. 이런 마음은 단지 의술을 베푸는 인간에게만 있는 것이 아니고 이를 받는 사람에게도 있다고 생각한다.

활인심방의 모든 방법은 편자의 생각으로는 크게 세 가지로 구분할 수 있겠다. 『신농본초경』에서 수록되어 있는 약을 상, 중, 하로 구분한 것처럼 활인심방의 각종 방법도 상, 중, 하로 구분하면 정신, 기(氣), 음식이라 할 수 있다. 그 가치에 대한 평가와 선택은 독자의 의사에 맡기도록 하겠다. 마지막으로 옛날부터 내려오는 인간이 바라는 인물을 소개하고 모든 인간이 그렇게 되길 편자는 빌어 본다.

"상고시대(上古時代)는 진인(眞人)이 있었다. 진인은 대자연의 변화법칙을 파악하고, 음양의 이치를 따라 우주의 정기를 호흡하며, 남에게 구속받지 않고 자기의 의지대로 생활하여 기육(肌肉)이 충실하고 노쇠하지 않았다. 그러므로 몸과 마음이 땅과 하늘에 합쳐져 하나가 되어 무궁하게 생존하였다." "중고시대(中古時代)에는 지인(至人)이 있었다. 지인은 인품이 후덕(厚德)하고 양생법에 맞추어 생활하여 도(道)를 잘 지키며 음양의 변화법칙에 따라 봄, 여름, 가을, 겨울의 사계절에 잘 순응하였다. 몸과 마음은 번잡한 세속을 떠나 정(精)을 축적하여 신(神)이 흩어지지 않고 온전하도록 하여 진원(眞元)을 보전하였다. 또 우주를 마음대로 돌아다니며 눈과 귀를 통해 모든 사실을 알 수 있었다. 이는 수양을 통해 선천적으로 타고난 수명을 연장하여 강건하게 할 수 있는 사람이니 역시 진인의 부류에 속한다."

"그 다음에 성인(聖人)이 있었다. 성인은 대자연의 운행과 조화를 이루고 각 계절에 불어오는 바람의 이치를 알아서 나쁜 바람의 침해를 받지 않도록 하며 기욕(嗜慾)을 적당하게 즐기고, 분노하고 혐오하는 마음을 가지지 않아 기(氣)가 위로 역(逆)하는 일이 없었다. 행동은 세속을 떠나지 않고 세인(世人)과 어울리며, 일반인들과 같이 의관(衣冠)을 입고 쓰면서도 저속하지 않았다. 육체적으로는 쓸데없이 몸을 피로하지 않게 하고, 정신적으로는 마음을 깨끗하고 고요히 가지어 항상 유쾌하도록 힘쓰며, 자신이 처한 환경에 만족하였으니 육체가 노쇠하지 않고 정신이 쉽게 흩어지지 않아서 또한 장수할 수 있었다."

"그 다음으로 현인(賢人)이 있었다. 현인은 대자연의 변화법칙을 본받고, 해와 달의 변화과정을 본받으며, 천문과 역수(曆數)를 체득하여 음양의 승강작용(昇降作用)에 순응하고, 봄에 나고, 여름에 기르고, 가을에 거둬드리고, 겨울에 저장하는 기후 변화에 맞게 섭생하여 상고시대의 진인과 같이 양생법에 부합되도록 하였다. 이와같이 하여 현인도 역시 수명을 연장하여 장수할 수는 있으나 수명에 한계가 있어 진인과 같이 무궁하게 살아갈 수는 없었다."

1993년 초판, 1994년 재판에 이어 15년이 지난 2009년 여름 다시 책이 나와 감회가 새롭다. 몇 번의 제의는 있었지만 인연이 없었다고나 할까······.

전직 교수가 되어 버린 그래서 더 바쁜 지금, 책을 다시 낸다는 일은 사실 어려운 일이다. 하지만 작년 이환호사장님의 제안은 퇴계 선생의 건강세계에 다시금 빠지게 만들었다.

97년 학교를 그만둔 것은 90년대 초반부터 관심 가져 온 노인요양이 계기가 된다. 틈틈이 방문한 선진국의 요양시설들이 조만간 한국에도 필요하고 이를 올바르게 정착하려면 어르신들에 대한 연구가 필요하다고 느낀 것이 연구소 설립에 계기가 되었다. 10년이 넘으면 강산이 변한다는 우리 속담이 있다. 사실 이 기간 중에 나라는 두 번의 경제 위기를 경험했고 많은 사람들이 천당과 지옥을 오갈 정도로 혼란스럽기도 했다.

그래도 변하지 않은 것은 노인층이 증가와 평균수명이 늘어났다는 점인데 이는 필자가 예측한 것과 일치하지만 이에 대한 국가의 대처방안은 실망스럽다. 이미 먼저 고령사회의 덫에 걸린 일본의 경우를 따라가고 있어 해결이 쉽지 않을 전망이다.

활인심방과 필자의 이런 변(辯)이 무슨 상관이 있냐고 궁금해 하는 독자들도 있겠다. 하지만 연구소에서 노인층에 대한 연구를 하는 동안 겪었던 많은 일들이 자신을 세우는 과정이였고 그 과정의 핵심이 활인심방에 있음을 알게 되었다. 사실 활인심방을 처음 쓴 당시에는 그 내용이 무엇이고 어떤 의미를 담고 있는지 정확히 알지 못했다. 그저 좋은 내용이고 많은 사람들이 읽었으면 하는 바램이었지만 많은 세월이 지난 지금 다시 보면 사람들이 반드시 알아야할 건강에 대한 지침서임을 알게 되었다.

책을 출간한다는 것은 정말 쉽지 않은 일이다. 특히 조상의 혼이 담긴 교훈서는 더욱더 책임감을 느낀다. 재출간을 위해 많은 노력을 아끼지 않은 나무의 꿈 이환호사장님께 깊은 감사를 드린다. 천원의 지폐를 통해 항상 우리 옆에 계시는 퇴계 이황선생의 깊은 뜻은 돈만큼이나 건강이 중요하다는 점을 알리려 하지 않았나 생각된다. 그 훌륭한 뜻에 후학으로 고개 숙여 감사드린다.

2009년 여름 艮元 이철완

활인심방

개정판 1쇄 인쇄 | 2009. 9. 1
개정판 1쇄 발행 | 2009. 9. 10

편 자 | 이철완
펴낸이 | 이환호
펴낸곳 | 나무의꿈

등록번호 | 제 10-1812호
주 소 | 서울특별시 마포구 서교동 463-31 플러스빌딩 4층
전 화 | 02)332-4037 팩 스 | 02)332-4031

ISBN 978-89-91168-28-2   13510

* 잘못 만들어진 책은 구입처나 본사에서 교환해 드립니다.